Duodenal
Endoscopic
Treatment &
Management

十二指肠肿瘤的内镜治疗与管理

[编著]

（日）小山 恒男 （日）矢作 直久

[主审]

金震东

[主译]

张明鑫 崔曼莉 赵 锐

[副主译]

刘 玺 王 佳 李 路 韦 斌

北方联合出版传媒（集团）股份有限公司

辽宁科学技术出版社

Authorized translation from the Japanese language edition, entitled
十二指腸腫瘍の内視鏡治療とマネジメント
ISBN 978-4-260-04337-3
編集：小山　恒男／矢作　直久
Published by IGAKU-SHOIN LTD., TOKYO Copyright © 2023

(NOTE) Supplemental Movies Access:
(a) The supplemental movies are available to a book purchaser's own personal use and viewing only. Duplicating, making copies, sub-licensing, renting, or leasing any portion of the movies to a third party is prohibited.
(b) No support service is provided for issues such as the usage method of the supplemental movies.
(c) All material provided in conjunction with the supplemental movies and contents on the supplemental movies are reserved and retained by the original (Japanese edition) authors and IGAKU-SHION LTD.

图书在版编目（CIP）数据

十二指肠肿瘤的内镜治疗与管理 /（日）小山恒男，（日）矢作直久编著；张明鑫，崔曼莉，赵锐主译. -- 沈阳：辽宁科学技术出版社，2024. 9. -- ISBN 978-7-5591-3822-4

Ⅰ. R574.51

中国国家版本馆CIP数据核字第2024D2H671号

出版发行：辽宁科学技术出版社
　　　　　（地址：沈阳市和平区十一纬路25号　邮编：110003）
印　刷　者：辽宁新华印务有限公司
经　销　者：各地新华书店
幅面尺寸：210 mm×285 mm
印　　张：18.25
字　　数：380千字
出版时间：2024年9月第1版
印刷时间：2024年9月第1次印刷
责任编辑：卢山秀
封面设计：魔杰设计
版式设计：袁　舒
责任校对：黄跃成

书　　号：ISBN 978-7-5591-3822-4
定　　价：248.00元

联系电话：024-23284367
邮购热线：024-23284502

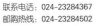

胃与肠辽宁科技出版社
内镜工作室

作者履历

小山 恒男

佐久医疗中心内镜内科部长
1985 年 滋贺医科大学毕业，佐久综合医院临床进修医生
1991 年 新潟大学第 1 病理学教室研究生
1992 年 任佐久综合医院内科主任
2000 年 直播 Hook knife 下食道 ESD 手术
2002 年 任佐久综合医院胃肠科部长
2003 年 任 ESD 现场演示研讨会负责人
2014 年 任佐久医疗中心内镜内科部长
2015 年 任早期胃癌研究会运营委员长
2017 年 任第 71 届日本食管学会学术集会会长
2020 年 任食管色素研究会代表干事

矢作 直久

庆应义塾大学医院肿瘤中心教授 / 微创疗法研究开发部长
1987 年 新潟大学医学院毕业，东京递信医院临床研修医生，后任同院消化内科医生
1989 年 进入东京大学医学院第一内科
1999 年 任东京大学医学院第一内科助手，同年兼任东京大学保健中心客座讲师
2004 年 任东京大学医学院消化内科特聘讲师
2005 年 任虎之门医院消化内科部长（兼任内镜部部长）
2010 年 任庆应义塾大学医院肿瘤中心教授、微创疗法研究开发部长
专门研究消化道肿瘤的微创治疗。于 1999 年开展了内镜下细径圈套器的电切和剥离操作，参与了 ESD 的命名，同时也参与了 Flex knife、DualKnife、DualKnife J、Monopolar 以及 Bipolar 止血钳、EndoLifter、FlexLifter、Endo KEYper 等各种手术器械的开发。此外，在普及 Water jet 和止血钳下 ESD 术式的同时，还开发了 Water Pressure Method 和 String Clip Suturing Method 等新的术式，开创了新的治疗领域。

原书序

ESD 术式面世已有 25 年余，除日本以外，在亚洲其他国家和欧洲、北美、南美都得到了广泛普及。但由于十二指肠的肠壁较薄且内镜操作性不佳，以及由胰液胆汁外漏导致的继发性出血和穿孔等风险较高，因此十二指肠是实施 ESD 术式的困难部位之一。

近年来，伴随着 *H.pylori* 感染率下降，胃癌发生率有所降低，但十二指肠肿瘤发生率却呈增长趋势，因此对其采取措施便成为当务之急。在欧美，EMR（EPMR）是主流，但 EPMR 术后局部复发风险较高，局部复发后的治疗难度更大。最近新开发出的 UEMR 术式利用了水的浮力在内镜下进行切除，对 15 mm 以下的病变非常有效。

在 EMR 术式之后，日本全国各地的内镜医生们又相继开发出了冷圈套息肉切除法、UEMR、ESD、hybrid ESD 及至 D-LECS 等各种术式。由于手术难度大、严重并发症风险较高，十二指肠一度成为 ESD 的禁忌部位；但经过多方努力，近年来还是取得了较好的疗效。

在本书中，我们邀请各类切除术式的权威专家对各术式的适应证、基本技术及技巧结合具体病例进行了介绍。

为了攻克十二指肠肿瘤这个劲敌，我们不仅要拥有大量的"武器"，更要熟练掌握使用这些"武器"的知识和技术。愿本书所述内容能对今后的治疗有所帮助，并在此作序。

佐久医疗中心内镜内科
小山 恒男

庆应义塾大学医院肿瘤中心
矢作 直久

说明

装订·正文设计 松冈里美

中文推荐序

在现代医学的浩瀚海洋中，内镜技术无疑是一颗璀璨的明珠。它不仅改变了传统的诊疗模式，更在消化系统疾病的诊治中开辟了全新的天地。作为一名长期从事消化内科和内镜工作的学者，我深知十二指肠疾病诊治的复杂性和挑战性，十二指肠疾病以其独特的解剖位置和复杂的生理功能，给临床医生带来了许多诊疗难题。

回顾内镜技术的发展历程，我们可以看到这一技术从最初的诊断工具逐步发展成为集诊断与治疗于一体的综合性技术平台。早期的内镜设备笨重、操作复杂、图像质量较低，应用范围受限。然而，随着光学技术、电子技术和计算机技术的飞速发展，现代内镜设备已经实现了高清成像、三维重建、实时导航等多项功能，使医生能够更加清晰地观察和处理病变。同时，内镜器械的微型化、多功能化也使得内镜手术的操作更加精细和安全。伴随于此，我们在十二指肠疾病的诊断和治疗方面取得了显著的突破。

《十二指肠肿瘤的内镜治疗与管理》一书，由日本多位消化领域的顶尖专家联合编写，内容涵盖了十二指肠内镜治疗和并发症处理等各个方面。从内镜设备和器械的使用，再到具体的操作技巧和治疗方案，书中详细介绍了内镜治疗的基础理论和临床实践。同时还汇集了大量的临床案例，通过分析和总结，为读者提供了宝贵的经验和指导。

我对十二指肠内镜治疗的未来充满了信心和期待。随着科技的不断进步，我们有理由相信，内镜技术将在以下几个方面继续发展和创新：首先，人工智能和大数据技术将为十二指肠疾病诊断带来更多革命性变化。通过对海量内镜图像数据的分析和学习，人工智能可以帮助医生更快速、更准确地识别病变，提高诊断的准确性和效率。其次，机器人技术的应用将使十二指肠内镜手术更加精准和微创。机器人辅助内镜手术可以实现更高的操作精度和灵活性，减少手术创伤，加快患者的恢复速度。最后，内镜技术的跨学科融合将开创更多的治疗新模式。例如，内镜与放射治疗、药物治疗等结合，形成多学科协作的综合治疗方案，将大大提高十二指肠疾病的治愈率。

感谢张明鑫教授团队辛苦翻译了《十二指肠肿瘤的内镜治疗与管理》一书，它的出版既是对过去成就的总结，也是对未来发展的展望。它不仅为当前的临床医生提供了实用的指导，更为年轻一代的医务工作者指明了前进的方向。我希望通过这本书，广大消化科医生能够进一步提升专业水平，为患者带来更好的治疗效果。

金震东

2024 年 9 月

译者序一

消化道的"可可西里"

每个热爱徒步穿越的人心里都有一个"可可西里",因为它的神秘、恐怖和禁忌,吸引无数大师们前赴后继,留下多少遗憾和奇迹。作为同样热爱挑战的内镜人,相信很多人心中也有一个"可可西里",于我而言,这个"可可西里"就是"十二指肠"。

十二指肠虽然仅仅长约25cm,但因为其特殊的管腔大小、解剖位置和毗邻关系,使其成为消化道的"可可西里"。这个呈C形的部位,连接胃和空肠,固定于腹后壁,胆管和胰管均开口于此,并且与胆囊、胰腺、下腔静脉、肝脏等多个重要器官毗邻。对于很多外科医生来说,十二指肠就是不愿意碰的禁区;随着消化内镜技术的不断发展及超级微创理念的深入人心,内镜下治疗十二指肠疾病成为新的趋势。内镜技术面临同样的问题,固定的结果就是内镜操作难度大大增加,分泌的腐蚀性消化液又增加了创面迟发性出血和穿孔的风险,毗邻复杂还增加了术后出现并发症后外科处理的难度。

危险又怎么会阻断对"可可西里"的热爱和向往呢?一方面大家在摸索中前行,做如履薄冰般的尝试;另一方面,"他山之石,可以攻玉",我们也要借鉴国外同行的经验和教训,因此我们翻译了这本《十二指肠肿瘤的内镜治疗与管理》。本书由国际著名的内镜专家小山恒男教授和矢作直久教授组织多名在十二指肠内镜下治疗经验丰富的日本专家共同编写,介绍了操作术前准备的细节、不同内镜治疗方式的特点、各种术后并发症的对策、常见以及疑难病例的管理等相关内容,是征服"可可西里"前的最佳攻略和行动指南。

感谢金震东教授的认可和审核,也感谢崔曼莉教授、赵锐教授等国内同行的充分信任、大力支持和全力以赴,大家因为热爱而聚在一起,怀着对"可可西里"的向往,共同翻译此书:既感慨日本同行的认真和细心,从麻醉、精查和术前准备到牵引、缝合和术后预防,一应俱全;又感到还有很多未解之谜和未明之事,从高危人群、早诊要点和操作规范到创新术式、创新材料和创新工具,吾辈当自强。

"时人不识凌云木,直待凌云始道高"。相信所有内镜人都会继续热爱,继续前行,继续逐梦,继续探索,征服一个又一个"可可西里"。

张明鑫

西安医学院第一附属医院
2024年仲夏写于南京至西安的飞机上

译者序二

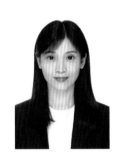

正值巴黎奥运会开幕，中国红闪耀塞纳河，中国队的每一次惊艳亮相都让人充满期待。就如我们消化内镜的超级微创治疗，在诸位前辈的带领下，秉承"兼容并蓄，博采众长"的胸怀与原则，以"勇于创新，善于求索"的精神，已然实现行业引领的巨大转变，在世界舞台上发声。

炎炎夏日，蝉鸣声声，万物生长，也迎来了本书翻译校对完成即将出版的时刻。喜悦之余不免心生感慨，纵观这些年的艰辛与努力，没有轻言放弃才有今日的收获和喜悦，青衿之志，履践致远。行远自迩，笃行不怠！我和张明鑫教授相识十余载，初见时意气风发、才华横溢，无论临床还是科研都出类拔萃。他率先带领大家摸索和逐步开展各种内镜新技术，这一路走来从最初摸着石头过河，到之后的不断挑战、不断突破，他始终没有放弃和停歇，我们内镜团队在这个过程中也收获了"暴风成长"。一路以来，他经历过失落、沮丧，有过困惑、踌躇，然而山海自有归期，风雨自有相逢，追光的人，终会光芒万丈。

这一次，他又再次向自己发起挑战。十二指肠病变相对较少，诊疗经验有限，又由于解剖位置特殊，各部位垂直成角且固有肌层菲薄，术中极易穿孔，操作难度与其他部位的内镜下治疗完全不是一个量级，因此该部位操作难度极高、风险极大、并发症发生率极高。即便术后闭合创面，仍有发生迟发性穿孔的可能。由于毗邻腹腔重要脏器，出现并发症后即使外科手术，手术难度依然很高。尽管如此，明鑫教授仍然认为 ESD 手术可以改变传统外科手术的弊端，认为其不改变患者解剖结构，可避免让患者接受创伤极大的三脏器（十二指肠、胆道、胰腺）手术而获益。由此就成就了该书的翻译和出版，让更多同道共同学习，不断探索和创新，共同推动 ESD 手术在十二指肠病变治疗中的应用和发展，为人类的健康和福祉贡献自己的力量。

草木蔓发，春山可塑。只要我们心中有梦，脚下就有路。不忘初心，奋斗永远，让青春在不懈追求中绽放最耀眼的光芒！

崔曼莉

2024 年 7 月 26 日于西安

译者序三

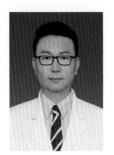

　　本书由日本著名消化内镜专家小山恒男教授、矢作直久教授共同主编，是一本在十二指肠肿瘤内镜治疗技术领域具有里程碑意义的著作。此书不仅汇聚了众多日本顶尖内镜专家的智慧与经验，更通过翔实的案例和精细的操作步骤，展现了当代内镜技术在十二指肠肿瘤治疗中的卓越应用。能够参与本书的中文版翻译工作是我的荣幸，也是一份沉甸甸的责任。

　　十二指肠肿瘤的发病率虽然相对较低，但其治疗的复杂性和高风险性使得这一领域的研究和技术发展尤为重要。近年来，随着内镜技术的不断进步，越来越多的新的内镜切除技术被应用于十二指肠肿瘤的治疗中，大大提升了治疗效果，减少了手术风险。"苟日新，日日新，又日新"，医学的发展亦是如此，不断追求进步和创新，才能为患者带来更多的希望和可能。

　　我们大部分医生没有机会亲临日本与教授们面对面学习交流，但脚步到不了的远方，文字可以。我们未曾遇到的疑难病例，书籍可以让我们相遇。本书中日本各个知名教授团队的案例分享，不仅展现了他们在内镜切除技术上的精湛技艺，更体现了他们对患者的关爱与责任心。在翻译过程中，我深深感受到专家们对于细节的把控，对于病例的深入剖析，以及对于治疗技术选择的严谨态度。他们的每一项技术、每一条建议都经过了反复验证和实践，凝聚了日本消化内镜界医生多年的心血与智慧。对于 CSP、UEMR、ESD、hybrid ESD 及至 D-LECS 等各类术式在十二指肠肿瘤治疗中的应用，本书不仅在理论上对它们进行了详细阐述，更结合了大量临床病例，提供了实际操作中的注意事项和技巧以及对于各类并发症的处理措施。对于从事消化内镜诊疗工作的医务人员来说，这些内容无疑是宝贵的参考和指导。

　　在翻译本书的过程中，我们深感责任重大。医学翻译不仅仅是对文字的翻译，更是对医学知识的传递。为了确保译文的准确性和专业性，我们严格遵循原文，反复核对专业术语和操作步骤，力求将每一个细节都准确无误地呈现给读者。翻译工作如履薄冰，唯恐有失，我们以最大的耐心和细致完成了这项任务。但由于译者水平有限，译文中难免有不妥和疏漏之处，恳请各位老师对本书提出批评和建议。

　　医学的发展永无止境，内镜技术的进步亦是日新月异。每当我们打开一本专业图书，就仿若开启了一场新的内镜奇妙之旅，等待我们去探索、去发现、去学习。作为译者，我们深知自己的责任，也充满了信心。愿本书的出版能够为推动国内十二指肠肿瘤的内镜治疗和管理水平的提高贡献一份力量。"心有所期，忙而不茫"，愿每一位读者在忙碌的工作之余能从本书中受益，学有所成，造福患者。

电子科技大学附属肿瘤医院·四川省肿瘤医院内镜科

2024 年夏末于成都

编写人员一览

编著

小山 恒男　　佐久医疗中心内镜内科 部长

矢作 直久　　庆应义塾大学医院肿瘤中心 教授

撰稿（按撰稿顺序）

前畑 忠辉　　圣玛丽安娜医科大学医院消化内科 教授

矢作 直久　　庆应义塾大学医院肿瘤中心 教授

堤 康志郎　　大分大学医学院消化内科学讲座

竹内 洋司　　群马大学医学院附属医院光学医疗诊疗部 诊疗教授

龙泽 耕平　　交雄会新札幌医院 内镜中心主任

小山 恒男　　佐久医疗中心内镜内科 部长

山崎 泰史　　冈山大学医院消化内科 助教

高取 祐作　　庆应义塾大学医院肿瘤中心 助教

野中 哲　　　国立癌症研究中心中央医院内镜科

小田 一郎　　综合川崎临港医院 院长

山本 博德　　自治医科大学内科学讲座消化内科学部门 教授

三浦 义正　　自治医科大学内科学讲座消化内科学部门 准教授

丰永 高史　　神户大学医学部附属医院光学医疗诊疗部 部长

赤星 和也　　饭塚医院 特聘副院长 / 预防医学中心顾问

久保川 贤　　饭塚医院消化内科 部长

龙本 见吾　　宇治德洲会医院消化内科 部长

岩本 谕　　　国立医院机构京都医疗中心消化内科 主任

水本 吉则　　水本内镜·消化内科诊所 院长

樱谷 美贵子　北里大学医学部上消化道外科学 助教

鹫尾 真理爱　北里大学医学部上消化道外科学 助教

比企 直树　北里大学医学部上消化道外科学 主任教授

田岛 知明　埼玉医科大学国际医疗中心消化内科 讲师

松枝 克典　冈山大学医院消化内科

石原 立　大阪国际癌症中心消化内科 副院长

村井 克行　国立医院机构京都医疗中心消化内科

太田 义之　国立医院机构京都医疗中心消化内科

加藤 元彦　庆应义塾大学医院内镜中心 教授

冈本 阳祐　东邦大学医疗中心大桥医院消化内科 助教

布袋屋 修　虎之门医院消化内科 部长

福原 诚一郎　国立医院机构东京医疗中心消化内科 主任

盐月 一生　北九州市立医疗中心消化内科 部长

中西 宏佳　石川县立中央医院消化内科 主任

土山 寿志　石川县立中央医院 副院长

依光 展和　东京都立癌症中心消化内科 主任

中山 敦史　庆应义塾大学医院肿瘤中心 助教

竹花 卓夫　佐久医疗中心消化外科 部长

滨田 健太　冈山大学实践地域内镜学讲座 助教

山本 甲二　荒尾市民医院消化内科 部长

木口 贺之　仓敷中央医院附属预防医疗 PLAZA 主任

高桥 亚纪子　佐久医疗中心内镜内科 副部长

水谷 真理　庆应义塾大学医院消化内科 助教

山本 赖正　日立造船健康保险组合因岛综合医院 院长

坂本 博次　自治医科大学内科学讲座消化内科学部门 准教授

吉水 祥一　癌研有明医院消化内科 主任

饱本 哲兵　日本医科大学千叶北总医院消化内科 讲师

小原 英干　香川大学医学部消化内科·神经内科 讲师

译者一览

主审

金震东   长海医院

主译

张明鑫   西安医学院第一附属医院

崔曼莉   西安医学院第一附属医院

赵 锐   四川省肿瘤医院

副主译

刘 玺   重庆医科大学附属第三医院

王 佳   西安医学院第一附属医院

李 路   西安交通大学第二附属医院

韦 斌   西北大学附属第一医院

译者（按姓氏笔划顺序）

权 昕   西安医学院第一附属医院

全 敏   中南民族大学

刘与之   四川大学华西医院

孙 浩   重庆大学附属肿瘤医院

杜召召   西安医学院第一附属医院

李安娜   西安医学院第一附属医院

李依璠   陕西中医药大学

李桓宇   陕西中医药大学

张灵敏   西安交通大学第一附属医院

张朋彬   重庆医科大学附属第三医院

张雅楠　　　西安医学院第一附属医院

陈坤平　　　西安医学院第一附属医院

陈雅鑫　　　西安医学院第一附属医院

周　泉　　　西安医学院第一附属医院

赵　毅　　　西安医学院第一附属医院

殷　坤　　　西安医学院第一附属医院

梁　豪　　　西安医学院第一附属医院

温　华　　　西安医学院第一附属医院

路　宁　　　西安医学院第一附属医院

术语缩写表

球囊内镜下 ESD 术	BAESD
体温	BT
冷息肉切除法	CP
冷钳息肉切除术	CFP
冷圈套息肉切除术	CSP
双气囊小肠镜	DBE
十二指肠腹腔镜内镜联合手术	D-LECS
内镜下黏膜切除术	EMR
透明帽辅助 EMR	EMR-C
采用 OTSC 缝合的内镜下黏膜切除术	EMR-O
内镜下乳头切除术	EP
内镜下经鼻胆管插管	ENBD
内镜下经鼻胰管插管	ENPD
内镜下经鼻胰胆管插管	ENBPD
使用剪刀钳（ClutchCutter）的 ESD	ESDCC
家族性腺瘤性息肉病	FAP
线辅助缝合法	LACC
十二指肠下角	IDA
多环牵引装置	MLTD
聚乙醇酸	PGA
胰十二指肠切除术	PD
部分注射 UEMR	PI-UEMR
口袋法 ESD	PCM-ESD
表浅性非壶腹部十二指肠上皮性肿瘤	SNADET
十二指肠上角	SDA
水下 EMR	UEMR
双通道内镜	2TM

目录

第 4 章　病例学习及管理要领　　137

第 5 章　疑难病例　　　　　　　　　　　　　　　　　245

第 **1** 章

操作前准备及术前检查

内镜治疗十二指肠肿瘤的术前检查

1 | 前言

表浅性非壶腹部十二指肠上皮性肿瘤（superficial nonampullary duodenal epithelial tumor，SNADET）是较为罕见的肿瘤，但近年来随着内镜诊断技术的提高和消化道内镜检查率的上升，发现病例数呈增长趋势。但由于没有病例累积，无论确诊还是治疗，都缺乏相关资料。尤其是内镜治疗的适应证及切除方法、并发症等悬而未决的问题太多，而且比起其他消化器官的内镜治疗，SNADET 内镜治疗技术上困难较大，并发症风险也相对较高。其理由有下列 4 点。

①管腔较窄且弯曲较大，内镜操作不稳定。

②由于黏膜下有 Brunner 腺，因此局部注射后无法很好地隆起，而且容易扩散到周围组织。

③肌层较其他消化器官薄，容易引起穿孔，并且黏膜破损处一旦受到胆汁和胰液的侵蚀，极易引起继发性出血和继发性穿孔。

④可能会发生致死性的并发症。

因此，应当将 SNADET 内镜治疗和其他消化器官的内镜治疗措施区分开来。标准外科根治手术胰十二指肠切除术（pancreaticoduodenectomy，PD）是较为复杂的大型手术，术后并发症发生率较高，并且可能会导致致死性并发症发生，因此目前医疗界正在考虑使用伤害性更小的内镜下切除术，科学家们也正在努力研发各种先进设备，制订新的治疗策略。本书将对内镜下的十二指肠肿瘤术前检查和准备事项进行说明，并介绍本中心所用的治疗策略。

2 | 术前检查及注意事项

为了确定治疗方案，在术前确定病变部位及大小、是否有浸润、是否有瘢痕、镇静效果等，预测所有可能的状况，并进行详尽周到的准备，这些是非常重要的。尤其是在对 SNADET 进行术前讨论时，须收集比其他消化器官肿瘤内镜下治疗更多的信息，须准备多种内镜和医疗器械。现阶段可供选择的内镜治疗术式有下列 6 种。

①冷钳息肉切除术（CFP）。

②冷圈套息肉切除术（CSP）。

③内镜下黏膜切除术（EMR）。

④水下 EMR（UEMR）。

⑤内镜黏膜下剥离术（ESD）。

⑥十二指肠腹腔镜内镜联合手术（D-LECS）。

为了确定治疗方案，本院在术前会通过内镜进行精细检查，并在此基础上确定治疗手段及治疗体系、内镜的选择、手术体位、是否有必要做对抗牵引、镇静方式（普通麻醉、全身麻醉）、是否需要做追加检查、是否需要做备选方案等。

1）术前通过内镜进行精细检查

术前须通过内镜获得大量的信息。尤其是对于选择治疗方案和确定是否需要追加检查来说，术前内镜检查尤为重要。笔者通常在术前检查中注意下列事项。

①镇静效果

由于治疗需要稳定的环境，因此需要构建能确保充分实施镇静的体系。本院原则上对所有接受检查的患者实施镇静。在实施镇静时，确认是否有反应剧烈或者追加镇静后效果亦不佳的情况，另外还需确认小剂量镇静是否可行等。预计能短时间完成检查时，可使用和普通内镜检查同样的麻醉方式，但对于镇静反应大、镇静不良以及由于难以确认部位、病变面积大等预计治疗时间较长的患者，为了确保稳定的治疗环境，则会使用盐酸右美托咪定（DEX）镇静或者采用全身麻醉的方式。

②病变直径

病变直径是决定采用何种治疗手段的主要因素，并和病变部位、可操作性等因素共同决定治疗手段。对于直径在 5 mm 以下的肿瘤，本院视情况采用 CFP、CSP 或 UEMR 进行治疗。对于 6～10 mm 的肿瘤，本院通常会选择 EMR 或 UEMR 进行治疗，如发现有活检瘢痕，则 UEMR 是第一方案。对于直径在 11～15 mm 的肿瘤，会结合病变部位、有无瘢痕、可操作性等，选择 EMR、UEMR 或 ESD 进行治疗。对于直径大于 15 mm 的肿瘤，由于 EMR 难以将所有病变一次性切除，因此 ESD 成为主要的治疗手段。当前，本院主要采用 UEMR 和 ESD 作为 SNADET 内镜治疗的两个主要方法。此外，对于内镜治疗后溃疡面积较大，导致内镜下缝合困难，单独使用 ESD 技术上难以切除病灶的病例，会使用联合腹腔镜和内镜治疗的 D-LECS 技术。最终治疗方案应结合手术医生的技术及设备特征而综合考量。

③内镜的选择

本院主要使用 GIF-Q260J（奥林巴斯）和 GIF-H290T（奥林巴斯）进行内镜治疗。其原因是这两种内镜有送水功能，活检孔径较大，有 3.2 mm，并且可装备通过水压法进入黏膜下层的 ST 帽。尤其是 GIF-Q260J 的升级版 GIF-H290T 拥有高清画质，向下弯曲角度从 90° 扩大到了 120°，大大提升了对病变的探查性能。如需预留活检孔道位置或需进一步扩大向下弯曲角度，本院会使用细径肠镜（PCF）；如需分开使用左、右活检孔道，则使用 GIF-2TQ260M 双腔双弯镜进行反转操作；如需对肛门端进行处理，则需准备细径内镜。

④检查各病变部位

为了便于选择治疗手段，须对病变部位进行详细检查。不仅要确认十二指肠球部、上角、降部、下角、水平部，还要确认其附近的主要位置（内侧、外侧、面腹侧、背侧）、主乳头及副乳头等和病变的位置关系、是否为横跨皱襞的病变、是否为弯曲部位病变等。十二指肠内的内镜操作性极度不稳定，难以在器械尖端做旋转动作。十二指肠是胃镜可到达的最深部位，由于内镜会在胃部产生旋转扭曲，因此可操作性不佳。十二指肠内镜通常会出现悖离性动作，即使是做了拉伸牵引，也可能会因为十二指肠内的可操作性不佳而导致掉回胃内。因此，须在术前仔细确认内镜的可操作性。另外，无论病变位于什么部位，如采用 CSP 或 EMR、UEMR 等使用圈套器的术式，须确认是否可通过移动内镜从而使病变移位至活检孔道侧；如预计采用 UEMR 术式，则须确认肠腔内是否能潴留水；如预计采用 ESD 术式，则须确认是否能到达病变的肛侧，是否可对病变进行全方位探查（图1、图2）。

图1 术前精查内镜（UEMR）

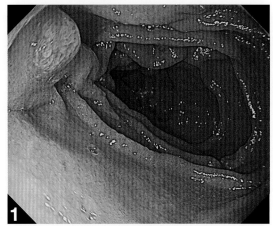

按压确认病变位置和乳头的位置关系。

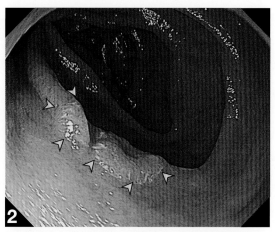

仔细检查病变（性质诊断、病变直径、有无瘢痕等）。

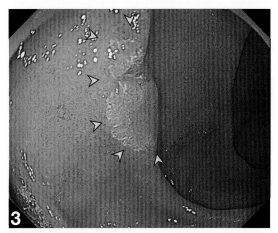

拉镜确认病变位置。

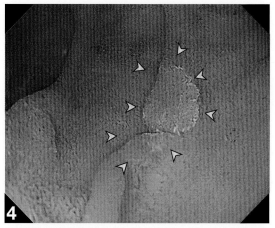

确认是否可将病变移位至活检孔道侧，确认肠腔内是否能潴留水。

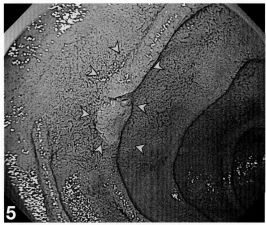

通过色素内镜确认病变范围（推镜）。

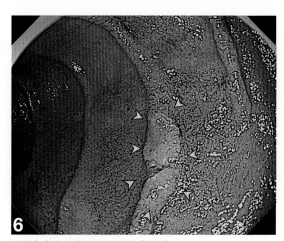

通过色素内镜确认病变范围（拉镜）。

图2 术前精查内镜（ESD）

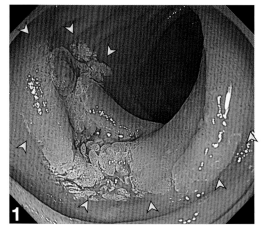

按压确认病变位置和乳头的位置关系（远景）。

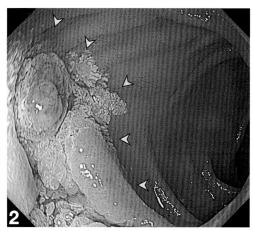

按压确认病变位置和乳头的位置关系（近景）。

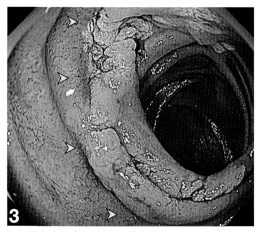

仔细检查病变（性质诊断、病灶直径、有无瘢痕等）。

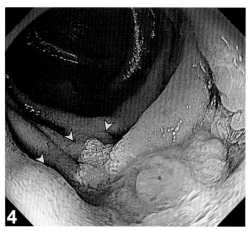

一边将病变移位至钳子孔侧，一边用内镜确认是否可全方位探查。

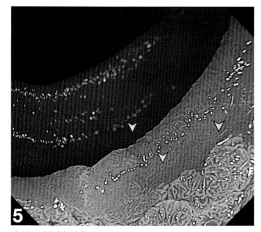

确认肛侧（白光）。

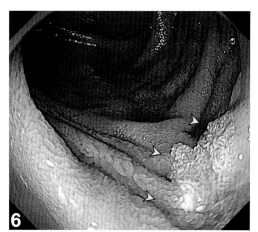

确认肛侧（色素内镜）。

①球部

该部位重要的是病灶的浸润范围。对于发生在该部位的肿瘤内镜治疗后无须进行缝合，但如果环周浸润范围较大的话，则有发生球部狭窄的风险。

②弯曲部（十二指肠上角、十二指肠下角）

该部位形状上蜿蜒曲折，非常难以操作。具体操作，须确认是否容易出现悖离性动作、在进行推送和拉伸时的操作性和病灶位置的变化。对弯曲部位的病灶来说，尤为重要的是确认是否可到达病灶的肛侧以及是否可对病灶进行全方位观察。

③降部

和其他部位一样，操作性的确认非常重要。但对于降部病灶来说，更为重要的是确认其和主乳头、副乳头等的位置关系。本书作者们在处理降部病灶时，一定会确认主乳头和副乳头的位置。如无法确认，则会对乳头附近的病灶进行侧视内镜（侧视镜）下观察。其理由是，如乳头附近的病灶连同乳头一起进行切除或黏膜破损部位位于乳头附近，将会难以进行缝合，因此须实施内镜下经鼻胆胰管插管（endoscopic nasobiliary and pancreatic duct drainage，ENBPD）。

2）侧视内镜 (图3)

如上所述，当病变位于主乳头及副乳头附近时，须使用侧视内镜（侧视镜）确认病灶和乳头的位置关系。在判断切缘是否位于主乳头或副乳头的位置以及判断是否需要实施内镜下经鼻胆胰管插管（ENBD/ENPD）时，侧视镜显得尤为重要。当病灶发生乳头占位时，可采用内镜下乳头切除术（endoscopic papillectomy，EP），因此也需胆胰管内镜医生的确认。此外，须在胆管内超声下确认病灶是否有乳头部位的占位。

图3 │ 侧视内镜

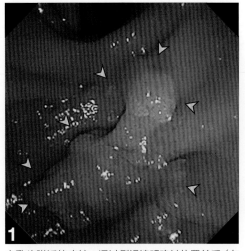

主乳头附近的病灶。通过侧视镜明确其位置关系（白光）。

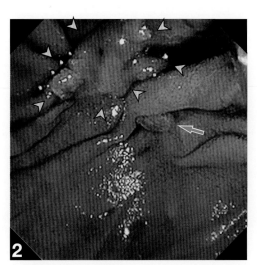

色素内镜下确认病变范围。

3）超声内镜

针对 SNADET 的超声内镜（endoscopic ultrasound，EUS）由于十二指肠黏膜下层 Brunner 腺等因素，其诊断难度远大于其用于其他消化道肿瘤。SNADET 形态上与大肠肿瘤非常相似，但不能使用和大肠肿瘤一样的诊断方法来进行诊断，也没有确诊 SM 浸润的良方。但对于有明显隆起、凹陷的病变来说，超声内镜不仅可以进行深度判断，而且还可确认病灶下的隆起是否由 Brunner 腺形成或是由黏膜下肿瘤形成等病变以外的信息。

4）各种影像学检查——CT、MRCP、十二指肠造影

当怀疑为恶性肿瘤时，或较大病变所导致并发症而需紧急手术等处置时，均须进行 CT 检查，确认是否转移以及周边脏器的状况。

此外，通过十二指肠造影，我们也在收集病变部位、肉眼类型、肿瘤直径、十二指肠走向等内镜检查以外的信息。当病变位于主乳头或副乳头附近时，本院会进行磁共振胰胆管成像（magnetic resonance cholangiopancreatography，MRCP）。病变位于主乳头附近时缝合会较为困难，因此为了不使黏膜破损部暴露在胰液或胆汁中，极有可能会施行 ENBPD。为了能够快速进行插管，须事先掌握胆管、胰管的走向。当发生副乳头占位时，须确认是否有胰腺分裂的状况发生。当胰腺分裂时，如进行副乳头切除，则极有可能导致胰液流通不畅，从而导致急性胰腺炎，因此，须进行细致周到的 MRCP 检查。

前畑 忠辉　圣玛丽安娜医科大学医院消化内科
矢作 直久　庆应义塾大学医院肿瘤中心

十二指肠肿瘤内镜治疗的必要准备（以庆应义塾大学医院为例）

1 | 前言

SNADET 的内镜治疗无论从难易度还是风险来考虑，均与其他消化器官的治疗大相径庭。与其他消化器官的治疗相比，SNADET 的内镜治疗不仅并发症发生概率大，而且在出现并发症（尤其是穿孔）时通常难以实施紧急外科介入，如不能进行妥善处置，极有可能导致患者死亡。尤其是 ESD 术式，并非仅仅熟悉食道和大肠等术式即可进行该手术，而应当对可能出现的所有风险做风险管理。

在本文中，将介绍本院实施的十二指肠肿瘤内镜治疗相关程序。

2 | 胰胆管内镜医生协作体系

手术切除后黏膜破损部容易暴露在胆汁及胰液等体液中，从而极易造成继发性出血和继发性穿孔，这是导致 SNADET 的内镜治疗难度较大的因素之一。即使是非常小的穿孔，但只要被暴露在胆汁及胰液等体液中，穿孔面积不仅不会缩小，反而会扩大。后腹膜中漏出的胆汁及胰液等可能引起脓肿，或导致其他脏器受损，从而导致患者死亡。因此，为了减少并发症的风险，须对黏膜破损部位进行全层缝合。本院研究发现，在十二指肠 ESD 术后对黏膜破损部位进行全层缝合会减少继发性并发症的发生。此外，如病变出现在十二指肠主乳头远端或是发生了主乳头占位，或病变在主乳头附近，伴随着技术问题和缝合而来的是胆道和胰管等闭锁的风险，因此难以进行全层缝合。针对接触到乳头部的病变，本院一般采用保留乳头的 ESD+ 缝合术。针对发生了乳头表层占位的病变，本院开创了乳头腺瘤内镜黏膜下剥离术（ESDIP）这一新的治疗方法。对于发生了乳头表层占位的大型病变，我们曾经除了实施胰十二指肠切除术之外别无他法，但现在可用内镜进行治疗，因此我们正在积极推广这一方法 (图 1)。针对发生了乳头表层占位的大型病变，我们会施行 ENBPD 进行外置引流，将胆汁及胰液排出体外，以防黏膜破损部位暴露在胆汁及胰液等体液中，从而防止继发性并发症的发生。因此，在术前仔细检查内镜过程中，如预计会发生上述情况，则需准备 ENBPD，并且由于 ESD 术后对黏膜破损部位的处置难度较 ERCP 大，插管后亦有可能出现急性胰腺炎，因此须有经验丰富的胰胆管内镜医生进行协助。

3 | 携手外科医生

在 SNADET 的内镜治疗过程中，ESD 和 ESDIP 等手术难度极大，因此极易出现并发症。即使采取了相应处置措施，但仍有可能出现继发性穿孔等致命的并发症。在有可能出现继发性穿孔时，须迅速进行胰十二指肠切除术等外科手术，因此须配备一支由胰胆外科医生组成的能迅速应对突发情况的候选队伍 (图 2)。如医院未配备能进行胰十二指肠切除术的医生队伍，则不应当开展 SNADET 的内镜治疗（尤其是采用 ESD）。针对有可能需要紧急处置的病例，本院会向胰胆外科医生发起会诊，共享患者信息。

图 1 │ 发生了主乳头占位的大型病变（ESDIP 病例）

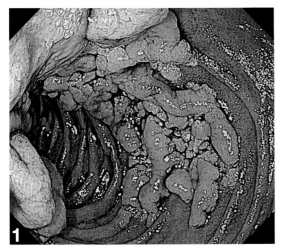

发生了主乳头占位的大型病灶。

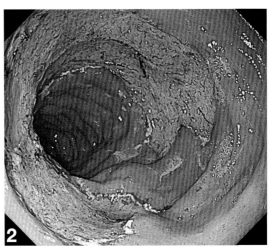

对主乳头上的病灶进行 ESD 切除。

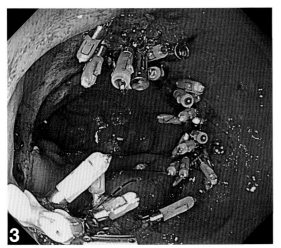

使用线夹缝合法对周边的创面进行缝合，以防主乳头堵塞。

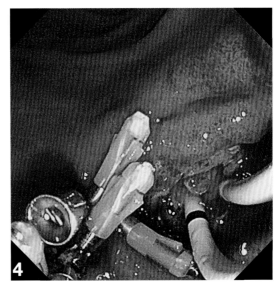

更换为侧视镜，施行 ENBPD。

图2 | 迟发性穿孔紧急手术（ESDIP 导入前）

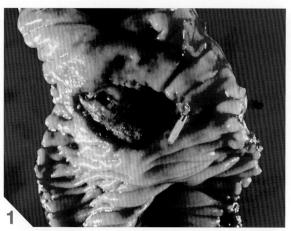

对主乳头附近的病灶施行 ESD，术中无并发症，但术后第 2 天出现了腹痛和发热。后被诊断为迟发性穿孔，并于术后第 3 天施行胰十二指肠切除术。术中发现创面已完全穿孔，并且有部分化脓。

4 | 写在最后

　　SNADET 的内镜治疗和其他消化器官的 ESD 相比，不仅技术难度大且术后极易发生并发症。因此，内镜治疗（尤其是采用 ESD）不仅需要充足的经验和技术能力，而且须配备能进行 ENBPD 插管的团队和能实施紧急手术的外科团队，以妥当处置并发症。

前畑 忠辉　圣玛丽安娜医科大学医院消化内科
矢作 直久　庆应义塾大学医院肿瘤中心

十二指肠内镜治疗的麻醉方法

1 | 前言

十二指肠是胃镜能到达的上消化道的最深处，因此极有可能出现操作性不佳的状况。此外，从解剖学角度来说，十二指肠肠壁较薄，而且形状弯曲，因此在术中极有可能出现穿孔等并发症。另外，由于消化液、胆汁、胰液等体液外漏，术后也极易出现继发性并发症。

由于术中所花费时间较长，尤其是 ESD 需要花费大量的时间，患者身体稍有动作都可能导致手术器械等破坏到肌层，从而导致穿孔，因此须做好充分的镇静工作。此外，由于内镜插管及胃部空气和水潴留会导致患者产生不适，因此在镇静之外，亦须做好镇痛工作。在庆应义塾大学医院（笔者前任医院），在实施 ESD 时会采用在肠腔内注满生理盐水并充分利用注水泵水压的水压法，因此亦须充分注意防止潴留的水倒灌而引起误吸。理想状态下本院会对所有患者实施全身麻醉，但通常要考虑到手术技术及费用问题。因此，须谨慎施行静脉麻醉法。

2 | 镇静水平及镇静深度的评估

表 1　美国麻醉师协会《非麻醉医师的镇静镇痛指南》中关于镇静、麻醉水平的描述及定义

	轻度镇静 = 缓解不安	中度镇静/镇痛 - 意识下镇静	深度镇静/镇痛	全身麻醉
反应	正常回答问题	能在短暂思考后对问题或触觉刺激等做出反应	对反复或疼痛刺激有反应	对疼痛刺激无反应
气道	没有影响	无须处理	须进行相应处置，确保气道通畅	须确保气道通畅
自主呼吸	没有影响	须适当维持	影响自主呼吸	无自主呼吸
心血管功能	没有影响	维持正常	维持正常	可能会有影响

表 2　Ramsay 镇静评分

评分	反应
1	看上去不安、焦虑烦躁
2	合作、安静、服从
3	对命令有反应
4	睡眠、对轻叩眉间或大声刺激反应敏捷
5	睡眠、对轻叩眉间或大声刺激反应迟钝
6	睡眠、对刺激无任何反应

日本的指南对镇静水平的定义采用了美国麻醉师协会对镇静、麻醉水平的描述及其定义（表1）。

此外，日本采用 Ramsay 镇静评分作为判断镇静麻醉深度的方法（表2），普通内镜检查所适用的镇静水平、镇静深度为中度镇静（意识下镇静），约相当于 Ramsay 镇静评分的 3 分或 4 分。

本院在施行 EMR 时采用中度镇静（意识下镇静），施行 ESD 时通常采用深度镇静。

3 | 各镇静药的特征及注意事项

在内镜治疗麻醉中，多采用咪达唑仑、地西泮、氟硝西泮等苯二氮䓬类镇静药，同时加以盐酸哌替啶、芬太尼、喷他佐辛等药物进行镇痛（表3）。各种镇静药及其特征如下。

表3　镇静药种类

催眠镇静药	苯二氮䓬类镇静药：①地西泮，②咪达唑仑，③氟硝西泮，④盐酸右美托咪定（DEX）
麻药性镇痛药	⑥盐酸哌替啶，⑦芬太尼
拮抗性镇痛药	喷他佐辛
静脉麻醉药	⑤异丙酚

①地西泮

单独使用时一般予以 5～10 mg 静脉注射。其副作用是心动过缓、低血压、呼吸抑制、运动失调等。注射时可能会出现血管疼痛，因此一般选择较粗的静脉进行缓慢注射。半衰期较长，一般为 35 h，因此在检查结束后也需要充分关注患者状态。青光眼和重症肌无力患者等禁止使用该药。

②咪达唑仑

一般采用 0.02～0.03 mg/kg 缓慢注射的方法。与地西泮不同，注射该药时不会出现血管疼痛，并且半衰期一般为 2～6 h，半衰期较短。副作用是呕吐、呼吸抑制、低血压等。和地西泮一样，青光眼和重症肌无力患者等禁止使用该药。

③氟硝西泮

一般予以 0.004～0.03 mg/kg 静脉注射，追加注射时的用法用量为 0.002 mg/kg 静脉注射。副作用为呼吸抑制、药物依赖性、顺行性遗忘等，与地西泮相比，出现血管疼痛的情况较为少见。半衰期为 7 h，对心血管影响极小。与其他苯二氮䓬类镇静药一样，青光眼及重症肌无力患者等禁止使用该药。

④盐酸右美托咪定（DEX）

与大多数镇静药不同，该药对呼吸系统的抑制较少。须注意的是，使用该药可能会出现交感神经阻断伴随低血压、心动过缓、冠状动脉挛缩等情况。在高龄患者中会出现镇静作用或副作用过于剧烈的情况，因此须慎重调整该药的用量。

日本 2013 年所颁布的保险条例中认可了"局麻下非插管手术处置时的镇静"，因此内镜治疗时可使用该药物。对于 ESD 术中使用 DEX 的有效性早在以前就已报告过。

⑤异丙酚

该药通过肝脏进行代谢，并且在肾脏及肺部也有代谢酶，因此患者容易被唤醒且恶心及呕吐较少。用法用量为 0.5～2.0 mg/kg 静脉注射，小剂量时起镇静作用，大剂量时起麻醉作用。其副作用为呼吸抑制及心血管抑制，静脉注射时可能会有血管疼痛。高龄患者使用时易出现副作用，因此须小剂量缓慢注射。

⑥盐酸哌替啶

一般采用单次 35～50 mg 皮下或肌肉注射，或缓慢静脉注射。其副作用为呼吸抑制、诱发哮喘、排尿不畅、直立性低血压、心动过速、胆管痉挛等。快速静脉注射时易出现呼吸抑制及心血管抑制等状况，因此在高龄患者开始使用该药时应当给予小剂量注射。

⑦芬太尼

作为局部麻醉时的辅助镇静，一般采用 1~3 μg/kg 静脉注射。注射该药后会立即对外部刺激呈现出深度镇痛作用，但同时会产生呼吸抑制、心动过缓、其他吗啡类副作用（呕吐、便秘、耐药性、迷走神经刺激、镇静）。该药虽可通过肝脏进行代谢，但由于高龄患者肝脏血流量较小，排泄延迟，因此可能会出现药效时间过长的状况。

4 | 庆应义塾大学医院十二指肠内镜治疗时的麻醉方法

在进行内镜治疗之前，会对既往病史、过敏史等情况进行问诊，进行血液检查、X 线检查等各种身体检查，并在实施全麻前会评估呼吸功能及心肺功能。此外，本科室会对所有患者进行治疗前的内镜检查，因此麻醉药剂的用量及效果以治疗时的麻醉用法用量为参考。

十二指肠 EMR

在施行 EMR 时，一般用氟硝西泮作为催眠镇静药物，用盐酸哌替啶作为镇痛药。对于术前发现镇静不良的患者，会适量使用咪达唑仑或 DEX。

十二指肠 ESD

我们通常会在 DEX 全麻下施行 ESD。在使用 DEX 进行全麻时，会在手术医生、辅助医生之外配备麻醉负责医生来管理患者的全身状态（图1）。术中我们会在患者身上安装心电图监控，对患者的脉搏数、动脉血氧饱和度进行管理，并将监控数据和手术过程一同记载在麻醉记录图表上（图2）。

5 | 庆应义塾大学医院十二指肠 ESD 时的麻醉方法

初期导入

庆应义塾大学医院在施行十二指肠 ESD 时联合使用 DEX、氟硝西泮和盐酸哌替啶。

·静脉注射氟硝西泮（0.2~0.3 mg）。

·静脉注射盐酸哌替啶（17.5~35 mg）。

·DEX［为了防止低血压和心动过缓，开始时以 4 μg/（kg·h）的速度注射 10 min，后续以 0.4 μg/（kg·h）为中心，将速度调整为 0.2~0.7 μg/（kg·h）］。

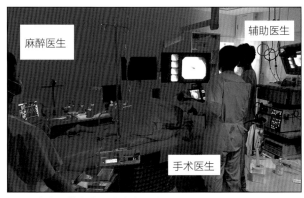

图 1　庆应义塾大学医院治疗场景

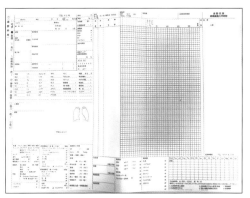

图 2　治疗时的麻醉记录图表

治疗时的麻醉记录图表

追加使用氟硝西泮或盐酸哌替啶等，如效果仍不明显，则使用氟哌啶醇。

- 静脉注射氟硝西泮（每次追加 0.1 mg）。
- 静脉注射盐酸哌替啶（每次追加 17.5～35 mg）。
- 静脉注射氟哌啶醇（2.5 mg）。

如发生心动过缓（尤其是 40 次/min 以下）

将中止注射 DEX 或减量使用 DEX，并静脉注射硫酸阿托品（0.25 mg）。另外，对于输注负荷无反应性的低血压，我们将中止或减少 DEX 输注，并静脉注射麻黄碱（2～4 mg）。

如有心跳停止或致命性心律失常

本院会配备急救车及胺碘酮等抗心律失常药物，以便能尽早对该类患者进行处置。

如发生蠕动过快

如无过敏史，本院会使用丁溴东莨菪碱进行处置。如有过敏史，则会使用胰高血糖素。如仍无法缓解蠕动，则会考虑局部注射利多卡因。

结束治疗时

迅速停止输注 DEX，并对所有患者给予针对氟硝西泮的拮抗药氟马西尼。回到病房后须继续监控生命体征，首次下地走路时须在护士看护下进行。

---

6 | 插管全身麻醉时的处置

如上所述，本院在进行十二指肠 ESD 时会尽量采取深度镇静的方式。尤其是对手术难度较大的患者，通常会在全麻下进行手术。手术难度较大病灶的特征是病灶位于弯曲部位，或直径在 40 mm 以上，或发生了超过管腔半周的占位。在庆应义塾大学医院，医生们会综合考虑患者背景及内镜操作性等方面来判断患者是否适合全身麻醉。

---

7 | 写在最后

本文记载了本院现在正在使用的十二指肠内镜治疗麻醉法。由于十二指肠内镜治疗难度大，因此为了患者安全和保证疗效，须进行严格管理（包含麻醉在内）。

---

[1] Yahagi N, Nishizawa T, Sasaki M, et al.：Water pressure method for duodenal endoscopic submucosal dissection. Endoscopy 49：E227–E228, 2017［PMID：28759932］.

[2] American Society of Anesthesiologists Task Force on Sedation and Analgesia by Non-Anesthesiologists：Practice guidelines for sedation and analgesia by non-anesthesiologists. Anesthesiology 96：1004–1017, 2002［PMID：11964611］.

[3] 小原勝敏、春間　賢、入澤篤志、他：内視鏡診療における鎮静に関するガイドライン．Gastroenterol Endosc 55：3822–3847, 2013.

[4] Nonaka T, Inamori M, Miyashita T, et al.：Feasibility of deep sedation with a combination of propofol and dexmedetomidine hydrochloride for esophageal endoscopic submucosal dissection. Dig Endosc 28：145–151, 2016［PMID：26476104］.

[5] Kato M, Sasaki M, Mizutani M, et al.：Predictors of technical difficulty with duodenal ESD. Endosc Int Open 7：E1755–E1760, 2019［PMID：31828213］.

堤　康志郎　大分大学医学院消化内科学讲座

矢作　直久　庆应义塾大学医院肿瘤中心

第 **2** 章

治疗及管理

—1—

冷息肉切除术

—— 冷圈套息肉切除术（CSP）和冷钳息肉切除术（CFP）

概述

◉ 冷息肉切除术为预防十二指肠腺瘤性息肉癌变的切除手术。

◉ 在十二指肠肿瘤切除术中，有使用钳子进行切除的冷钳息肉切除术（CFP）和使用圈套器进行切除的冷圈套息肉切除术（CSP）。

◉ 由于上述两种术式引起穿孔和继发性出血的概率极低，并且相对安全，可一次性切除多个肿瘤，因此本院主要针对家族性腺瘤性息肉病（familial adenomatous polyposis，FAP）患者采用上述两种术式。

◉ 由于无须局部注射，因此处置时间较短，亦无须更换器械，因此可对多发性腺瘤性息肉进行持续治疗。

◉ 本院对于 2 ~ 3 mm 大小的腺瘤性息肉门诊手术会采用 CFP 术式，但为了确保病灶被彻底切除，住院手术方面本院一般会采用 CSP 术式。

◉ 由于是在消化道管壁浅层进行切除，因此对于浸润至黏膜下层的癌变来说，有残留的可能性，因而应当保证对腺瘤性息肉进行完整切除。

◉ CSP 术式适用于 10 mm 以下的腺瘤性息肉，亦适用于可进行分片切除的 10 mm 以上的腺瘤性息肉。

◉ 如有可能为浸润性癌，应积极采用水下内镜下黏膜切除术（Under water-EMR，UEMR）等通电的切除术式。

要点

○ 不用高频电切除的冷息肉切除法（CP）是较为简单的术式，其优点是可以一次性切除多个腺瘤性息肉，并且较为安全和高效，但须注意的是确保不漏诊和误诊。

○ 该术式仅为腺瘤性息肉切除术，请勿抱过高的期望。

■适用对象及适应证

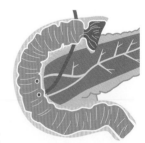

1）适用对象

十二指肠所有部位。

2）适应证

适用于 10 mm 以下的十二指肠良性肿瘤（尤其是家族性腺瘤性息肉病中多发的十二指肠腺瘤）。

此外，还适用于非家族性的且希望规避风险的高龄患者及服用抗凝药物患者的 10 mm 以下的良性肿瘤。

CFP 术式适用于 3 mm 以下的良性肿瘤。

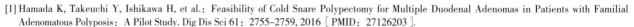

[1] Hamada K, Takeuchi Y, Ishikawa H, et al.：Feasibility of Cold Snare Polypectomy for Multiple Duodenal Adenomas in Patients with Familial Adenomatous Polyposis：A Pilot Study. Dig Dis Sci 61：2755-2759, 2016［PMID：27126203］.

[2] Hamada K, Takeuchi Y, Ishikawa H, et al.：Safety of cold snare polypectomy for duodenal adenomas in familial adenomatous polyposis：a prospective exploratory study. Endoscopy 50：511-517, 2018［PMID：29351704］.

[3] Takeuchi Y, Hamada K, Nakahira H, et al.：Efficacy and safety of intensive downstaging polypectomy (IDP) for multiple duodenal adenomas in patients with familial adenomatous polyposis：a prospective cohort study. Endoscopy, 2023. doi：10.1055/a-1983-5963.［PMID：36410678］.

[4] Yamasaki Y, Uedo N, Takeuchi Y, et al.：Underwater endoscopic mucosal resection for superficial nonampullary duodenal adenomas. Endoscopy 50：154-158, 2018［PMID：28962044］.

[5] Nakahira H, Takeuchi Y, Kanesaka T, et al.：Wide-field underwater EMR followed by line-assisted complete closure for a large duodenal adenoma. VideoGIE 4：469-471, 2019［PMID：31709333］.

1 | 准备

1）镇静药

本院一般使用咪达唑仑、盐酸哌替啶进行镇静，但上述两种药物通常对年轻患者较多的家族性腺瘤性息肉病镇静效果欠佳，因此一般会联合使用盐酸右美托咪定。只有在充分镇静后才能进行内镜插镜。如在处置过程中身体出现抖动等，即使追加镇静剂，通常也会出现镇静效果欠佳的情况。

2）圈套器

本院采用 SnareMaster Plus（SD-400-10/15）（奥林巴斯）圈套器。该圈套器专门为 CSP 术式设计，钢丝直径仅为 0.3 mm，但有较强的收缩力，并且可通电使用。由于该圈套器可直接通电切除病灶，因此本院对于多发性腺瘤性息肉中有癌变可能的病变应用该类型圈套器。

3）Jumbo 活检钳

为了在 CFP 术中能够尽量切除大块组织，应使用钳头直径较大的 Radial Jaw 冷息肉切除 Jumbo 活检钳（波士顿科学）。使用该钳子也容易对 CSP 术中的小型残留进行钳除。

4）内镜

对于蜿蜒曲折且管腔较窄的十二指肠，下弯角度较大的内镜较为方便，此外，较长的内镜能够治疗十二指肠深部的病变。由于在治疗过程中须对出血进行清洗，因此内镜须配备送水功能，并且为了方便吸引，应使用活检孔道直径较大的内镜。具体来说，细径治疗用（带送水功能）肠镜较为适合，本院使用的是 PCF-H290TI（奥林巴斯）。此外，对于内镜插镜困难的患者或需进行深度插镜的患者，本院也会采用无送水功能的管道较细的 PCF-PQ260（奥林巴斯）。

5）继发性出血

术后可能出现黑便或血红蛋白较低的状况，密切观察即可，无须延长禁食时间。

6）质子泵抑制剂（PPI）

无须使用 PPI，因此一般不会开具该药。

　　CSP 术式本身难度不大，无须局部注射即可展开圈套器，并将息肉套入圈套器内之后收紧圈套器进行切除。乳头肛侧切除较乳头口侧切除简单，乳头口侧，尤其是球部黏膜下层有 Brunner 腺，须通电才能进行切除。此时，本院会采用通电切除法进行切除。

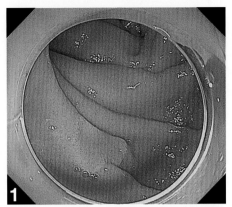

1 普通内镜下图像。提示有散发性十二指肠腺瘤性息肉。十二指肠下角存在 6 mm 大小的浅表隆起型肿瘤。

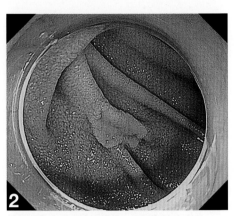

2 靛胭脂染色后内镜下图像。无浸润性癌表现。

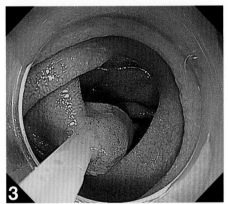

3 收紧圈套器时，含若干正常黏膜在内，对病变进行浅层收紧切除。难以切除时，可通过伸缩圈套器的导管或开合圈套器，尝试从肠壁进行垂直切除。

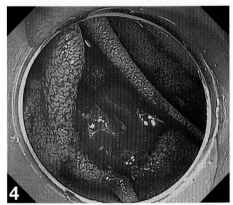

4 切除后的黏膜破损。切除后会有若干血水涌出，可用送水功能进行冲洗，并确认是否有息肉残留。

CFP 术式本身难度不大，可无须局部注射而直接打开 Jumbo 活检钳，夹住息肉并进行切除。

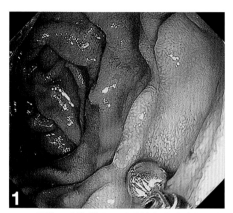

CFP 图像。家族性大肠腺瘤性息肉病病例。比钳头直径（2.8 mm）稍小的 2 mm 左右的腺瘤性息肉较多。由于 CFP 类似于活检技术，因此可在门诊进行切除。

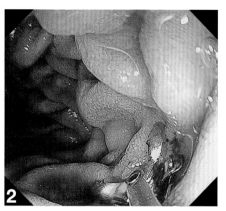

打开 Jumbo 活检钳，精准夹住息肉。无须将钳子全部打开，而是用半打开的状态较为容易将息肉整体夹住。将息肉全部夹住后，直接切掉息肉。

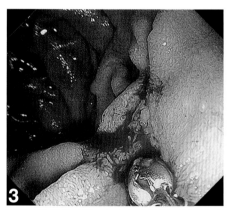

切除后的黏膜破损。如有息肉残留，须再次用钳子将其切掉。

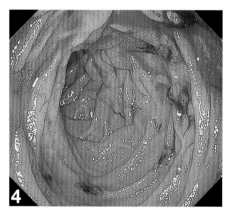

切掉了多发性的息肉。没有继发性出血，因此无须止血。

由于切除后会有渗出性出血，此时如果进行处置，则会导致观察视野不清晰。因此须尽量做深度插镜，从肛侧向口侧方向进行切除。如怀疑是浸润性癌，须先通电切除癌变，回收标本后再切除其他腺瘤性息肉。迄今为止，本院已开展了数千例 CFP/CSP 手术，只有 1 例出现了术中动脉出血。只有在出现动脉出血时，须尽快用钛夹止血，而非通电方式止血。

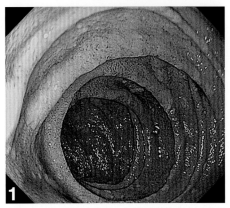

患者 40 岁，患有家族性大肠腺瘤性息肉病。降部有多个小息肉。

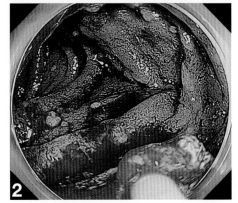

治疗图像。由于切除时有血涌出，不便于发现小息肉，因此尽量将内镜插入肛侧，从肛侧向十二指肠口侧进行切除，并适时使用内镜的送水功能冲洗出血处。一共切除掉了 50 个病变。

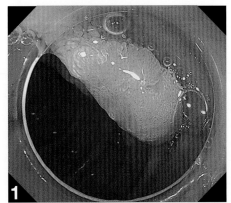

患者 20 岁，患有家族性大肠腺瘤性息肉病。从降部~水平部之间发现了大约 50 个腺瘤性息肉，最大的是直径约为 15 mm 的浅表隆起（0-Ⅱa）型腺瘤性息肉，之前的活检结果为 Group 4。部分位置已出现了发红，不排除癌的可能性。

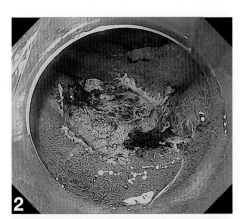

首先，使用 UEMR 术式切除病变，并迅速回收切除标本。此后，又通过 CSP 切除了 23 个小病变。

3-C │ 止血基础

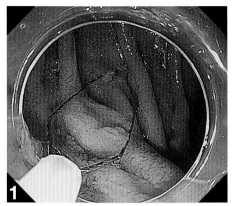

患者 50 岁，患有家族性大肠腺瘤性息肉病，采用 CSP 术式切除了十二指肠上角的病变。

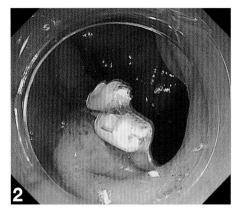

切除术后出现了搏动性出血，随后使用钛夹进行止血。迄今为止，本院对 50 余名患者的数千个息肉开展了 CSP，术中进行了止血处置的只有该患者。

4-A │ 切除后的处置

　　如创面没有出现动脉出血，则可放置不管。在本院患者中，没有因非动脉出血性的继发性出血而进行止血处理的患者。此外，本院会视情况对大型病变开展分片 CSP 手术，亦无因未缝合创面而导致的继发性穿孔病例。

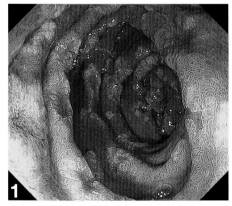

患者 30 岁，患有家族性大肠腺瘤性息肉病。从患者的十二指肠降部~水平部及至上段的空肠中发现了大量腺瘤性息肉。采用内镜 NBI 模式观察，能更好地看出病变的分布。

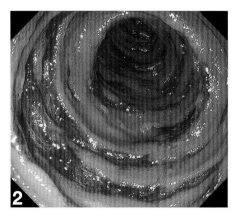

在 CSP 术中共计切除了 415 处病变。本院对该患者并未进行预防性止血处理，术后也并未出现继发性出血。

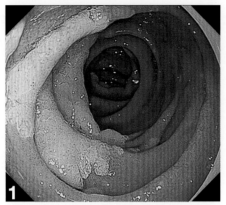

患者 50 岁，患有家族性大肠腺瘤性息肉病。在其十二指肠水平部发现有直径约为 40 mm 的浅表隆起型腺瘤性息肉。既往进行过全结肠切除手术且术后出现了脑梗塞，因此从身体状况来说并不太适合手术。为了尽可能确保患者的安全，本院选择了 CSP 术式进行切除。

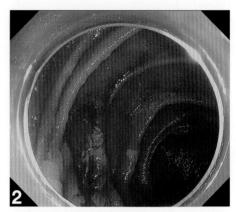

使用直径为 15 mm 的圈套器（SnareMaster Plus），从病变边缘开始分片切除。

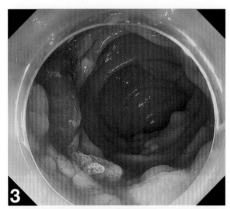

为了确保分片切除术下黏膜破损部位能够连接起来，按顺序对息肉进行了切除。

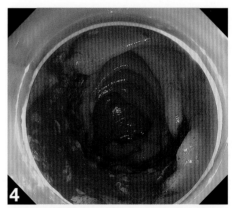

开展分片 CSP 术后的黏膜破损。由于无须担心继发性出血和继发性穿孔，因此并未对破损部位进行缝合。对于该患者，本院医疗人员在术中并未发现有继发性并发症的风险。

5 | 病理诊断

由于可能在 1 次治疗过程中对 100 余个息肉进行切除，因此回收所有的标本并进行病理检查耗时耗力，并且有的息肉无须治疗，密切观察即可，因此无须对所有病变都进行病理检查。当然，对于内镜下发现有浸润可能性的病变，本院会适时进行通电切除和回收，此外的病变本院通常会选择其中较大的 5~6 个进行病理检查。对于 CFP 术式，本院通常在切除 10 次后，将标本放入 1 个标本瓶进行病理检测。

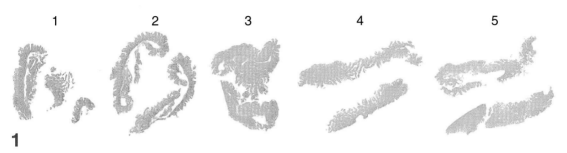

1 参见第 20 页 3-A 图像　40 岁家族性大肠腺瘤性息肉病患者切除标本的内镜图像。在切除下来的 50 个病变中选择 5 个进行切片病理检查。

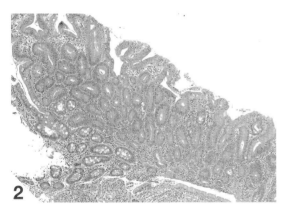

2 被诊断为低异型型度腺瘤。

竹内 洋司　群马大学医学部附属医院光学医疗诊疗部

冷圈套息肉切除术（CSP）

概述

◉ 冷圈套息肉切除术无须局部注射，可直接将息肉圈入圈套器内，并且无须通电，即可将息肉切除。

◉ 本院自 2015 年开始引入 CSP 技术，用于十二指肠黏膜病变的治疗。

◉ 由于无须通电，因此无须考虑烧灼的影响（迟发性穿孔等）。

◉ 由于是人力对息肉进行勒除，因此穿孔的概率极低。

◉ 对于有活检瘢痕的患者，如进行局部注射，会造成只有病变周围被抬举从而导致切除困难的局面，但 CSP 术式由于无须进行局部注射，即使是有瘢痕，亦可切除病变。

◉ 由于无须局部注射，因此切除息肉后的溃疡面易于用钛夹缝合。

◉ 切除深度到达黏膜肌层附近，即使病理检查结果为黏膜内癌，但只要垂直切缘检查结果为阴性，即无须再次切除。

◉ 由于切除后创面底部有大量黏膜下层残留，因此胰液、胆汁漏出等导致的迟发性穿孔发生概率极低。

◉ 由于该术式非常简单，因此处理时间非常短。

◉ 现多家医院都在针对 CSP 术式的有效性做前瞻性试验（D-COP trial：UMIN000030876）。

要点

○ 十二指肠 CSP 手术方法和大肠 CSP 术式几乎一致，并且较为容易，但十二指肠形状较为特殊，因此在内镜和圈套器的选择上须考虑病变位置、大小、形态等问题。

■适用对象及适应证

1）适用对象

十二指肠所有部位。

SNADET。

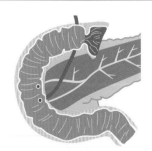

2）适应证

· 适用于 10 mm 以下的腺瘤性息肉。

· 不适用于可能有癌变的病变。

[1] 滝沢耕平、角嶋直美、田中雅樹、他：十二指腸の cold snare polypectomy（D–CSP）. 胃と腸 51：1613–1616, 2016.

1 | 准备

·内镜

本院一般使用 ESD 中使用的胃镜 GIF-Q260（奥林巴斯），但在进行切除时，下角角度更大的肠镜 PCF-H290TH（奥林巴斯）更为有用，并且更容易探查到位于水平部等十二指肠深处的病变。2019 年新上市的胃镜 GIF-H290TH（奥林巴斯）的下角角度也更为宽阔，不仅有助于 ESD，亦有助于 CSP。

·圈套器

由于本院患者病变直径基本都在 10 mm 以下，因此本院主要使用的圈套器为 SnareMaster Plus 10 mm（奥林巴斯）、Captivator II 10 mm（波士顿科学）等。本人在具体使用时会视患者情况而定，例如，在追求息肉抓取难易度以及切除速度时，会使用 SnareMaster Plus，但对于皱襞病变或在抓取时需稍稍按压的病变，则会使用有手柄的 Captivator II。

2 | 切除手法基础   0-II a（平坦隆起）型 × 降部

首先充分冲洗，并在确认病变范围后和大肠 CSP 术一样，含周围的正常黏膜在内，套取息肉。肠道蠕动严重时，静脉注射半支丁溴东莨菪碱。一边确认病变范围，一边进行套取，当确定套入了整个病变之后，立即收紧圈套器进行切除。没有完整切除下来时，须先松开圈套器，然后再次尝试收紧切除。如有筋膜类等无法切除掉的组织，须对其直接进行通电切除。

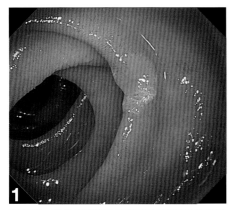

在降部、乳头肛侧的对面发现了皱襞低位隆起型病变（0-IIa）。

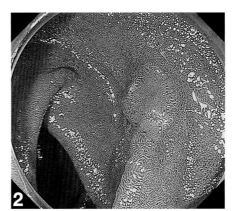

用 NBI 内镜也能清晰确认到病变范围。中间位置能隐约看出有凹陷。

转下页 ➡

第 2 章 治疗及管理   025

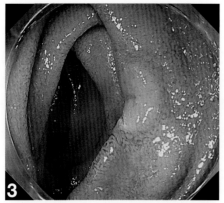

3
使用靛胭脂染色后，病变边缘更为清晰，肛侧隐藏在皱襞内侧。

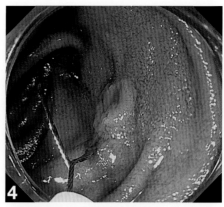

4
可看出病变直径在 10 mm 以下，因此使用 SnareMaster Plus 10 mm 圈套器。

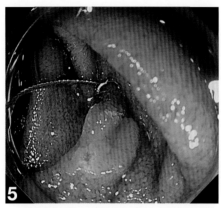

5
一边用透明帽按压病变的口侧，以确认病变肛侧边缘，一边将圈套器头端放置在肛侧最深处。

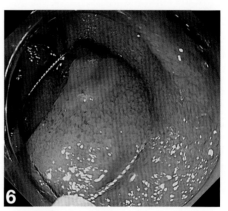

6
一边用圈套器按压皱襞，一边确认病变周围组织是否被套进圈套器内。

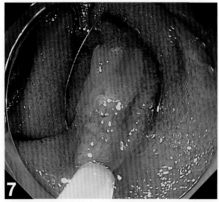

7
一边确认病变边缘，以确保病变周围的正常黏膜组织也被套进圈套器，一边缓慢收紧圈套器。

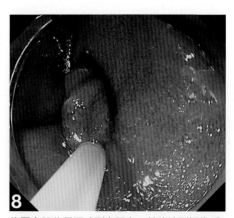

8
将圈套器收紧至感到有阻力，并确认到切缘后，将息肉一次性切除。

切除息肉后立即移开圈套器，并用取石网篮回收切除掉的组织。但由于吸引回收和用取石网篮通过活检孔道的回收会破坏病理组织，从而将会导致病理检查难以进行，因此笔者们通常会用钳子固定病变组织，并连同内镜一起从体内拿出。和 ESD 术式一样，我们会把病理组织放在海绵板上，然后用标本钉进行固定，并置于福尔马林中送检。

回收标本后会再次进行内镜插镜，确认切除部位。针对边缘位置，会用 NBI 进行观察，以确认是否有残留。如有较为明显的残留，则需追加 CSP 或用活检钳进行切除。

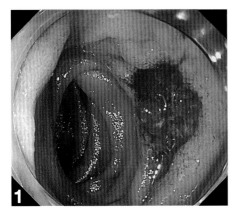

切除后的创面底部。有些许渗出，但无须慌乱，先进行组织回收。

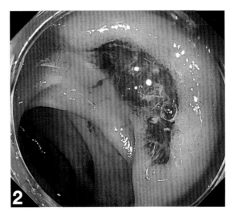

回收标本后，再次做内镜插镜，充分洗净创面。

4 | 切除后的处置

确认无残留后，再确认创面底部是否有出血。如仅为渗出性出血，则无须进行止血。如出血超过 30 s 且无减弱趋势，则需使用止血钳止血或钛夹止血。过度烧灼可引起迟发性穿孔，因此在烧灼时须谨慎小心。对于 CSP 术后是否需要封闭创面仍有争议，须根据创面位置和大小进行判断。用钛夹进行缝合不仅创面较小，也无须对周围进行局部注射，因此易于操作。

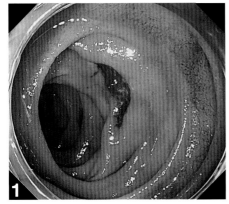

CSP 术后没有在创面底部进行局部注射，因此易于进行钛夹缝合。

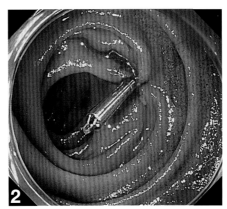

由于创面底部较小，因此先用力度较大的夹子 QuickClip Pro（奥林巴斯）缝合中间部位。

转下页 ➡

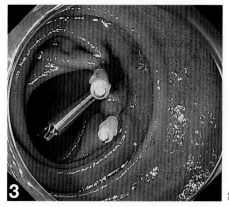

3 然后用钛夹［QuickClip Pro（奥林巴斯）］缝合两端。在确认创面底部无开口后结束缝合。

5 │ 病理诊断

对于切除后的病理结果，采用下列处置措施。

①如组织学分类结果为腺瘤性息肉，即使水平切缘或侧面切缘为阳性或不明，亦只需进行密切观察。
如 3 个月后内镜检查仍发现有残留，则需进行关于再次治疗的研讨。

②诊断结果为黏膜内癌、脉管浸润阴性、基底切缘阴性，须进行密切观察（水平切缘阳性、基底切缘不明，亦可进行密切观察）。

③如组织学分类结果为癌，为 SM 癌，或脉管浸润阳性，或基底切缘阳性，需再次进行切除术。

本院一般在术后 2~3 个月进行内镜检查，以确认是否有残留。如有残留，则视大小和形态等情况进行活检切除（CFP）、CSP 或 UEMR 再次切除。术后残留在 NBI 内镜下一般呈白色显示，易于辨认。

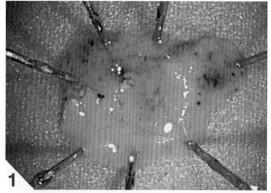

1 被切掉的组织和 ESD 术中被切掉的组织一样用标本钉固定后，置于福尔马林液中。

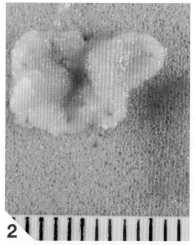

2 最终诊断为管状腺瘤伴中度异型增生（tubular adenoma with moderate atypia），切缘 ±，大小 5 mm×5 mm。

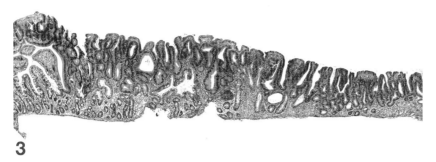

3

用 CSP 通常能切除黏膜固有层全层，直至黏膜肌层附近位置。

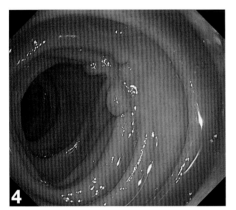

4

CSP 术后 3 个月后形成瘢痕，所有夹子均已自然脱落。没有发现残留。

龙泽 耕平 交雄会新札幌医院内镜中心

水下 EMR（UEMR）

概述

◉该术式为在十二指肠中注水后，利用水的浮力使病变漂浮于水中，无须进行局部注射，将息肉套入圈套器内进行切除的手术。

◉由于无须局部注射，因此没有出血，手术视野较好。

◉由于无须局部注射，因此处置时间较短。

◉最大能切除 15 mm 左右的病变，对于直径为 10 mm 左右的病变较为适用。

◉对于抬举不明显的息肉，如单纯采用 UEMR，有可能需要进行分片切除，因此我们会考虑是否采用需要局部注射的 EMR 或 ESD 术式。

要点

○该术式为 Binmoeller 等于 2013 年率先提出的术式，在十二指肠内注水，无须局部注射，即可将息肉套入圈套器内。

○在水中进行观察时，由于浮力的关系，病变会上浮至内腔侧，因此在不进行局部注射的情况下直接进行切除，穿孔的概率也较低。

○我们已开展了 100 余例 UEMR 术式，无穿孔病例，因此该术式安全性较高。

■适用对象及适应证

1）适用对象

十二指肠降部、水平部。

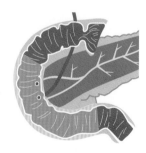

十二指肠球部（1st portion）有黏膜下层纤维化，通常在注水后也不会浮起，因此不太适用 UEMR。但在向十二指肠降部（2nd portion）和水平部注水后，抬举十分明显，因此适用于长径在 10 ~ 15 mm 以下的 0-Ⅱa、Ⅱb、Ⅱc 型病变。

2）适应证

适用于长径为 10 ~ 15 mm 的 0-Ⅱa、Ⅱb、Ⅱc 型病变。

1 ｜ 准备

1）送水泵

我们一般使用 WATER PLEASE（FORTE GROW 公司）、OFP-1（奥林巴斯）送水泵，从活检孔道处注水。由于 OFP-2（奥林巴斯）送水泵在结束送水时会产生回旋，从而导致病变被卷入前端透明帽内，因此不适用于该术式。此外，我们一般使用 36℃左右的生理盐水。

2）圈套器

我们一般使用 10 mm 的 SnareMaster（SD210U-10）（奥林巴斯）。其实际直径为 12 mm，长度能达到 22 mm，因此并不适用于十二指肠的狭小空间。但将其用尖嘴钳等进行宽度改造后，其直径和长度分别为 18 mm 和 20 mm，较为易于使用（图 1）。

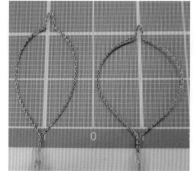

图 1　用尖嘴钳改造后的 SnareMaster 10 mm

病例 1 为降部皱襞存在 0-Ⅱc 型病变且肛侧隐藏在肠壁内的病例。在装上带有 Elastic·Touch（M Long）（TOP）触控功能的 8 mm 长的前端透明帽后，按压病变的口侧，即可观察到病变整体。在该角度下松开圈套器，并保持和肠壁垂直方向，用圈套器按压肠壁。继续左右调整内镜角度，逆时针旋转内镜，圈套器手柄和肠壁平行，即可顺利将息肉套入圈套器内。最终诊断为腺癌，tub1，T1a-M，ly0，v0，HM0，VM0，0-Ⅱc，8 mm×4 mm。

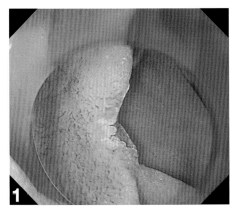

位于降段（2nd portion）肠壁的 0-Ⅱc 型病变，肛侧隐藏在肠壁后。

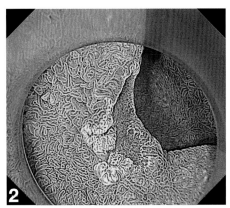

用 8 mm 长的前端透明帽 [Elastic·Touch（M Long）] 按压病变的口侧，可探查到病变整体。

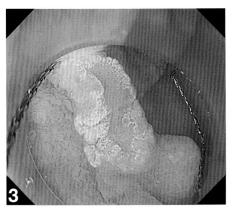

在该角度下打开圈套器，圈套器和肠壁呈垂直角度，可用圈套器按压肠壁。

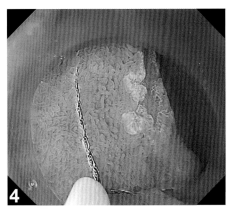

左右调整圈套器角度，逆时针旋转内镜，圈套器手柄和肠壁平行。

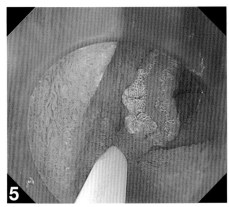

顺利切除了病变。

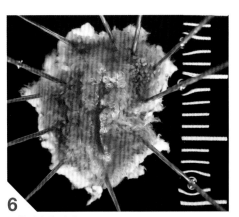

最终诊断为腺癌，tub1，T1a-M，ly0，v0，HM0，VM0，0-Ⅱc，8 mm×4 mm。

2-B │ 切除要领

在患者十二指肠下角（infra duodenal angle，IDA）的肛侧内侧发现了 0-Ⅱc 型病变，但从肛侧无法清楚辨识。将病变部位置于水中进行观察，由于浮力的原因，病变上浮，因此详细观察到了病变肛侧边缘的情况。此后，不断调整圈套器手柄，让其与肠壁平行，然后对息肉进行了切除。此后，用 8 个带有长臂的夹子进行创面封闭。

最终被诊断为腺癌，tub1，T1a-M，ly0，v0，HM0，VM0，12 mm×9 mm，R0 切除。

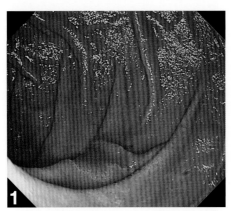

1 在水平段肠壁位置发现了 0-Ⅱc 型病变，肛侧无法清楚辨识。

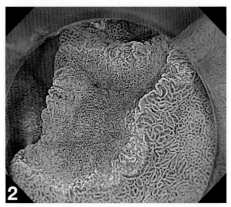

2 将病变部位置于水中进行观察，由于浮力的原因，病变上浮，因此详细观察到了病变肛侧边缘的情况。

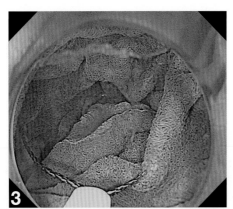

3 在该角度下，圈套器和肠壁平行，无法顺利切除。

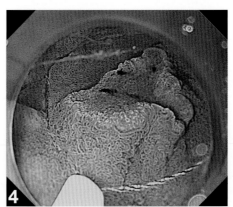

4 调整圈套器，直至其手柄和肠壁平行，然后进行了切除。

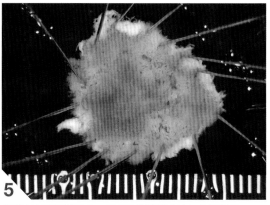

5 切除下来的新鲜标本，红色为凹陷型病变，切缘阴性。

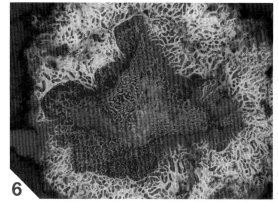

6 最终被诊断为腺癌 tub1，T1a-M，ly0，v0，HM0，VM0，12 mm×9 mm，R0 切除。

3 │ 通电

　　通电时可进行送气，并进行悬空切除，但被切除的病变有可能掉落在水平部。如改为水下通电切除，切除后的标本悬浮在水中，易于回收。因此我们通常采用水下通电切除的方式。

　　我们通常使用 ENDO CUT I、Effect 1、Interval 5、Duration 2（VIO 3）（爱尔博）进行水下通电。如上所述，水下通电的优点是标本回收较为容易，但弱点是出现出血时，手术视野将会变得模糊不清。如出现出血，应当优先回收标本，用圈套器迅速固定住漂浮着的标本，然后将标本吸入前端帽内，并连同内镜一起回收。

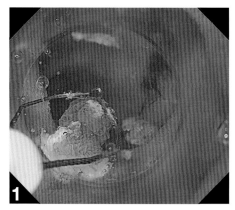

1 采用水下通电切除的方式，标本漂浮在水中，易于回收。

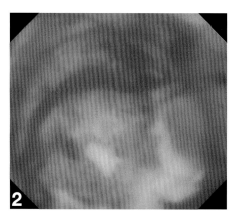

2 出现出血时，手术视野不清晰，可能会导致无法发现标本。因此应当优先回收标本，用圈套器迅速固定住漂浮着的标本，然后将标本吸入前端帽内，并连同内镜一起回收。

4 | 止血方式的选择及残端阴性确认

十二指肠出血的止血方式有钛夹止血、止血钳止血、高渗钠（hypertonic saline-epinephrine，HSE）局注法、纯乙醇局注法等方法。钛夹止血可能会影响下一步操作，因此优先使用止血钳进行止血。在止血时，须充分洗净手术视野，明确出血点，然后正确使用一次性高频钳（奥林巴斯），可暂时止血。然后一边稍稍拉伸出血部位，一边使用 SOFT COAG 7.3（VIO 3）（爱尔博）进行通电。由于十二指肠固有肌层极薄，过度通电烧灼可导致迟发性穿孔，因此须注意夹紧出血部位，然后进行短时间通电止血。

本院在施行十二指肠 UEMR 时，通常会配备两名以上的医生。在进行标本回收的同时，一名负责在实时显微镜下观察侧面切缘是否为阴性。标本回收后，主刀医生再次进行内镜插镜，用 NBI 放大内镜观察 EMR 术后创面周围是否有息肉残留。如怀疑有残留，则须通过追加 EMR 或热活检术等进行全部切除。

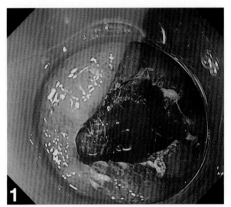

附送水充分洗净手术视野，明确出血点。

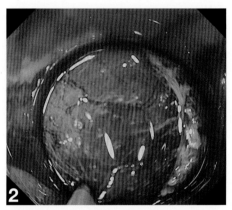

正确使用一次性高频钳，可进行暂时性止血。

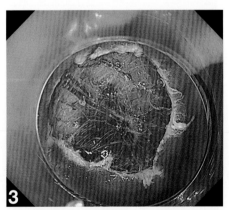

然后一边稍稍拉伸出血部位，一边采用 SOFT COAG 7.3（VIO 3）（爱尔博）进行通电，成功止血。

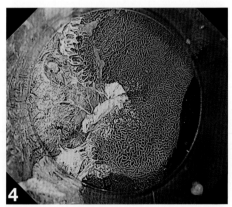

止血后用 NBI 放大观察边缘部位，没有发现残留。

5 | 钛夹封闭创面

　　使用钛夹（美敦力）封闭创面。与冷钳息肉切除术（CFP）不同，UEMR 术式由于是在通电状态下进行切除，切除后由于热凝固的原因，EMR 创面会缩小。但随后创面会迅速扩大，因此需要立即进行创面封闭。因此在息肉切除后，须立即确认切缘阴性并进行止血，然后立即用钛夹进行创面封闭。

　　如从近位侧开始放置钛夹，将会妨碍后续的钛夹的放置，因此原则上应从 EMR 创面的远位侧开始放置钛夹。如已放置的钛夹妨碍了后续的钛夹的放置，可将已放置的钛夹稍稍向前端帽外推送，然后释放。前端帽长度设定为 8 mm 左右时，目标部位视野良好，易于操作。

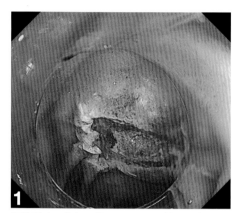

切除后由于热凝固的原因，EMR 创面迅速缩小，但随后会迅速扩大，因此须立即进行创面封闭。

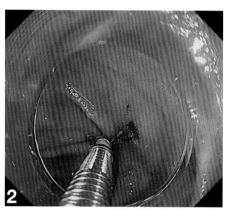

如从近位侧开始放置钛夹，将会妨碍后续的钛夹的放置，因此原则上应从 EMR 创面的远位侧开始放置钛夹。

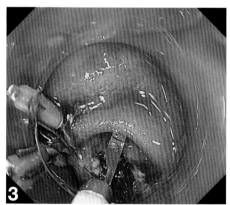

如已放置的钛夹妨碍了后续的钛夹的放置，可将已放置的钛夹稍稍向前端帽外推送，然后释放。前端帽长度设定为 8 mm 左右时，目标部位视野良好，易于操作。

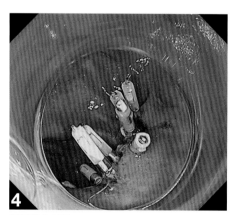

创面完全封闭。

　　水下观察病变时可能会出现病变无法顺利浮起，从而导致无法顺利切除的情况。患者为十二指肠下角（IDA）后壁 0-Ⅱc 型病变，注水后该病变无法被顺利抬举。已对病变进行了切除，但术中无法确保手术安全切缘范围。此时应放弃使用 UEMR 术式，而是采用 EMR 术式，同时联合进行局部注射。

　　先进行吸水，在悬浮状态下局部注射生理盐水 2 mL。此后病变被抬举，因此对所有病变进行了切除。病理诊断结果为腺瘤，tub1，T1a-M，ly0，v0，HM0，VM0，0-Ⅱc，5 mm × 3 mm（7 ~ 10 mm）。

　　UEMR 是较为简单的术式，但在圈套器的选择、套取方向、圈套器和病变的距离等方面均需注意。在术前检查时，须通过水下观察来确认病变的上浮情况。

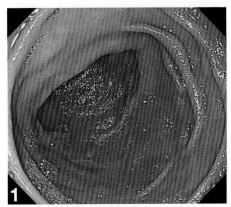

位于 IDA 后壁的 0-Ⅱc 型病变。

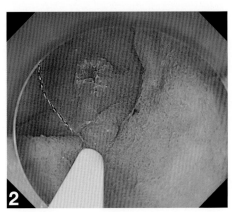

注水后仍无法被充分抬举。

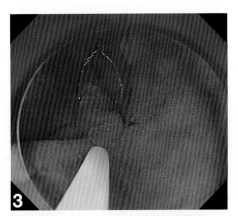

进行了圈套，但无法确保手术安全切缘范围。

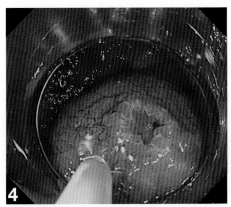

注入生理盐水后，病变被充分抬举。

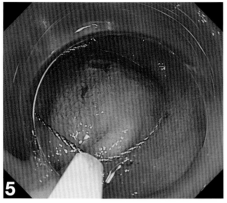

5 如进行大量的局部注射，将会出现抬举不良，从而会导致难以切除，因此通常使用 1 ~ 2 mL 少量局部注射的方式。

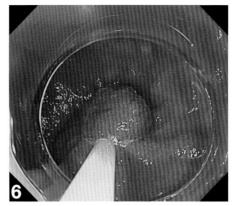

6 病变被完美切除。

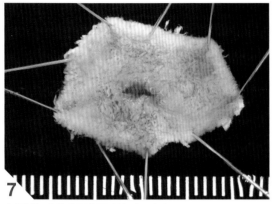

7 在新鲜标本的中间位置确认到了病变。

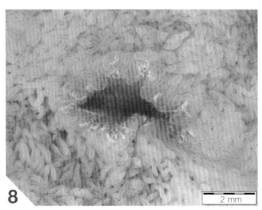

8 用体式显微镜观察该病变为边缘清晰的不规则形凹陷型病变。

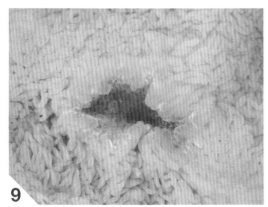

9 用固定标本也确认到了相同情况。

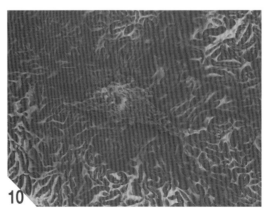

10 用结晶紫染色后发现病变部位有密度较高且形态不规整的 pit 结构，最终诊断为腺癌，tub1，T1a-M，ly0，v0，HM0，VM0，0-Ⅱc，5 mm×3 mm。

小山 恒男　佐久医疗中心内镜内科

水下 EMR——含分片切除

概述

◉ 该术式在十二指肠内腔浸水状况下进行操作，病变在水中上浮，因此无须局部注射亦可安全、简单的切除息肉。

◉ 在水中，不仅能维持十二指肠内低压，而且由于浮力的原因病变能上浮至水面，因此较为容易进行切除。

◉ 由于局部注射，原本就蜿蜒曲折的十二指肠病变走向会发生变化，从而会导致难以切除病变。但使用 UEMR 术式则无须担心，可进行分片切除，并且分片切除也较为容易。

◉ 由于十二指肠内低压，十二指肠弯曲角度变小，更容易将病变套入圈套器内。

◉ 对于局部注射后非抬举征阳性、切除困难的病例，由于无须担心活检所导致的纤维化的影响，因此可对病变进行切除。

◉ 由于是在水下进行通电切除，因此无须担心烧灼时过热。此外，UEMR 切除后创面面积会缩小，因此易于使用钛夹缝合。因此，并发症发生概率极低。

要点

○ 须在对胃前庭部、十二指肠内腔进行吸气处理后，从前庭部开始注水。

○ 须开始向十二指肠内腔注水后再给予镇静药物。

○ 须将病变固定于显示器视野的 6 点钟方向，并用圈套器（标准硬度或稍硬）轻轻按压病变周围，同时进行切除（同步调整向下角度及伸缩内鞘非常重要）

■适用对象及适应证

1）适用对象

十二指肠所有部位。

内镜能到达的所有部位均适用于 UEMR 术式。采用长度较长且可向下弯曲至 180°的肠镜，几乎可到达十二指肠的所有部位。

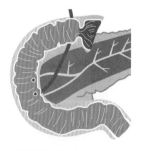

2）适应证

①一次性切除适用对象：直径 20 mm 以下隆起型（0-Isp、0-Is 型）、浅表型（0-IIa、0-IIb、0-IIc 型）。

②也可适用于活检后可能会有黏膜下层纤维化的病例。

③分片切除适用对象：直径 20～30 mm、隆起型（0-Isp、0-Is 型）、浅表隆起型（0-IIa 型）腺瘤性息肉。

[1] 山崎泰史、神崎洋光、冈田裕之：Underwater EMR（UEMR）のコツ．消化器内視鏡 31：1049-1051, 2019.

[2] Yamasaki Y, Uedo N, Takeuchi Y, et al.：Underwater endoscopic mucosal resection for superficial nonampullary duodenal adenomas. Endoscopy 50：154-158, 2018［PMID：28962044］.

1 | 准备

1) 内镜

使用结肠镜 PCF-Q260（奥林巴斯）或 PCF-H290TI（奥林巴斯）。

2) 前端帽

使用 D-201-11804（奥林巴斯）或 D-201-10704（奥林巴斯）。

3) 送水泵

使用 OFP-2（奥林巴斯），使用送水功能注射常温生理盐水。

4) 解痉药

使用丁溴东莨菪碱、胰高血糖素。

5) 圈套器

使用 Captivator II 15 mm（波士顿科学）（图 1）、SnareMaster Plus 15 mm（奥林巴斯）（图 2）圈套器。原则上应使用长期使用习惯了的圈套器，本院一般使用较硬的 Captivator II 15 mm。由于大多数情况下需在弯曲部位按压圈套器然后进行切除，因此 Captivator II 较为适合。我们会视情况选择圈套器的大小，15 mm 圈套器可切除 20 mm 的病变。为了防止过度切除，最大也只使用 20 mm 的圈套器。

6) 高频设备

使用 ENDO CUT Q 进行切除，特殊情况下使用 FORCED COAG。

使用 VIO 300D（爱尔博）（ENDO CUT Q：Effect 3、Duration 2、Interval 4；FORCED COAG：Effect 2、40W）。

7) 钛夹

使用 EZ Clip（奥林巴斯）或 SureClip（MICRO-TECH）。本院主要使用 EZ Clip 止血，但可重复开合的 SureClip 也较为好用。

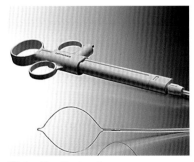

图 1　Captivator II
【波士顿科学】
·圆形。
·直径较粗，稍硬。
·按压力度较大，可彻底切除弯曲部位的病变。

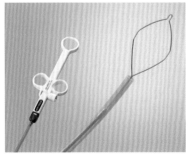

图 2　SnareMaster Plus
【奥林巴斯】
·六角形。
·直径较细，较为柔软。
·束缚力较强，可轻松切除病变。

将病变固定在显示器视野的 6 点钟方向，用圈套器（标准硬度或稍硬）一边轻轻按压病变周围，一边进行切除。通过调整向下弯曲角度和圈套器内鞘，轻轻按压病变周围的正常黏膜，然后进行切除。

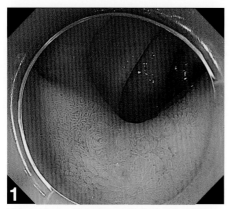

送气状态下。位于降部肠壁上的 0-Ⅱa 型病变。在病变中间位置有活检痕迹，周边有轻度增生。

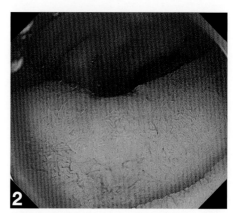

在水中病变整体上浮，但中间位置上浮不明显。

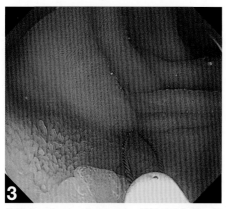

使用 Captivator Ⅱ 15 mm。确认病变肛侧，将圈套器前端固定在病变肛侧正常黏膜上，然后进行切除。

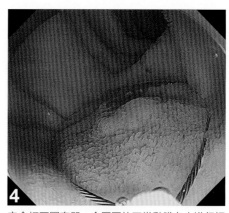

完全打开圈套器。含周围的正常黏膜在内进行切除。该状态下圈套器可能会滑落。

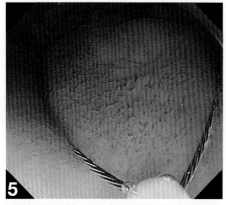

调整角度和内鞘。加大向下弯曲角度，轻轻按压。一边确认病变口侧，一边稍稍推出内鞘。

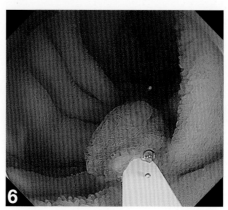

进行切除。一边稍稍推出内鞘，一边收紧圈套器。含周边正常黏膜在内进行切除。此后用 ENDO CUT Q 进行切除。

原则上不用止血钳进行止血。UEMR 术后创面用钛夹进行完全缝合（尽量多放置钛夹！）。

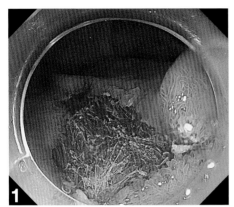

1 切除后的创面。切除后即使有出血，也不用止血钳。止血钳烧灼可引起迟发性穿孔。对创面进行完全缝合可止血。

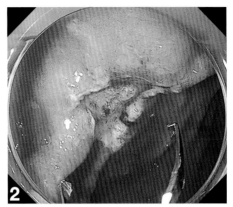

2 缝合时的体位。将创面置于显示器视野的 3 点钟或 9 点钟方向，让创面正面对手术医生将会比较容易上钛夹。建议使用黄色的 EZ Clip（HX-610-090）。

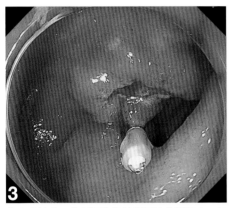

3 第 1 个钛夹。从创面边缘位置开始放置钛夹。如创面较大，则需在创面边缘近侧的正常黏膜上放置钛夹，并尽量贴近创面，有助于放置第二个钛夹。

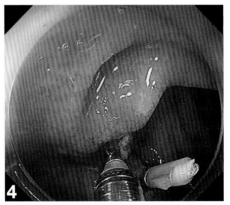

4 第 2 个钛夹。将钛夹稍向左偏，并将创面左侧的正常黏膜用钛夹左边的夹片夹住。为了不出现口袋状空间，须一边轻轻按压一边上钛夹。

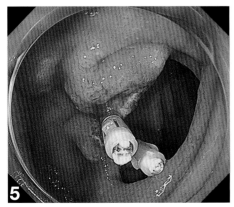

5 上第 2 个钛夹之后。创面夹得很紧。

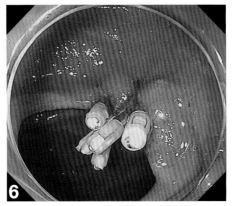

6 完全封闭创口。使用 6 个钛夹，将创口完全封闭。如使用钛夹难以操作，则需用 SureClip 或线辅助缝合法。原则上须完全缝合。

4 │ 病理诊断

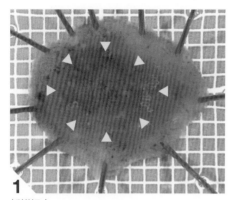

1 新鲜标本。
· 确认到黄色箭头内有病变。
· 有足够的切缘距离。

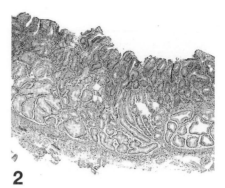

2 HE 染色（稍有放大）。
· 黏膜表层为腺瘤。
· 最终病理诊断：管状腺瘤，HM0，VM0，
  7 mm×6 mm

5 │ 分片 UEMR（计划性分片）

0- Ⅱ a 型 × 下行部

在开始治疗前须对分片切除后的情况有大致预估。含周围正常黏膜在内，进行计划性分片切除。

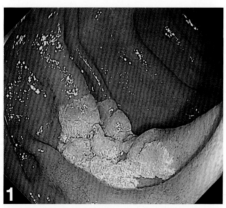

1 送气状态下。
· 降部 2 个肠壁上的 22 mm 大小的 0-Ⅱa 型
  病变。
· 适合采用分片 UEMR 术式。

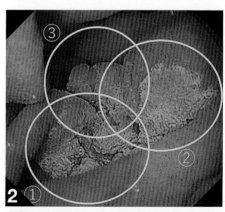

2 水中。
· 含正常黏膜在内，从病变口侧进行切除。
· 事先预想切除顺序：①→②→③。

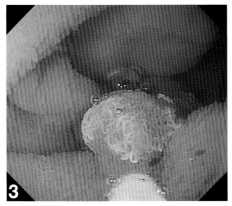

3

水中。

· 按顺序将息肉套入圈套器内，进行通电切除。

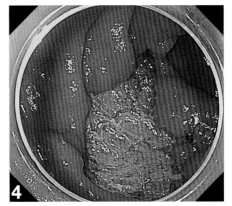

4

送气状态下。

· 计划性分片 UEMR 术后的创面。

· 确认到无残留后，用钛夹进行完全封闭。

6 | 确认是否有残留和复发的方法

在 UEMR 术后 3～6 个月行内镜检查，以确认是否有残留和复发。对瘢痕边缘至中间位置进行全方位探查。用图像增强内镜或靛胭脂染色观察表面构造是否有异样。如内镜检查结果怀疑残留和复发等，须进行活检或再次内镜下切除，并送病理检验。再次行内镜下切除术时，多采用 UEMR 术式。如原病变为腺瘤性息肉，并且残留和复发的病变较小，也可仅用 CSP 或 CFP 进行切除。

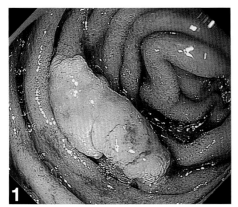

1

治疗前。

· 十二指肠上角的 20 mm 的 0-Is 型病变。

· 采用 UEMR 术式进行了切除（临时决定分 2 片切除）。

· 病理检验结果为腺瘤性息肉。

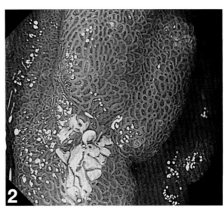

2

UEMR 术后 3 个月。

· NBI 探查发现治疗后瘢痕边缘有小型残留病变。

· 行 CFP 切除病变。

· 此后，再无复发。

山崎 泰史　冈山大学医院消化内科

部分注射 UEMR（PI-UEMR）

概述

● 该术式是基于 UEMR 术式的创新术式。

● 由于在水中病变中间位置会上浮，难以目视确认到病变肛侧，因此常有须进行分片 UEMR 的情况发生。

● 通过向病变肛侧进行微量黏膜下局部注射，可进一步目视确认到病变肛侧的状况，从而提升一次性切除的成功率。

● 该术式适用于 10 ~ 20 mm 左右的病变。

● 亦适用于大部分都隐藏在皱襞内的 10 mm 以下的病变。

要点

○ 局部注射量通常须控制在 0.5 mL 以下。

○ 如超过 0.5 mL，可能因为病变处的广泛隆起导致无法满意圈套病变。

○ 如使用普通的治疗用 ST 前端帽难以进行局部注射，可使用更细的前端帽。

■适用对象及适应证

1）适用对象

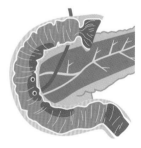

该术式适用于十二指肠球部到水平部的所有部位。该术式对手术部位要求不高，但十二指肠上角及下角内壁极度不规整，因此可能出现局部注射后病变肛侧仍无法目视确认的情况。综合圈套器大小和十二指肠管腔内的操作情况来看，较为适合 10 ~ 20 mm 大小的平坦型病变。

2）适应证

该术式适用于 10 ~ 20 mm 的平坦型病变。

---

1 | UEMR 术中水下环境导致的病变肛侧难以目视确认时的处理

Binmoeller 等于 2013 年发表报告指出 UEMR 术式是非常有效的术式，但如上所述，可能会出现因为病变中间位置上浮而导致病变肛侧难以目视确认的状况。对于发生在大肠部位的病变，由于大肠管腔较粗，可将圈套器先固定在病变的远端，然后打开圈套器，因此病变肛侧较为容易目视确认；但在管腔较细且蜿蜒曲折的十二指肠，圈套器的操作性受限，难以进行和大肠内相同的处置。下面将介绍具体病例。该患者十二指肠降部发现 16 mm 大小的平坦型病变，初看为 10 mm 左右的病变，但送气后进行进一步探查，发现病变已经发生皱襞累及。预计在送气状态下可确认到该患者的大部分病变，并且内镜操作性良好，易于进行处置。因此我们决定采用 UEMR 术式，在十二指肠管腔内注入生理盐水，使病变中间位置上浮，但此时病变肛侧的可视性比送气状态下更低。因此用圈套器前端固定住病变的肛侧，然后慢慢进行切除。据经验将病变套入了圈套器内，但遗憾的是病变肛侧仍有残留，后进行了 2 次分片切除。病变切除后，确认创面边缘无息肉残留后，用钛夹进行了创面封闭。最终病理检验结果为中异型度管状腺瘤（tubular adenoma moderate atypia）、手术切缘评价困难。诸如此类的 UEMR 术中由于水下环境导致的病变肛侧有残留，须分片切除的病例并不少见。

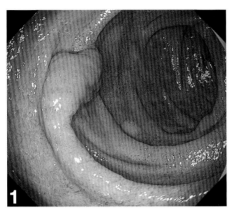

病变呈白光显示。降部存在约 16 mm 的平坦型病变（0-Ⅱa）。

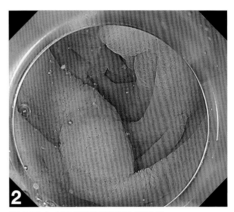

浸水后病变肛侧的目视确认度降低。

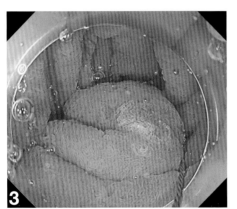

将圈套器前端固定后，打开圈套器，打开后难以目视确认到病变肛侧。

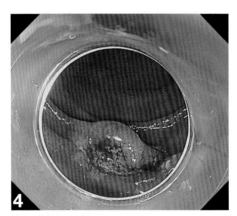

确认到病变肛侧有残留。

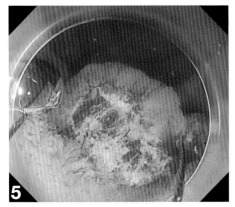

进行追加切除。

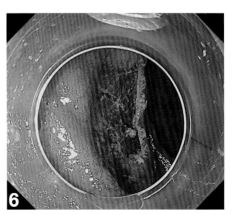

切除后创面。

转下页 ➡

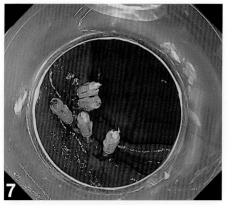

7 使用钛夹封闭创口，手术结束。

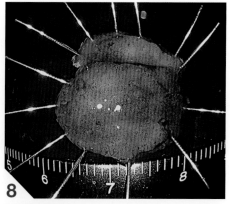

8 被切除的组织。

2 | 提高肛侧目视可视性

为了改善在上述病例中遇到的状况，我们考虑在患者病变的肛侧少量局部注射生理盐水来提高目视可视性。下面将介绍本院的病例。

该患者十二指肠降部存在大约 13 mm 的平坦型病变。病变位于 Kerckring 皱襞上，并且约有一半的病变隐藏于皱襞后。NBI 放大探查后未发现明显的表面构造或血管的不规整，怀疑为低异型度肠型肿瘤。本院决定采用 UEMR 进行治疗，但出现了如图 12 所示的水中病变肛侧无法确认的状况。因此我们在病变肛侧注射了约 0.3 mL 的透明质酸钠，提高了病变肛侧的可视性。在较好的视野下将病变套入了圈套器进行了切除，并且无并发症的发生。

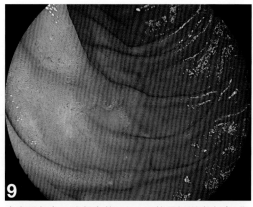

9 病变呈红色。降部有约 13 mm 的平坦型病变（0-Ⅱb型）。

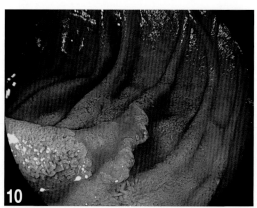

10 靛胭脂染色。

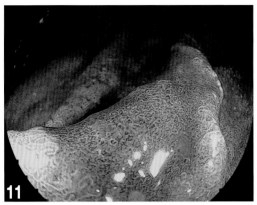

11 NBI 放大观察。未发现明显的表面构造和血管不规整。

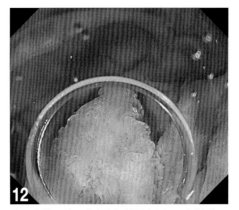

12 水下内镜图片。病变中间位置上浮，肛侧边缘无法目视确认。

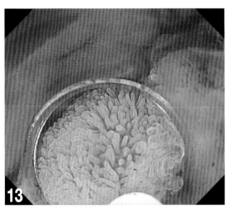

13 对病变边缘进行局部注射。

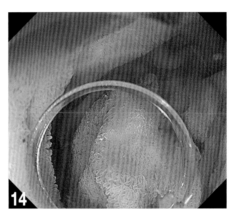

14 局部注射后肛侧的可视性得到了改善。

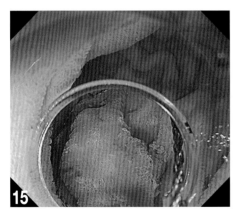

15 可一边确认肛侧，一边将息肉套入圈套器内进行切除。

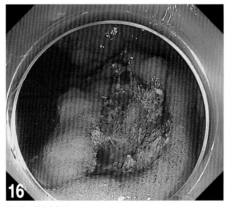

16 切除后的创面。

转下页 ➡

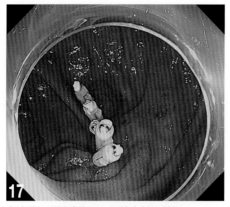

17 在确认无明显残留后，用钛夹封闭创面。

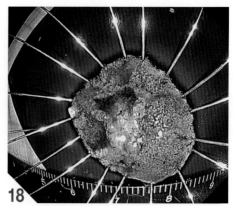

18 被切除的组织。

3 | EMR 不能切除吗？

答案是，当然有部分病变能用 EMR 进行切除，但有可能出现活检部位纤维化从而导致抬举不良或上述各种理由导致较其他消化器官难以进行局部注射的情况。此外，难以进行局部注射时，可能会反复进行局部注射，但反复局部注射会导致局部注射液大范围弥散，不仅无法抬举病变，而且可能会因为抬举不明显导致圈套器滑落，无法套取病变。

如采用 UEMR，则无须进行局部注射，并且有报告指出 UEMR 术式不受活检后黏膜下层纤维化的影响，因此比起 EMR，UEMR 是切除成功率较高的一种术式。但 UEMR 的内镜下一次性切除成功率和治愈率较 EMR 低，这也是 UEMR 所面临的问题之一。其原因之一正如上所述，在水下环境中肛侧的可视性较低，因此我们考虑对部分病变的肛侧进行少量局部注射来提高肛侧的可视性。通过上述方式，对 UEMR 术式进行扬长补短，从而提升了 UEMR 术式的治愈率。该术式和对病变进行整体局部注射的 EMR 术式不同，上述两种术式的局部注射目的是完全不同的。

4 | 设备配置

无须对 PI-UEMR 单独进行设备配置。各院可使用和 EMR/UEMR 同样的设备。本院使用高频 ENDO CUT Q、Effect 1［使用 VIO 3（爱尔博）时］开展 PI-UEMR 术式。局部注射液可使用甘油果糖和生理盐水等，本院多用可较好维持黏膜抬举的透明质酸钠。关于圈套器的尺寸，推荐使用较 EMR 术式圈套器更小直径的圈套器。在 EMR 术式中，由于局部注射，病变会变大，因此需使用比病变面积大的圈套器，但在水下环境中，病变会缩小，因此使用比病变面积小的圈套器亦可成功切除病变。此外，在水下环境中，视觉上会有放大效果，并且在吸气状态下肠管内腔较窄，难以操作圈套器，因此从上述两点来看，亦需要选择圈口较小的圈套器。

5 | 局部注射要领

十二指肠黏膜下层较薄，并且走向较为弯曲，因此内镜操作受限，局部注射较其他消化器官难以进行，对内镜治疗的熟练度要求较高。局部注射成功的关键是在紧贴病变边缘处下针。如离病变边缘较远，局部注射液会弥漫至病变肛侧，肛侧的可视性降低。此外，还需控制局部注射量，如局部注射顺利进行，

0.5 mL 以下的局部注射液就足以提升肛侧的可视性。

6 │ **圈套要领**

PI-UEMR 术式的套取息肉的要领和其他术式一样。提升肛侧的可视性可使息肉的套取变得轻而易举。因此在难以套取息肉时，可考虑进行有效的局部注射。

7 │ **难以进行局部注射时**

一般来说可使用 ST 前端帽进行处理，但当病变边缘无法确认时，可用更细的前端帽来暴露病变边缘。

高取 祐作　庆应义塾大学医院肿瘤中心
矢作 直久　庆应义塾大学医院肿瘤中心

内镜下黏膜切除术（EMR）

概述

● 由于十二指肠管腔狭窄、肌层较薄，是上消化道内镜可及的最远部位且较为蜿蜒曲折，内镜可操作性不佳，以及 Brunner 腺的存在导致无法很好抬举（球部~乳头部口侧）等原因，十二指肠是内镜治疗最为困难的脏器。

● 不仅是十二指肠，几乎所有消化器官的基本治疗手段都是 EMR。EMR 术式的历史较长，并且分化出了各种手术方法，但只要是"局部注射后进行切除"的，都属于 EMR 术式。现在医学界流行的是一种改良 ESD 术式，即剥离病变周围的黏膜后进行圈套切除（亦称混合 ESD）。

● ESD 也是其他消化器官的标准治疗法，但由于上述原因，只能在较为先进的医院开展十二指肠 ESD 术式。因此熟练掌握 EMR 术式是非常重要的。

要点

○ 和其他器官相比，十二指肠的治疗条件尤为重要。肠道蠕动或送气等原因容易造成十二指肠形态变化，因此治疗中情况瞬息万变。

○ 局部注射尤为重要，如何妥善地抬举病变决定了 EMR 的成败。

■适用对象及适应证

1）适用对象

十二指肠所有部位。

十二指肠降部是最容易发生病变的部位。针对该部位的病变，由于十二指肠乳头的存在、缩短操作以及按压操作下等内镜成像大有不同，因此有多种切除手法。

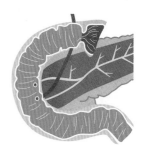

2）适应证

适用于所有的大体分型（0-Ip 型除外）病变。直径 20 mm 以下的肿瘤可一次性切除，但对于直径 20 mm 以上的病变，则须分片切除。在进行分片切除时，须尽量分多次切除，如进行计划性分片切除，则分 3~4 次切除较为合适。

1 | 准备

1）内镜

不同的病变性状和部位，依据优先操作顺序而选择不同的内镜。

- 下角➡GIF-H290T（奥林巴斯），结肠镜。
- 钳道位于视野右侧➡多功能双通道内镜GIF-2TQ260M（奥林巴斯）。
- 倒镜操作➡细径内镜GIF-H290（直径 8.9 mm）、Q260（直径 9.2 mm）（奥林巴斯）等。
- 水平部➡结肠镜、气囊内镜。

2）局部注射液

生理盐水、甘油果糖。套取息肉需要较为柔软的抬举，因此比起抬举较僵硬且能维持长时间抬举的透明质酸钠来说，生理盐水或甘油果糖更合适作为局部注射液。

3）切除

本院在 EMR 术式中一般使用双极 DRAGONARE（10 mm、13 mm、20 mm、26 mm）（瑞翁）（图1）。只在圈套器和内鞘上设置高频电流，通电时间仅为数秒钟，即可将病变切除。切除后的黏膜破损面积较小。

4）前端帽

Elastic・Touch（TOP）。

5）高频设备的设置

如采用双极 DRAGONARE，则无须配置中性电极。如需临时使用中性电极，则可和一般的单极圈套器一样瞬间切除病变，因此双极切除就失去了意义。

- VIO 3（爱尔博）FORCED COAG、Effect 3。
- VIO 300D（爱尔博）FORCED COAG，Effect 3、20W。

6）切除后创面封闭设备

- 钛夹：如无纵向较长的黏膜破损，可一定程度上进行封闭。
- 留置圈套器：如使用普通钛夹无法进行封闭，一般采用留置圈套器＋钛夹或线辅助缝合法等长轴方向缝合方式进行封闭（如手风琴一样）。

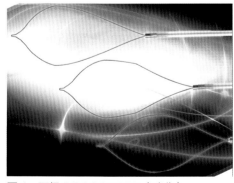
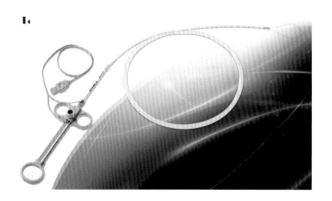

图 1　双极 DRAGONARE（瑞翁）

理想状态下，以病变为抬举的顶点（如小山一样）。在肛侧进行局部注射，从而使病变向口侧抬举，易于进行切除。术前检查时须预想各种切除条件，方可有条不紊地进行 EMR（推送或缩短操作）。在使用双极圈套器行 EMR 时，须花数秒的时间进行通电，然后有条不紊地进行切除。需注意的是，术中无须使用中性电极，只需将圈套器缓慢收紧即可进行切除。治疗团队全体人员须熟悉该术式。

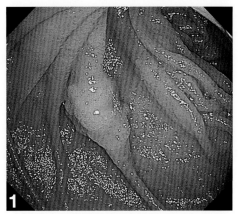

对降部乳头对侧的 0-‖a+‖c 15 mm tub1 实施 EMR。缩短肠管和按压操作后，与之前看到的病变大为不同。此为缩短肠管操作后的图像。

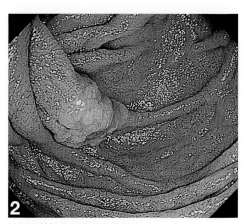

缩短肠管操作后的靛胭脂染色。

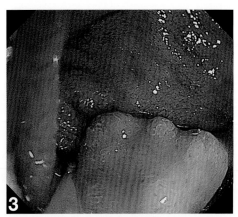

须通过按压操作来确保适合切除术的手术视野，在病变肛侧局部注射了甘油果糖。

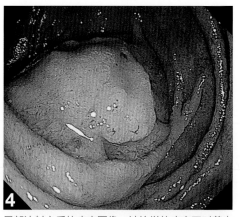

局部注射之后的病变图像。被抬举的病变正对着内镜，较为容易进行切除。

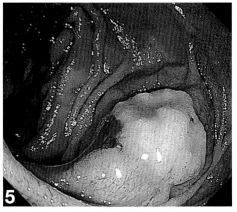

5 局部注射后的病变。局部注射后的抬举状态直接决定着切除的成败。

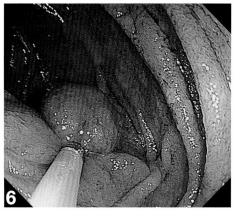

6 进行切除。在使用双极圈套器开展 EMR 术时，须花数秒的时间进行通电，然后有条不紊地切除病变（烧灼病变时的图像）。

3 │ 切除后的创面封闭

　　使用双极圈套器进行 EMR 时通电时间较长，切除后创面呈细长形，因此使用钛夹进行止血较为容易。如切除后创面较大，则使用留置圈套器 + 钛夹进行短轴方向封闭（如手风琴一样）。可能会要用到多个留置圈套器，并且封闭可能会耗费较长时间。从预防并发症的角度来说，应对十二指肠病变切除后的创面进行完全封闭。

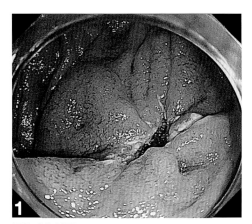

1 切除后的创面。

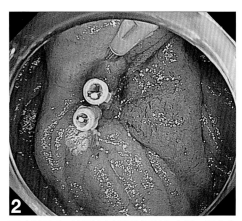

2 面对创面时，使用钛夹封闭创面较为容易。须事先预设钛夹的放置顺序，以确保不会妨碍创面封闭操作。

转下页 ➡

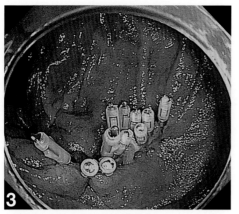

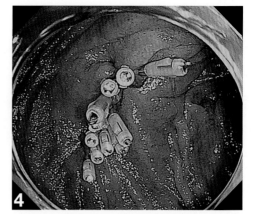

3 创面封闭完成后（推送内镜操作）。

4 创面封闭完成后（回拉内镜缩短肠管操作）。

---

4 │ 病理诊断

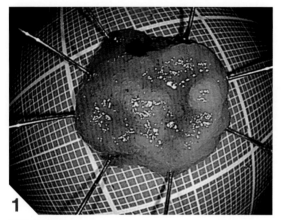

1 切除后的标本。

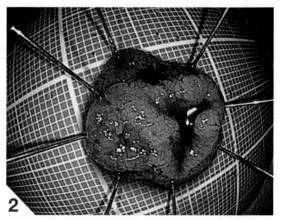

2 切除后的标本。

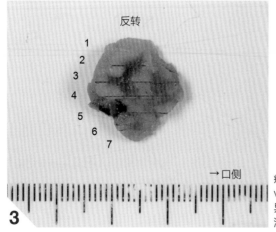

3

病理复原。最终诊断为低异型度分化型腺癌，pM，ly0，v0，HM0，VM0，15 mm×9 mm。与隆起一致，为低异型度分化型腺癌。病变仅发生在黏膜内，未出现血管浸润。各切缘为阴性。

野中 哲　国立癌症研究中心中央医院内镜科

小田 一郎　综合川崎临港医院

7

口袋法 ESD（PCM-ESD）

概述

◉ 在十二指肠 ESD 术中，我们不仅要求预防术中穿孔，而且更需注意的是要预防术后迟发性穿孔。

◉ 口袋法（PCM）的定义为在黏膜上切一个较小的切口，进入黏膜下层后，将病理学上最重要的病变剥离成口袋状的手法。

◉ 该术式的最大优势为可保持内镜的稳定性。内镜稳定有助于调整剥离深度。十二指肠 ESD 旨在保留黏膜下层组织的同时对病变进行切除，以防止迟发性穿孔的发生。

◉ 即使手术刀与肌层呈垂直方向，可在口袋内强制调整为水平方向，因此可确保十二指肠肌层的完整性。

◉ 与传统的 ESD 相比，PCM-ESD 有下列 4 个优势（**图1**）。①可防止注射液渗漏；②较为易于牵引和反牵引；③当手术刀和肌层呈垂直方向时可强制调整入路；④有较好的稳定性。

1 注射液渗漏		
	传统 ESD 问题点：十二指肠黏膜下层组织较为疏松，如像进行早期环周切除一样在黏膜上开较大的口，即使是注入较为黏稠的透明质酸，亦容易发生渗漏。	 PCM-ESD 优势：在黏膜上进行最小限度地切口，可防止局部注射液渗漏。封闭式口袋状构造有利于剥离病变下黏膜下层时追加局部注射。 问题点：即使是 PCM-ESD，开放口袋后的剥离面积越小，渗漏越多。

2 牵引和反牵引		
	传统 ESD 问题点：黏膜切口较大，在剥离时无法确保内镜的稳定性，无法获得支撑点（剥离时内镜容易晃动），因此在局部注射部位进行黏膜下层剥离时无法着力。	 PCM-ESD 优势：黏膜切口最小化，因此内镜前端在进入黏膜下层后，内镜前端（前端帽）可向黏膜方向（牵引）和肌层方向（反牵引）着力，使得黏膜下层的剥离能顺利进行。对于有较多 Brunner 腺的十二指肠尤为有效。 问题点：口袋开口较大的话，难以进行牵引和反牵引。此外，在开放口袋时，存在着和传统 ESD 同样的问题点。

3 垂直方向向水平方向的入路调整		
	传统 ESD 问题点：当内镜进入弯曲部位时，和肌层呈垂直角度，如在大的黏膜切口下剥离黏膜下层，则会如图所示和肌层继续呈垂直角度。	 PCM-ESD 优势：当内镜进入弯曲部位时，原本和肌层呈垂直角度，但可用内镜前端牵引口袋开口处的黏膜，在杠杆原理的作用下，可强制将入路角度变为水平方向。进入黏膜下层后，须时常目视确认肌层，从而可通过左右角度轻而易举地将肌层位置的入路角度调整为水平方向。 问题点：即使是 PCM-ESD，开放弯曲部位的口袋时，内镜和肌层亦呈垂直角度，因此须联合使用牵引法等方法。

4 稳定性（克服呼吸波动等）		
	传统 ESD 问题点：呼吸运动等会导致内镜前端操作不稳定。	 PCM-ESD 优势：内镜前端和口袋构造同步运动，因此可减少呼吸运动等带来的影响。口袋开口较小，因此内镜被口袋开口部的黏膜紧紧包围，在剥离操作时内镜较为稳定。 问题点：开放口袋后即变为口袋外的操作，会影响稳定性。

图 1　传统 ESD 和 PCM-ESD 对比

○须注意初始切口位置。须避开 Kerckring 皱襞和肠壁之间的位置，可在靠 Kerckring 皱襞一侧进行局部注射，从而获得较好的抬举效果，之后迅速进入黏膜下层。

○在开放口袋时，须计算重力。当肛侧位于下方时，须尽早切开肛侧，并利用牵引设备固定病变。

■适用对象及适应证

1）适用对象

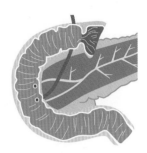

该术式适用于十二指肠所有部位，尤其是弯曲部位。只有约 20% 左右的患者需要气囊内镜。尤其是内镜难以到达十二指肠下角和水平部的交界处胰侧~前壁位置。

2）适应证

该术式适用于肿瘤直径 30 mm 以上的上皮肿瘤、肿瘤直径 20 mm 以上的高度怀疑癌变的腺瘤以及局部注射后抬举不良的 20 mm 以下的肿瘤。

1 │ 准备

首先应讨论应当采用 ESD 术式还是其他术式。如决定采用 ESD 术式，术前应发起外科及肝胆胰科会诊，并且须仔细检查内镜的操作性。如普通内镜无法到达病变位置，须考虑是否需要使用气囊内镜。

1）前端帽

使用 ST HOOD DH-15GR（富士）或 DH-33GR（富士）。上述两种前端帽口径较小，仅有 7 mm，并且帽内有导向槽，可确保手术刀位于内镜视野的中央。

2）切开刀

切开黏膜时使用具备附送水功能的 DualKnife J 1.5 mm（奥林巴斯）或 FlushKnife 1.5 mm（富士）针刀。如无法确保水平方向入路，则在前端帽头部进入黏膜下层之前，使用 HookKnife（奥林巴斯）。但上述切开刀难以打开口袋，因此须配备 ClutchCutter（富士）和 SAFEKnife V（富士）等多种剪刀状手术刀。

3）内镜

一般使用 EG-L580RD7 内镜（富士）。钳口位于 7 点钟方向。当可操作性不佳时，须积极使用气囊内镜，约有 20% 的患者需使用气囊内镜。本院现在正在使用的气囊内镜为 EI-580BT，钳道口径 3.2 mm，钳口位于 5 点钟方向。本院使用 BioShield 冲洗器（US endoscopy），可替代掉内镜附送水功能。

4）高频设备

本院使用 VIO 300D（爱尔博）。切开黏膜用 ENDO CUT（Effect 1、Duration 2、Interval 1），剥离用 SWIFT COAG（Effect 4、25W）。

5）局部注射液

本院对所有患者使用透明质酸钠，用 20 mL 透明质酸钠和 0.1 ~ 0.2 mL 靛胭脂、肾上腺素。

①利用 Kerckring 皱襞进行局部注射，使病变被顺利抬举，并切开黏膜。

②使用 ST 前端帽进入黏膜下层，并采用口袋法（PCM）完全剥离。

③病变完全剥离后，将肛侧的切口放开，并将口袋从肛侧打开（近年来亦有许多先放开肛侧切口的病例）。

④之后切开两侧的黏膜，使用钛夹尼龙绳等牵引装置进行牵引，并将残留的黏膜下层进行剥离后，手术结束。

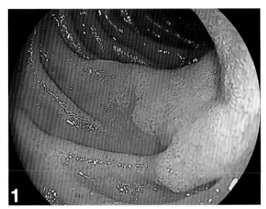

发现患者十二指肠降部乳头对面有浅表隆起型病变（0-Ⅱa 型）。

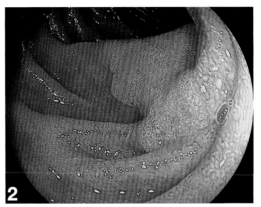

病变占位跨越了至少两层皱襞。

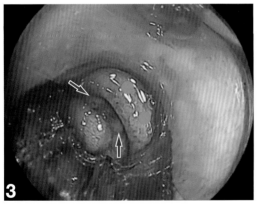

箭头所指为标记后最开始进行局部注射的部位。如在标记处（红色箭头）外侧进行局部注射，由于肠壁层层重叠，极有可能会出现局部注射液扩散从而无法抬举病变的状况，因此需注意在十二指肠肠壁口侧（绿色圆形处）进行注射，从而获得理想的抬举状态。

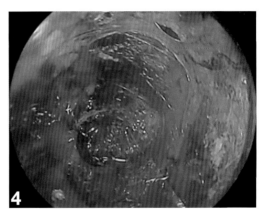

在施 PCM 术时，最初的黏膜切口最大应为 2 cm 左右。图为用口径 7 mm 的 ST 前端帽（DH-15GR）进入黏膜下层时。

转下页 ➡

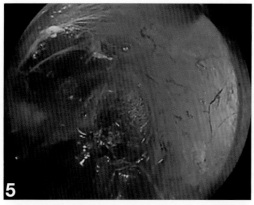

5

有意识地用前端帽前端进行牵引和反牵引，以确保剥离时能保留肌层上的黏膜下层组织。进行该操作后在进入黏膜下层时，内镜前端较为稳定，可以选择想剥离的组织层。在剥离时应主要使用 HookKnife。

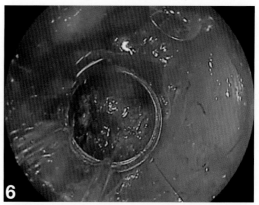

6

搭建了一个足够大的口袋状空间，即先在病变正下方进行了剥离。此时，口袋最深处至少应和肛侧标记处分离开来。

---

3 | 口袋开放后

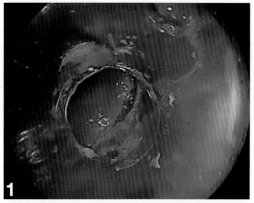

1

口袋搭建完成后立即开放口袋。追加局部注射后在肛侧进行黏膜切开。最好只切开黏膜来打通口袋内腔。

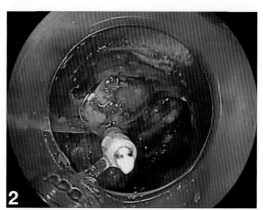

2

剥离下来的病变由于重力原因，通常会倒向肛侧或对侧，因此在打开边缘口袋时须使用钛夹尼龙绳等牵引装置。

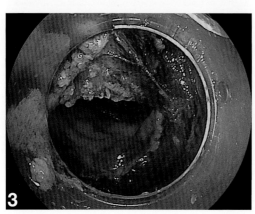

3

使用钛夹尼龙绳获得了较好的牵引效果。

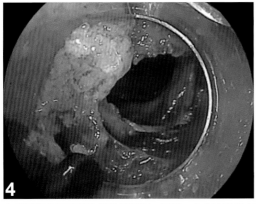

4

在牵引状态下进行边缘黏膜切开、剥离。在此牵引状态下，亦可使用剪刀状手术刀（ClutchCutter）。

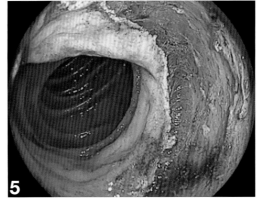

5

剥离后的创面底部。有意识地保留创面底部黏膜下层组织非常重要。

4 | 病理检验

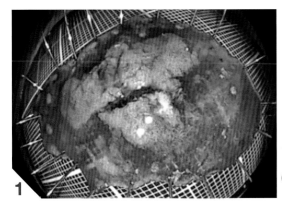

1

切除后的组织。口侧正常黏膜较多，是因为切除是从正常肠壁上开始的。病理检查结果为高异型度管状腺瘤（tubular adenoma, high grade），25 mm，pHM0，pVM0（切除直径 50 mm × 30 mm）。

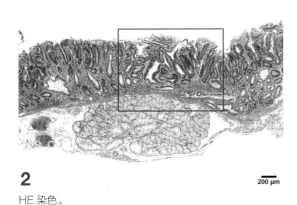

2   `200 μm`

HE 染色。

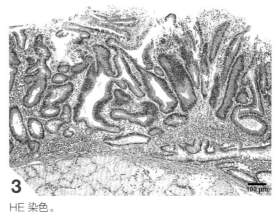

3   `100 μm`

HE 染色。

5 | 切除后的操作

　　如使用 PCM 内镜进行剥离，则对肌层无影响。如病变在乳头口侧，则无须进行缝合。如病变位于乳头肛侧，则有可能暴露在胰液中，因此会尝试进行缝合，难以缝合时会使用 ENPD。

山本 博德　自治医科大学内科学讲座消化内科学部门
三浦 义正　自治医科大学内科学讲座消化内科学部门

8

水压法

概述

- 十二指肠仅有球部的黏膜较为平坦，其他部位都有 Kerckring 皱襞存在。此外，和大肠不同，起伏的皱襞下面不存在肌层，肌层本身是平坦的。

- 十二指肠和其他消化器官亦有不同，由于肠壁下黏膜下层较致密，进行局部注射病变可能会无法被明显抬举，因此局部注射液可能会沿着肠壁流至其他部位。

- 此外，由于黏膜较多，张力较弱，因此最大的问题是切开黏膜后切口无法打开，难以进行黏膜下层剥离。

- 另外，由于十二指肠肌层极薄，在用安装了前端帽的内镜大力按压并拉伸黏膜下层或进行止血处置时极易发生穿孔。尤其是血管穿通支的肌层之间有间隙，从而会导致止血后容易发生穿孔，因此需要注意。

ESD 问题点及手法定义

- 在很多患者手术中进行十二指肠局部注射并切开黏膜后仍无法打开切口，黏膜下层剥离较为困难。

- 此时，可采用内镜的送水功能，利用水压轻而易举地打开切口。使用蒸馏水会导致通电效率降低，黏膜组织难以切开，因此应注意采用含有电解质的生理盐水。

- 在水下环境中，不存在光的漫射，并且视觉上有放大效果，因此事先使用生理盐水充盈管腔，较为易于进行黏膜切开和剥离。

- 黏膜切开后使用送水管道喷射生理盐水，可清晰确认到进行了局部注射的黏膜下层，并可放心进行难度最高的初始剥离。

- 此外，水下处置可忽略重力影响，因此通过喷射生理盐水可轻而易举地处置所有部位的病变。

■适用对象及适应证

1）适用对象

十二指肠所有部位。

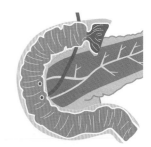

2）适应证

无法用圈套器切除的大型病变。

---

1 | 手法步骤

由于水压法须使用内镜送水功能，因此须配备有送水功能的内镜。此外，须将送水槽中灌满生理盐水。首先在内镜前端安装 ST 帽（富士），然后在肠腔内灌满生理盐水，后在肛侧进行局部注射，并切开黏膜。此后用生理盐水喷射切口，并一边确认黏膜下层一边将创面用电凝进行处理，然后充分剖开切口。由于肛侧的切开较为彻底，因此在剥离时可清晰确认到剥离终点。然后将肿瘤的两端侧边黏膜切开。如在弯曲部位的内侧壁有病变，用前端帽挤压，并进行局部注射，容易导致抬举破裂，并引起穿孔，因此切开时须谨慎。最后，在口侧边缘进行充分的局部注射，一气呵成地完成切开和剥离。切开后用生理盐水喷射切口，一边目视确认黏膜下层，一边反复沿着内侧边缘进行剥离，可使 ST 前端帽进入黏膜下层。如有必要，可直接在黏膜下层追加进行局部注射进行剥离。此外，由于 DualKnife J（奥林巴斯）的刀刃较小，无须在水下环境中改变高频设定，可直接用于手术。

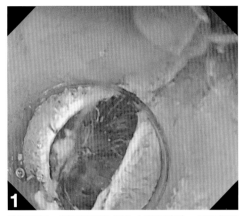

靠近切口，然后喷射生理盐水进行冲洗，易于打开黏膜下层。

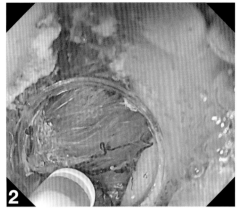

可一边目视确认被剖开后的黏膜下层，一边安全地进行剥离。

2 | 纤维化部位的处理

如有瘢痕或黏膜下层展开不良、管腔弯曲等导致无法安全剥离的状况，可使用透明质酸钠液、海藻酸钠液等黏度较高的局部注射剂。为了能更清晰地确认到正确的剥离层，应使用浓度更高的靛胭脂。

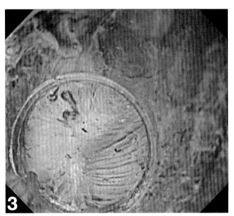

黏膜下层严重纤维化，难以确认剥离层。

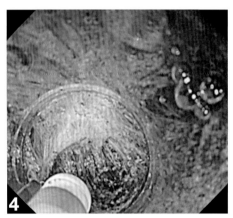

注入混合了更高浓度的靛胭脂的局部注射液后，可清晰地目视确认到正确的剥离层。

3 | 对气泡的处置

通电时会产生气泡从而妨碍手术视野，这是水压法的缺点。尤其是使用电凝之后，由于产生了大量的气泡，须多次喷射生理盐水进行冲洗，以消除前端帽内的气泡。一般来说，电切比电凝更不易于产生气泡，因此只要没有血管，我们一般采用 ENDO CUT 模式进行剥离。

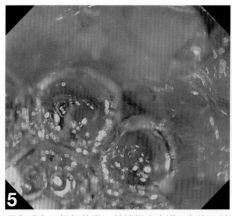

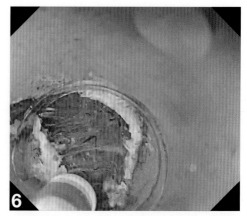

5 通电后由于组织蒸发，前端帽内充满了气泡，妨碍手术视野。

6 泵出生理盐水进行冲洗，消除气泡以确保手术视野尤为重要。

4 | 出血点及血管的处置

有少量出血时，使用收回了的 DualKnife J 刀头和 SPRAY COAG 1.2（VIO 3，爱尔博）进行电凝止血。但如出血的血管较粗，使用手术刀止血较为困难，一般会使用止血钳止血。但使用单极止血钳进行止血时，由于单极止血钳在水下环境中通电效率较低，因此须将水分吸干，然后进行二氧化碳送气后固定住出血部位，之后进行通电。此外，如血管较粗，应先将血管周围组织进行剥离，然后用打开了的手术刀固定血管，并使用 FORCED COAG 0.3（VIO 3）进行通电凝固，直至血管变为混浊的白色，从而阻断血管。

5 | 术中注意事项

术中出血会导致管腔内混浊，从而导致手术视野欠佳。须抽吸管腔内的水分，并注满新的生理盐水。此外，如不慎大量送水，将会导致胃部被灌满生理盐水，有发生误吸性肺炎的风险。因此在进行止血操作后或后续操作后，须将内镜返回至胃部，将胃部的水分抽吸干净。

此外，若病变部位离乳头部较远，水可能会流入肠道。可能会大量流至肛侧。在处理大型病变或疑难病变时，可能会用到 5L 以上的生理盐水。和小肠内进入大量生理盐水一样，术中可能会出现大量的水样便，因此须使用纸尿裤吸便，并且须在背部垫上吸水垫。

6 | 边缘部位和收尾处理

按照上述步骤，如能在黏膜下层剖开大的切口，后续的处置将会容易进行，但肿瘤边缘的局部注射部位容易塌陷，并且大部分在追加注射后亦无法充分隆起。此时可用手术刀牵拉边缘的纤维组织，并将内镜前端朝向安全方向，再一点一点地进行剥离。此外，切除结束时无须进行局部注射，但和充气状态下的处置方式不同，被剥离的部分在水压下非常容易延展开来，并且无须担心力度不到位导致切除不掉，因此在目视确认残留附着部位的两端之后，像连接该部位一般进行剥离，可轻而易举地完成切除。

此外，将管腔内注满生理盐水后，被切除掉的组织并不会马上被冲到下游位置，因此可在不拆除前端帽的状态下进行抽吸回收标本。但如果肿瘤直径过大，须使用 ST 前端帽，然后用回收网谨慎回收，以免肿瘤破裂。

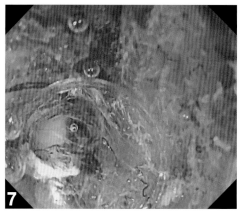

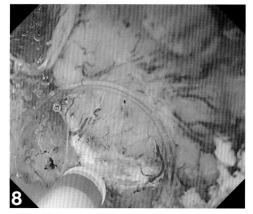

7 在水压下冲开黏膜下层可清晰地目视确认到残留的黏膜下层。

8 和送气状态下的处置不同，水压法无须担心组织游离，因此边缘部位的处置和最后的切除亦较为简单。

7 | 切除创面的处置

　　一般来说，ESD 术后的黏膜缺损部位为 3 cm 以上。须对暴露在胰液、胆汁中的十二指肠降部以下部位进行完全缝合，并且在对露出的血管进行电凝处理后，用线夹缝合法等方法进行缝合。只有在因切除部位包含主乳头而导致无法缝合或肠管弯曲导致无法顺利缝合等状况下，才会考虑术后继续保留数日 ENBPD。此外，对于位于球部的病变，对肠管进行纵向缝合较为困难，并且由于出现出血以外的并发症的概率极低，除环周切除术之外，发生肠管狭窄的概率也极低，因此没有必要进行缝合。

[1] Yahagi N, Nishizawa T, Sasaki M, et al.：Water pressure method for duodenal endoscopic submucosal dissection. Endoscopy 49（10）：E227-E228, 2017［PMID：28759932］.
[2] Kato M, Takatori Y, Sasaki M, et al.：Water pressure method for duodenal endoscopic submucosal dissection（with video）. Gastrointest Endosc 93（4）：942-949, 2021［PMID：32853646］.

矢作 直久　庆应义塾大学医院肿瘤中心

9

HookKnife ESD

概述

◉ 十二指肠肠壁较薄，在切开并剥离黏膜时容易发生穿孔。

◉ 在切开黏膜时应将 HookKnife 的前端面向内腔侧，然后插入黏膜下层，后将黏膜肌层向内腔侧进行拉伸，然后通电切开黏膜。

◉ 在做黏膜下层剥离时，应确保 HookKnife 和肌层保持平行，并妥善固定住 Brunner 腺和肌层的间隙，然后进行剥离。

◉ 为了拥有一个良好的牵引视野，应使用 S-O 夹或钛夹尼龙绳等牵引装置。

要点

○ 十二指肠黏膜下层有 Brunner 腺，肿瘤可浸润至黏膜下层。因此在进行黏膜下层剥离时，须正确剥离 Brunner 腺和固有肌层。

○ 此外，延展后的十二指肠的固有肌层极薄，不慎通电有可能会导致穿孔。HookKnife 前端有 1.3 mm 长度呈直角弯曲，因此可插入 Brunner 腺和固有肌层的细小间隙中，一边拉伸一边通电，安全地进行剥离。

■适用对象及适应证

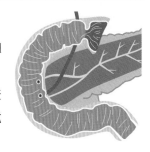

该术式适用于位于球部到降部（2nd portion）的所有病变以及位于水平部（3rd portion）的内镜可到达的上皮肿瘤。

如对十二指肠病变进行活检，可引起高度纤维化，从而导致内镜治疗难以进行。此外，由于活检的误诊率较高，因此原则上不应进行活检，而应重视内镜诊断。

如内镜诊断结果为上皮肿瘤，则应探讨进行内镜下切除。UEMR 及 EMR 等可一次性切除长度为 15 mm 左右的肿瘤，如无法进行彻底切除，应立即采用 ESD 术式。

1 │ 准备

1）HookKnife 使用要点及要领

HookKnife（奥林巴斯）可对黏膜及黏膜下层纤维进行拉伸和切开，因此发生穿孔的概率极低，对十二指肠来说是极为有用的 ESD 手术装置。但要熟练使用 HookKnife，须正确操控手术刀。

首先，重要的是保持合适的持刀距离。右手固定内镜，并保持适当的扭矩。尤其是在进行穿孔风险较大的黏膜下层剥离时，应将手术刀前端插入黏膜下层的透明层，后保持与肌层平行方向移动，最后抽出手术刀，和肌层保持一定的距离，之后进行通电。即需要进行下列操作：

· 伸缩内镜，向左向右旋转。

· 伸缩 HookKnife。

· 送气、吸引、上下左右角度操作。

上述操作需要 3 只手，仅靠一双手无法完成，因此需要采用 "Three hands method"。如熟练掌握该方法，十二指肠 ESD 的安全性将会得到质的提升。

2）Three hands method 步骤

HookKnife 可通过伸缩拉锯的方式安全进行黏膜切开和黏膜下层剥离，可在十二指肠 ESD 中发挥其作用。我们须掌握其正确的使用方法（图1）。

- 首先，用右手第 4、5 指持内镜，并进行数字①所示的操作。
- 同时用右手第 1、2 指如②所示伸缩 HookKnife。
- 如③所示，用左手第 4、5 指持内镜，并用第 2 指进行送气吸引，用第 1、3、4 指进行上下左右角度的操作。
- 如右手必须松开内镜，则须请助手协助持内镜。或请助手伸缩 HookKnife，如上所述进行 Three hands method 操作。如有专家指导 ESD，专家担任第 3 手角色，负责伸缩手术刀或操作内镜，则可更安全地学习该技术。

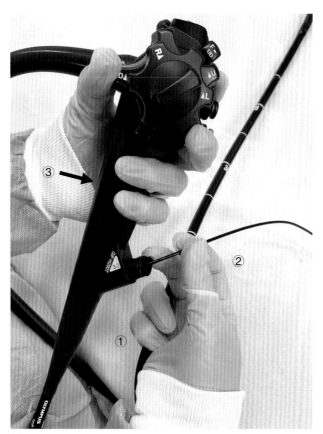

图 1　Three hands method

　　患者十二指肠下角对侧有 0-Ⅱa 型病变，该部位内镜的操作性不佳。将内镜 90°旋转，以确保病变位于视野下方位置，然后用 NBI 进行放大观察。发现病变边缘部位密度较低，中间部位密度较高，呈 Villi 样。由于有一定厚度，因此考虑为 T1b，决定用 ESD 进行一次性切除。

　　因此，如上所述，由于十二指肠肠壁较薄，在做标记时容易造成固有肌层热变性坏死。为了预防固有肌层的热变性坏死，我们一般使用 SOFT COAG 3.2 来做标记。在收起 HookKnife 的状态下，用内鞘轻轻触碰黏膜，并通电约 0.1 s，可安全进行标记。

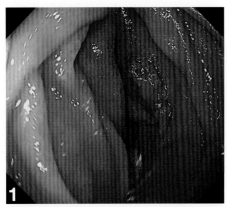

患者为十二指肠下角对侧的 0-Ⅱa 型病变，该部位内镜操作性不佳。

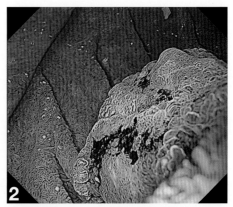

将内镜旋转 90°，使病变位于视野下方，并用 NBI 进行放大观察。边缘部位密度较低，中间部位密度较高，呈 Villi 样。

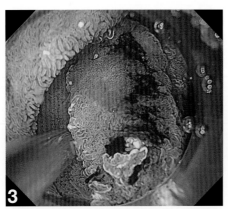

在收起 HookKnife 的状态下，用内鞘轻轻触碰黏膜。

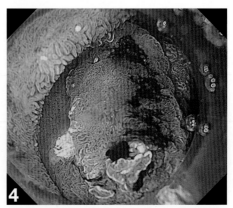

用 SOFT COAG 通电约 0.1 s，可安全进行标记。

3 │ 黏膜切开

原则上采用环周切开 + 夹子的方式进行牵引。如先切开口侧黏膜，病变会向肛侧移动，会导致肛侧黏膜难以切开。因此，我们决定先切开肛侧的黏膜。在局部注射生理盐水后，用 HookKnife J（奥林巴斯）刀背轻轻按压黏膜，并对 ENDO CUT I（Duration 2、Interval 3、Effect 1）进行瞬间通电，在黏膜上开一个小孔。之后增大向上及向右的角度，插入内镜，向右边内侧进行牵引，同时用 ENDO CUT I 开始切开黏膜。由于 HookKnife J 有送水功能，因此需要将其收入内鞘内，并用内鞘按压黏膜下层，向黏膜下层进行追加局部注射，完成环周切开。

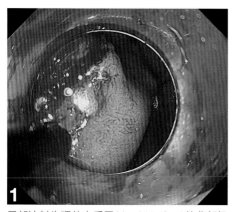

局部注射生理盐水后用 HookKnife J 的背部轻轻按压黏膜，对 ENDO CUT I 进行瞬间通电，开一个小孔。

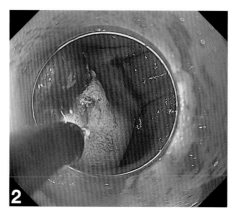

将 HookKnife 插入小孔内，并增加向上及向右角度，稍稍插入内镜，向右边内侧进行牵引，同时用 ENDO CUT I 切开黏膜。

4 │ 血管的处理　　　　　　　　　　　　　　　│ 0-Ⅱa 型 × 十二指肠下角对侧 │

十二指肠有很多穿通支和较粗的血管，因此稍有不慎即会引起出血。如出血部位在重力下方向，稍有出血即可导致手术视野模糊不清，因此为了能安全开展 ESD，应注意预防出血。

如血管较粗，应当使用止血钳固定血管，并用 SOFT COAG 3.2 进行电凝。为了防止肌层发生热变性坏死，须用凝血钳前端仅固定血管。此外，须采用输出较高的 SOFT COAG，以缩短通电时间。

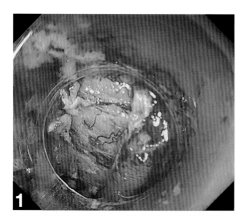

用前端透明帽按压黏膜，并仔细观察黏膜下层。

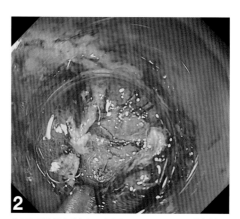

为了预防肌层触电，须用 Coagrasper（奥林巴斯）固定血管，并用 SOFT COAG 3.2 进行短暂电凝。

以前用钛夹尼龙绳进行牵引，但在拔出内镜时，摩擦会导致尼龙绳被卡住，从而导致黏膜撕裂。因此现在一般使用 S-O 夹（瑞翁）。在进行环周切开后，用 S-O 夹的弹簧夹臂紧贴肌层，旋转夹子，固定口侧黏膜。然后，用另一个夹子固定橡胶部，并留置于病变的口侧、对侧黏膜处。稍稍牵引即可大幅度改善视野，可清晰观察到黏膜下层的状况。

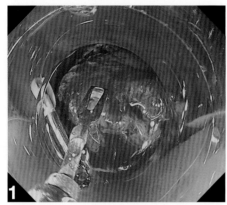

用 S-O 夹的弹簧夹臂紧贴肌层，旋转夹子，固定口侧黏膜。

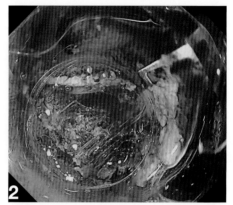

然后，用另一个夹子固定橡胶部，并留置于病变的口侧、对侧黏膜处。稍稍牵引即可大幅度改善视野，可清晰观察到黏膜下层的状况。

6 | 黏膜下层的剥离

患者病变高度纤维化，通过 HookKnife 进行送水，可清晰看到肌层上方的半透明状黏膜下层。将 HookKnife 和肌层保持平行，并插入透明层，并用右旋操作固定黏膜下层纤维，稍稍拉伸手术刀，同时进行通电剥离。如有血管，须用 SPRAY COAG 4.7 进行剥离；如无血管，则用 ENDO CUT I 继续剥离。

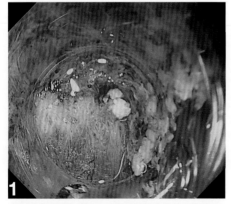

患者病变高度纤维化，进行牵引后用 HookKnife J 的送水功能向肌层上局部注射生理盐水，可清楚地看到肌层上的狭小间隙。

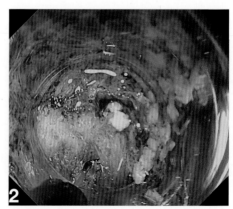

将 HookKnife 和肌层保持平行，并固定住肌层上的纤维组织，继续剥离。

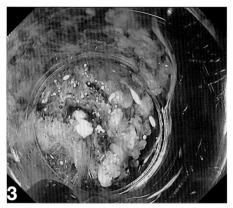

3

由于黏膜内癌可能会发生 Brunner 腺内置换性增殖，因此在剥离时须确认 Brunner 腺，之后在 Brunner 腺深处进行剥离

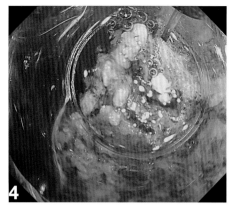

4

由于手术部位有血管，因此使用了 SPARY COAG 4.7 进行剥离。为了防止肌层热变性坏死，须一边牵拉手术刀一边进行通电。

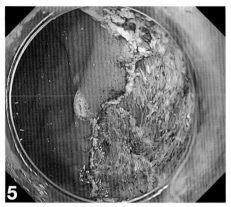

5

在正确的层面进行了剥离，因此对固有肌层无损伤。

7 | 病理诊断

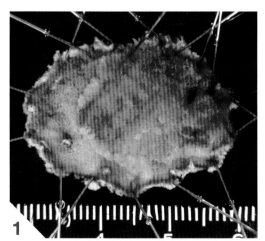

1

新鲜标本。边缘较为明确的隆起型病变，切缘阴性。

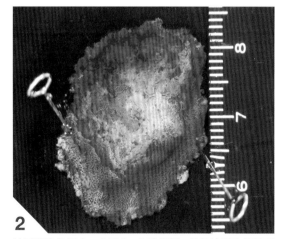

2

结晶紫染色标本。表面有 pit 样组织，最终诊断为低异型度 分 化 型 腺 癌，tub1，T1a，ly0，v0，HM0，VM0，22 mm×16 mm in 32 mm×22 mm。

小山 恒男 佐久医疗中心内镜内科

10

FlushKnife ESD

概述

◉ 术前应优先确认、调整内镜的操作性。

◉ 局部注射液采用生理盐水即可。

◉ 术中应用 FlushKnife BT-S 2 mm 彻底切开黏膜至黏膜肌层。

◉ 环周切开后应使用牵引装置。

◉ 须适当调节牵引力度，迅速形成黏膜皮瓣。

◉ 术中须一边挑起切除边缘的血管，一边进行修剪。

◉ 该术式由于是在血管网下进行剥离，因此须慎重。

◉ 采用该术式切除后须进行完全缝合。

要点

○ 须用球状刀头和内鞘前端的间隙抓取黏膜，切开至黏膜肌层，并从周围黏膜开始进行分离。如稍有分离不彻底，将会导致后续的剥离难以进行。

○ 一般使用刀头预先电凝谨慎处置血管，以防止出血。

■适用对象及适应证

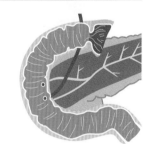

1）适用对象

十二指肠所有部位。

但不包含发生乳头占位的病变。

2）适应证

①10 ~ 15 mm 以下的病变尽量采用 EMR（多为 EMR-C）切除。可视腺瘤程度进行分片切除。

②对于 EMR 难以一次性切除的且怀疑为癌的病变，则采用 ESD 切除。ESD 一次可切除 15 ~ 20 mm 左右的病变（球部病变无大小限制）。

③超过 20 mm 的病变适用十二指肠腹腔镜内镜联合手术（laparoscopic and endoscopic cooperative surgery, LECS）。

④相较于 EMR、LECS，本科室较少单独使用 ESD。

[1] Kaku H, Toyonaga T, Tanaka S, et al：Endoscopic Submucosal Dissection Using EndoTrac, a Novel Traction Device. Digestion 102（5）：714-721, 2021 doi：10.1159/000511731. Epub 2020 Dec 22.［PMID：33352560］.

[2] Sako T, Tanaka S, Toyonaga T, et al.：A novel closure technique using the EndoTrac for mucosal incision closure in peroral endoscopic myotomy （POEM）. Endoscopy 52：E291-E292, 2020［PMID：32066194］.

[3] Otowa Y, Kanaji S, Morita Y, et al.：Safe management of laparoscopic endoscopic cooperative surgery for superficial non-ampullary duodenal epithelial tumors. Endosc Int Open 05：E1153-1158, 2017［PMID：29124126］.

[4] Ohara Y, Takimoto K, Toyonaga T, et al.：Enormous postoperative perforation after endoscopic submucosal dissection for duodenal cancer successfully treated with filling and shielding by polyglycolic acid sheets with fibrin glue and CT-guided abscess puncture. Clin J Gastroenterol 10：524-529, 2017［PMID：29094323］.

1 | 准备

1）内镜

一般使用 FlushKnife BT-S 2 mm（富士）（图1），适时联合使用 HookKnife（奥林巴斯）和 ClutchCutter（富士）等。

2）送水泵

一般使用 JW-2（富士）（图2）。通过联合使用加压注水管可瞬间加大送水压力，亦可快速停水。

3）高频手术设备

一般使用 VIO3（爱尔博）。该设备可有效预防出血，并进行及时处置。还可以使用 VIO 300D（爱尔博）。

4）前端帽

一般使用 Elastic·Touch（TOP）。第一选择为该型号的前端帽，较为柔软，可有效防止肌层裂伤。亦可适时选用 Slit & Hall 型 F020 或 025（TOP）或 ST 短型前端帽（富士）。

5）局部注射液

生理盐水。

6）牵引装置

· 使用 EndoTrac-T 型号（TOP）（图3）或 Ctype（TOP）+EZ Clip（90°中等规格）（奥林巴斯）或 SureClip（MICRO TECH）。

· 牙科橡皮筋［Elastic Light（Tommy）］（图4），多环牵引装置（MLTD）（波士顿科学）。

7）如操作性不佳

则使用球囊护套（奥林巴斯）或 PCF-290T（奥林巴斯）。

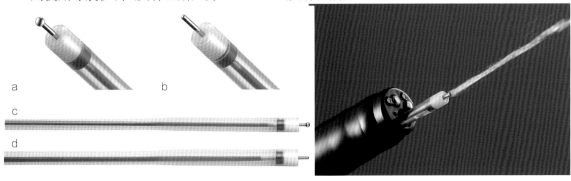

图 1　FlushKnife BT-S（a、c）和 FlushKnife N-S（b、d）　　图 2　JW-2 送水

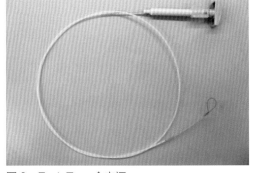

图 3　EndoTrac 全家福

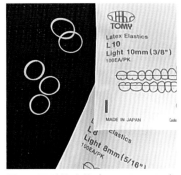

图 4　牙科橡皮筋（Elastic Light）

【开始前】

须选择病变不易于浸水的体位，然后确认内镜的操作性。在缩短内镜的状态下，确认是否可到达病变肛侧。如稍加按压即可到达肛侧，无须采用任何特殊装置，但如只能勉强到达肛侧，则需考虑联合使用球囊护套。然后，应考虑以右旋还是左旋为主要姿势。无论是右旋还是左旋，都须将病变保持在 6 点钟方向。由于时有难以确认到肠壁内侧及弯曲部等部位的病变边缘的状况发生，因此原则上须进行标记。进行标记，亦可确认内镜的操作性。在内镜的操作性得到确认之前，不能开始 ESD。

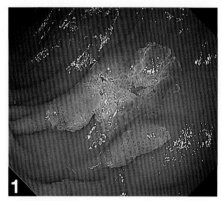

1 常规白光内镜。

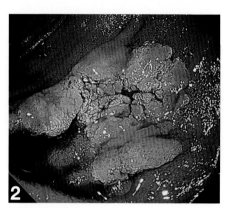

2 靛胭脂染色内镜。

【在环周切开之前】

使用生理盐水作为局部注射液。即使使用透明质酸钠等作为局部注射液，较于其他部位，十二指肠病变亦无法较好地隆起。此外，由于十二指肠黏膜下层较为致密，因此使用生理盐水较为易于保持手术视野。我们一般使用 2 mm BT-S 手术刀。如使用 1.5 mm 手术刀，该类型手术刀硬度较软，难以切开布满绒毛的十二指肠黏膜。如习惯使用短刀，可使用 N-S 类型的手术刀。如同在抬举较好的黏膜上开孔一般，直接贯穿整个黏膜。然后将手术刀保持和病变垂直状态，通过滑动内鞘，用刀刃部分继续切开黏膜。然后通过追加局部注射，延展黏膜，之后进行切开，但须注意不过度拉伸黏膜。然后用护套内侧挑起黏膜，将黏膜稍稍卷入前端帽内，同时进行切开，可减少切开时出血。之后用刀刃挑起水平入路部分的黏膜，并切开。切开时须与肌层呈平行方向或朝向肠腔方向，并切开至黏膜肌层。

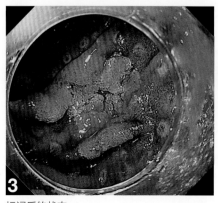

3 标记后的状态。

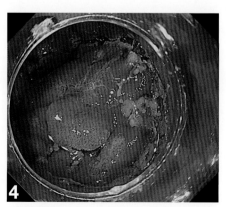

4 环周切开后。

【牵引装置安装】

完成环周切开后安装牵引装置。安装完牵引装置后进行剥离耗时较短。拔除内镜后从活检孔道伸出夹子，然后打开夹子。将 EndoTrac 的牵引绳安装在夹子的一个臂上，如安装较紧，在合上夹子时，由于金属环的存在，可能会导致牵引绳断裂。在使用 EZ Clip 时，须将牵引装置牢固安装在夹子末端的中间或夹臂根部较细处。如使用 SureClip，则可牢固安装在夹臂根部。可使用 EndoTrac 进行按压，但由于内鞘在胃部产生了弯曲，因此除了十二指肠球部之外，其他部位较为难以随意按压。由于牵引力度可能会变小或牵引方向会发生若干改变等原因，我们考虑可单纯使用钛夹尼龙绳。在将内镜撤出至胃部时，须固定住内鞘，防止夹子脱落。近年来，除球部病变之外，一般使用牙科橡皮筋进行牵引，该牵引方式较为烦琐。球部病变可能会需要从幽门处人工制作皮瓣。球部病变可用 EndoTrac 进行牵引，一般在牵引时会适当改变牵引方向。

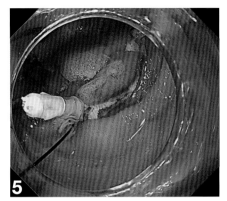

在切除边缘安装了 EndoTrac。

---

3 | 修剪与剥离

将 EndoTrac 的牵引绳拉直。如切开边缘没有打开，可将切开边缘用前端帽塞入牵引绳下，从而获得张力。如使用牙科橡皮筋或多环牵引装置（MLTD）等，则可通过调节送气量来调节牵引强度。无论何种方式，均无须对夹子进行通电，用球状刀头前端接触切口边缘，仅进行放电，然后稍稍剥离（敲击术），形成黏膜皮瓣，之后可用前端帽进入黏膜下层。然后将切口边缘的血管挑起（scooping 技术），之后进行剥离。在牵引作用下可提高剥离效率。可通过手术刀送水适当追加局部注射。剥离应当在黏膜下层血管网下进行，对于穿通支，则应谨慎凝固处理后进行剥离。通常情况下使用切开刀（1–10：FORCED COAG E1、10 W/300D、E 0.4/VIO 3）进行预凝固即可。

较粗的横向血管和肌层之间间隙非常狭窄，因此即使在血管正下方也会露出肌层，因而需要谨慎剥离。此外，在较粗的血管和黏膜肌层之间有一层较厚的可剥离的组织，可在这一层进行剥离。无论在哪一层剥离，在固有肌层上的剥离非常危险，尤其是不实施 LECS，单独实施 ESD 时，保留黏膜下层尤为重要。

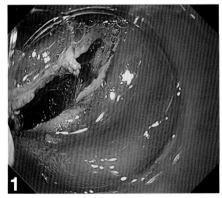

通过牵引修剪切口边缘。

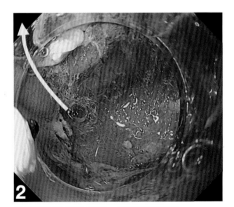

挑起切口边缘的血管，然后进行修剪。

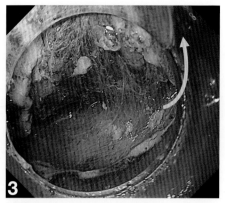
3 外壁侧切开。

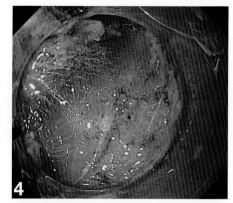
4 病变从切口边缘分离开来。

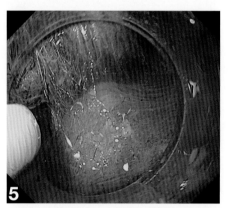
5 剥离中。可清晰确认到肌层的走向。

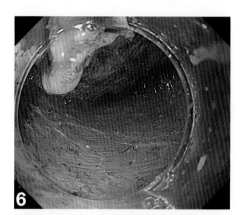
6 接近尾声的状态。直到最后都有良好的牵引力。

4 | 切除后的处理

切除后保留或切除动脉血管，并且对所有病例都进行完全缝合。

1）单独采用止血夹缝合

如切除后创面不大，可从创面底部肛侧和活检孔的对侧如同拉拉链一般从下往上缝合。

2）使用 EndoTrac 进行线辅助缝合

如用方法 1）难以进行完全缝合，则需使用 EndoTrac 进行线辅助缝合法（LACC）。在不系牵引绳的状态下将 EndoTrac 挂在夹子上（如为 SureClip，则须固定住夹子），然后进行引导。在创面边缘口侧放置钛夹后，用另一个钛夹拉伸绳子，然后将夹子放在对侧。此后，拉出 EndoTrac 的把手，即可缩紧缝合器旋铆，从而缩小创面底部。在原本的 LACC 中，如果不一直拉紧牵引绳，绳子会松下来，但在该方法中，由于绳子并不会松懈，因此剪断较为容易。

3）LECS

如上述方法 2）仍无法进行完全缝合（含预计无法完全缝合的情况），或 ESD 术中引发了肌层损伤或穿孔等，须立即施腹腔镜下浆膜肌层缝合术。即使对患者进行了完全缝合，也有可能在术中出现可导致巨大空洞的穿孔。一般认为这类穿孔由术中缝合前或缝合后漏出的胰液、胆汁导致后腹膜腔浆膜被溶解造成。

无论内镜下缝合技术如何先进，只要胰液、胆汁漏出十二指肠外部，都有可能造成同样的后果。此种情况下，LECS 暂且可作为最佳的处置方法。

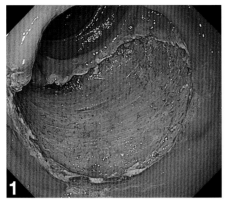

ESD 后。

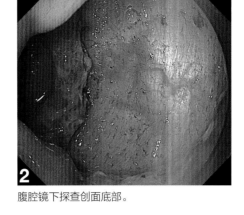

腹腔镜下探查创面底部。

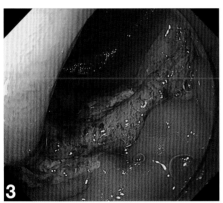

腹腔镜下浆膜肌层缝合后。

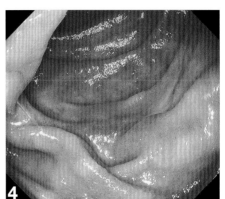

半年后。

5 | 病理诊断

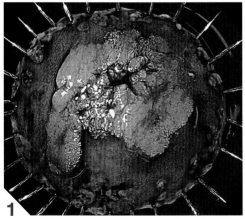

病理诊断为 27 mm × 25 mm，腺癌 (tub1)，pTis，ly0，v0，pHM0，pVM0，ER0。

丰永 高史　神户大学医学部附属医院光学医疗诊疗部

11

使用 ClutchCutter 的 ESD（ESDCC）

概述

◉该术式是使用 ClutchCutter（剪刀钳）正确夹住十二指肠黏膜及黏膜下层等，然后由肌层向内镜侧轻轻牵拉被夹住的组织，一边进行压迫止血，一边安全进行剥离的 ESD 术式 [使用 ClutchCutter 的 ESD（ESDCC）]。

◉由于是将夹住的组织牵引进内镜前端较长的前端帽内，然后再进行通电，因此电烧灼风险极低。

◉由于可在术中边压迫止血边进行切除，因此出血风险极低。即使出现了出血，也可直接用 ClutchCutter 直接夹住血管进行止血。

◉由于可以对黏膜下层组织进行逐步牵引，因此即使正面面对固有肌层，亦可不损伤肌层，进行剥离。

◉该术式是由 Akahoshi 等于 2007 年报告的术式，用钳子代替手术刀来固定并牵拉组织，是可边进行压迫止血边安全进行切除的 ESD 术式。

◉ClutchCutter 也是一种精细止血钳。除了 0.4mm 宽度的刀刃之外，其他的外表面均进行了绝缘处理，因此凝固面积较小，对肌层的损伤较少，可放心用于肌层较薄的十二指肠。

◉本院从 2010 年开始在所有消化道 ESD 术中仅使用 ClutchCutter，截至目前已开展 1700 余台 ESDCC 手术，仅有 0.9% 的患者发生了穿孔，没有患者被迫转为临时紧急手术，因此该术式是非常安全的术式。其中，十二指肠 ESDCC 有 19 例，手术量较少，术中发生了 1 例穿孔（占比 5%，立即采用钛夹进行了缝合），无迟发性穿孔和出血患者。较其他消化器官，安全性相对较低，但只要慎重选择适应证，亦可算是较为安全的术式。

要点

○ESDCC 是类似于活检的较为简单的术式，但如有能熟练使用 ClutchCutter 的助手，则如虎添翼。因此，培养熟悉 ESDCC 的临床技师和护士等非常重要。

○为了能安全开展 ESDCC 术式，须视病变情况，在内镜前端安装合适长度的前端帽（详见后文）。

■适用对象及适应证

1）适用对象

该术式适用于十二指肠所有部位。

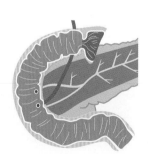

2）适应证

适用于黏膜内病变（腺瘤、M 癌）和达黏膜下层的黏膜下肿瘤样病变（NET 等），病灶面积在 1/2 周左右的病变（不会引起肠道狭窄、ESD 术后可用钛夹缝合创面的病变），肉眼分型为 0-I、IIa、IIb、IIc 型病变。

1 | 准备

1) 内镜

主要使用带注水功能的、活检孔道内径 3.2 mm 的内镜及大直径 EG-L580RD（富士）。

2) ClutchCutter（黏膜切开、黏膜下层剥离、止血处置）

仅使用切除深度较浅的刀刃长度为 3.5 mm 的 ClutchCutter short type DP2618DT-35（富士）。

3) 前端帽 _(图1)

- 圆柱形前端帽（Slit & Hall 型前端帽）F-01（TOP）。
  - ➡ 用于做标记、切开黏膜、黏膜下层剥离、止血、钛夹缝合。
- ClutchCutter 用改良型偏位型尖头 ST 前端帽（ST 前端帽 DH-40GR）（富士）。
  - ➡ 用于切开黏膜、黏膜下层剥离、止血。

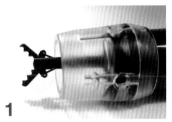 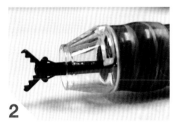

1 圆柱形前端帽（Slit & Hall 型前端帽）F-01（TOP）

2 ClutchCutter ESD 用 ST 前端帽 DH-40GR（富士）

图 1　ClutchCutter short type DP2618DT-35 及前端帽

4) 局部注射液

使用 0.4% 透明质酸钠和少量肾上腺素、靛胭脂的混合液。

5) 高频设备 _(表1)

VIO 3（爱尔博）、VIO 300D（爱尔博）。

表 1　高频设备输出设定

手术步骤	VIO 3		VIO 300D	
	模式	设定值	模式	设定值
做标记	FORCED COAG	Effect 7	FORCED COAG	30 W Effect 3
黏膜切开 黏膜下层剥离	ENDO CUT I	Effect 2 Duration 1 Interval 3	ENDO CUT Q	Effect 2 Duration 3 Interval 1
止血	SOFT COAG	Effect 6	SOFT COAG	100 W Effect 5

6) ESD 后创面缝合用夹子

使用普通规格 EZ Clip（HX-610-090）（奥林巴斯）或 ZEOCLIP 长夹（ZP-CL）（瑞翁）。

2 | ClutchCutter 切除手法基础

在患者十二指肠球部发现 36 mm 大小的 0-Ⅱa 型早期十二指肠癌，对此我们采用了 ESDCC 术式进行切除。为了安全开展 ESDCC 术式，须配置较长的前端透明帽。较长的前端透明帽的优势在于下列 4 点：①确保黏膜下层剥离时的视野；②保持切除组织和内镜前端的距离；③保持切开侧的反牵引力；④将 ClutchCutter 夹住并牵拉的组织拉入较为安全的前端帽内，并进行通电切除。

ESDCC 的基本操作顺序是，用 ClutchCutter 夹住需要切除的组织，从肌层上进行牵拉，并放入前端帽内，然后进行通电凝固、切除。在进行牵拉时须用内镜确认组织已离开肌层后通电切开及止血等，以确保肌层较薄的十二指肠的安全。

十二指肠球部 36 mm 大小 0-Ⅱa 型早期十二指肠癌 ESDCC

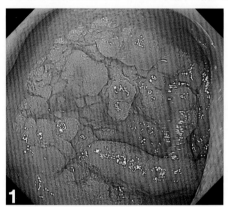

1 可从口侧观察到十二指肠球部前壁 0-Ⅱa 型病变，但难以和病变保持一定的距离。

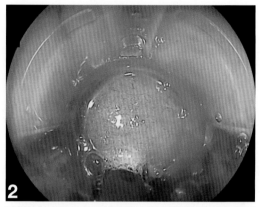

2 局部注射后用 F-01 前端帽轻轻按压黏膜，和目标组织保持一定的距离后，用 ClutchCutter 夹住黏膜，并向前端帽侧进行轻轻拉伸，凝固后进行黏膜切开。

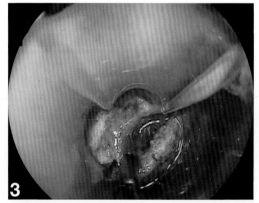

3 切换 ST 前端帽后可轻而易举地从黏膜切口处进入狭窄的黏膜下层，并用 ClutchCutter 夹住黏膜下层，后将其稍稍向前端帽侧拉伸，并进行通电，深度切开。

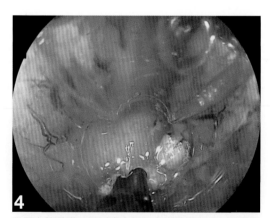

4 肌层上的黏膜下层剥离亦须固定住黏膜下层，并进行牵拉，然后短时间通电剥离。

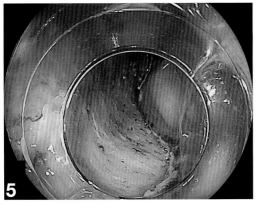

5 ESDCC 后的创面底部。

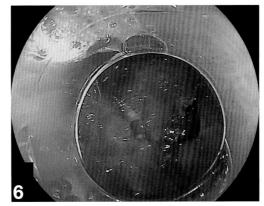

6 为了预防术后并发症，在创面底部贴上 PGA 贴。

3 | 止血方法

对于肌层较薄的十二指肠 ESD 后止血，由于止血钳通电面积较大，并且无外部绝缘处理，因此通电凝固时波及范围较大，发生穿孔的概率较高，因此笔者认为不宜使用止血钳进行止血。笔者在进行该类手术时，为了降低穿孔风险，通常使用通电面积较小且外表面进行了绝缘处理的 CluchCutter 来替代止血钳进行限定范围内的通电凝固止血。

其基本操作步骤如下：①内镜下确定出血血管 ⇒ ②用 ClutchCutter 精准夹住出血血管，进行压迫止血 ⇒ ③内镜下确认出血停止 ⇒ ④将出血部位向前端帽内方向进行牵拉，拉离肌层 1～2 mm ⇒ ⑤短时间内用 SOFG COAG 通电 1～2 次 ⇒ ⑥稍稍进行物理压迫（约 30 s）后打开 ClutchCutter。

盲目地凝固极有可能会导致迟发性穿孔，因此不能盲目地进行凝固止血。术中出血会导致无法确保手术视野，此时盲目通电的话极有可能会引起穿孔，因此应以术中零出血为目标，应用 ClutchCutter 谨慎地对血管进行预防性凝固处置后再进行剥离和切除。

ClutchCutter 止血处置（上述患者术中出血）

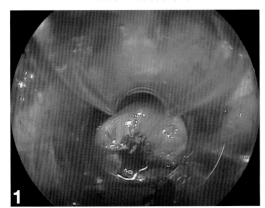

1 抽吸血水后内镜下确认出血部位。

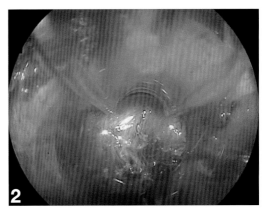

2 用附送水冲洗出血部位，确认出血血管。

转下页 ➡

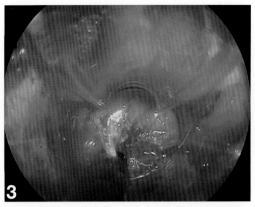

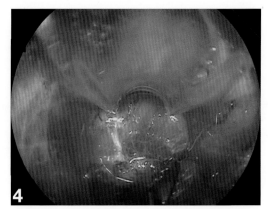

3 用 ClutchCutter 精准夹住出血血管后进行压迫止血，之后将组织稍稍牵离肌层，进行短时通电凝血，然后进行物理压迫。

4 开放 ClutchCutter，然后确认出血是否完全止住。

4 | ESD 术后创面的钛夹缝合

有报告指出，十二指肠 ESD 术后穿孔或出血较多。其原因据我们推测是，在 ESD 术中过度通电，导致肌层暴露在胰液及胆汁等体液中，造成化学损伤。对于上述并发症，最有效的对策就是对 ESD 术创面用钛夹进行完全缝合，以避免其暴露在胰液或胆汁等体液中。

其缝合要点是从内镜的远位侧创面边缘开始向近位侧进行细密缝合。对于用钛夹缝合困难的十二指肠球部 ESD 术后创面，一般采用贴聚乙醇酸医疗敷贴的方式进行止血，虽然其止血效果证据等级较低。

ESD 术后创面钛夹缝合（降部 0-IIc 型病变 ESDCC）

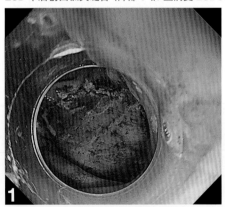

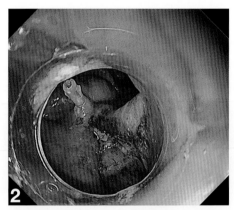

1 内镜确认 ESD 术后创面。

2 首先在内镜远位侧的创面边缘放置第一个钛夹。

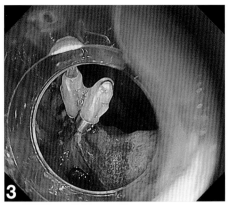

3

从内镜远位侧向近位侧细密地放置钛夹。

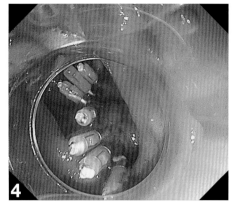

4

用钛夹完全缝合 ESD 术后创面。

5 | **病理诊断**（第 80 页的十二指肠球部 36mm 大小的 0- Ⅱa 型早期十二指肠癌病例）

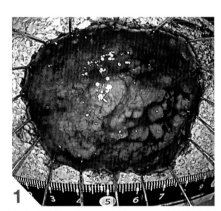

1

标本大小为 52 mm × 40 mm，病变大小为 36 mm × 25 mm。

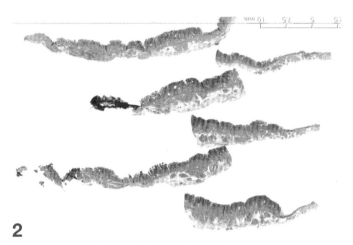

2

组织学诊断为腺癌，ly0，v0，pHM0，pVM0。

[1] 赤星和也、久保川賢、田村慎一：Clutch Cutter（Long type & Short type）. 矢作直久（編）：消化器内視鏡治療における高周波発生装置の使い方と注意点　改訂第 3 版. pp177-184, 日本 メディカルセンター，2020.

[2] Minoda Y, Akahoshi K, Otsuka Y, et al.：Endoscopic submucosal dissection of early duodenal tumor using the Clutch Cutter：a preliminary clinical study. Endoscopy 47（Suppl 1）：E267‐E268, 2015［PMID：26099085］.

[3] Akahoshi K, Shiratsuchi Y, Oya M, et al.：Endoscopic Submucosal Dissection using the Grasping type scissors for early colorectal epithelial neoplasms：a large single-center experience. Video GIE 4：486-492, 2019［PMID：31709338］.

[4] Akahoshi K, Akahane H, Murata A, et al.：Endoscopic submucosal dissection using a novel grasping type scissors forceps. Endoscopy 39：1103-1105, 2007［PMID：18072064］.

[5] Kato M, Ochiai Y, Fukuhara S, et al.：Clinical impact of closure of the mucosal defect after duodenal endoscopic submucosal dissection. Gastrointest Endosc 89：87-93, 2019［PMID：30055156］.

赤星 和也　饭塚医院特聘副院长/预防医学中心顾问
久保川 贤　饭塚医院消化内科

12

S-O 夹牵引的 ESD

概述

◉ S-O 夹是十二指肠肿瘤牵引法中最有效的牵引工具。其最主要的原因在于使用钛夹尼龙绳或夹子圈套牵引下，内镜和牵引装置会受到幽门口等的影响，而 S-O 夹由于是在十二指肠内即可完成牵引，因此完全不受影响。

◉ 安装 S-O 夹的最佳时机是进行环周切开后，稍稍进行剥离，即部分剥离后，但有时由于难以进行初始剥离，须在剥离前就安装 S-O 夹。

◉ 须在 S-O 夹的安装位置及其垂直方向约 5cm 处或肛侧安装固定夹。固定夹须安装在易于拆除的位置。

◉ 在十二指肠上角（superior duodenal angle，SDA）、十二指肠下角（inferior duodenal angulus，IDA）、幽门口等位置安装 S-O 夹或固定夹时，由于有弯曲部位存在，因此需要特别注意。

◉ 由于十二指肠固有肌层较薄，在用 S-O 夹进行牵拉时，固有肌层可能会受到牵拉，因此需要特别注意。

◉ 须在切除后拆除固定夹，之后对标本进行回收。须用 S-O 夹专用安装装置逐个拆除 S-O 夹的橡胶部，如 2 个一起拆除，则会出现无法拆除的状况。在病变肛侧安装固定夹时，须考虑到最后一个固定夹上的 S-O 夹橡胶部是否易于拆除，因此不能安装在内镜难以到达的十二指肠水平部（3rd portion）更深处。

要点

○ 即使是肠壁较薄的 Brunner 腺或活检瘢痕造成的难以进入的病变，在联合采用了 S-O 夹的 ESD 术式下亦非常容易进入。因此可在内镜下进行切开和剥离，术中出血和穿孔的风险降低。

○ 牵引方向（和肌层垂直且位于肛侧或口侧）和距离非常重要，由于有十二指肠 SDA、IDA 等弯曲部位，因此位置关系和治疗方针尤为重要。

▇ 适用对象及适应证

1）适用对象

该术式适用于十二指肠所有部位。

尤其是十二指肠降部（2nd portion）到水平部（3rd portion）的位置。

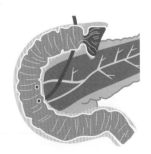

2）适应证

适用于十二指肠所有部位的病变，包括肉眼所有类型。当肿瘤直径较大时，可使用多个 S-O 夹。如肿瘤直径在 1 ~ 2 cm，多数情况下只使用 1 个 S-O 夹，但当肿瘤直径在 4 ~ 5 cm 时，考虑到缩短手术时间及安全等原因，推荐使用 2 个 S-O 夹。

S-O 夹须安装在最易于进入的部位（口侧）或最容易纤维化的部位。固定夹的安装部位则须视病变情况而定。S-O 夹还可用于多次活检造成的黏膜下层纤维化或黏膜下层浸润癌等病变。

1 | 准备

牵引夹

S-O夹（瑞翁）（图1）和ZEO Clip（瑞翁）（图2）。现在市面上的S-O夹version2牵引绳橡胶材质较version1已经做了创新升级。现在市面上的S-O夹version2的大小及橡胶长度是统一的。ZEO Clip为S-O夹专用安装装置。须注意不同的器械不可进行替换。可在ESD术后用相同的器械切除S-O夹的橡胶部分。如无法切开橡胶部分，可使用高频切开刀进行切除。须注意避免橡胶被卷入固定夹或弹簧部位，并且须避免通电。此外，须准备要在对侧安装的固定夹EZ Clip（标准型90°）（奥林巴斯）。

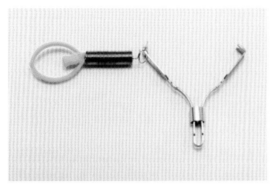

图1 S-O夹（瑞翁）
S-O夹集夹子、橡胶和弹簧于一体。橡胶部材质为聚酰胺弹性体材质，在S-O夹用安装装置的弹簧部进行切除较为安全和简单。

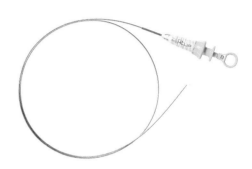

图2 ZEO Clip（瑞翁）
S-O夹专用安装装置。

2 | S-O夹使用基础　　　　0-Ⅱa+Ⅱc型 × 降部

须理解S-O夹的安装时机、安装部位、固定夹的安装部位及安装后的初始处理以及S-O夹的拆除方法等基本顺序。十二指肠ESD术式较其他消化器官的ESD术中穿孔率较高，并且初期剥离时最易发生穿孔。内镜进入病变下，视野较为开阔，也不易受呼吸运动影响，可在目视确认下进行切开和剥离，但在进入病变之前的处理是非常难的。因此会联合使用S-O夹，由于有了这个所谓的外科手术时的"外科医生的左手"挑起病变，因此可在目视确认下进行纤维剥离，并且可轻而易举地进入黏膜下层。

转下页 ➡

黏膜切开后上固定夹

该患者十二指肠降部、Vater 乳头部到肛门后壁侧发现约 15 mm 大小的 0-Ⅱa+Ⅱc 型病变，术前进行了活检，未发现癌变，此后又进行了数次活检，最终怀疑为 SM 癌。在治疗过程中发现黏膜下层存在纤维化现象，内镜难以进入，因此联合使用了 S-O 夹。

首先切开 1/4 周黏膜，然后再对黏膜下层进行部分切开和剥离。此后，联合使用 S-O 夹。在进行环周切开后在病变口侧放置了 S-O 夹。此后，在弹簧的绿色橡胶部位与固有肌层呈垂直方向、口侧约 5 cm 位置放置奥林巴斯公司生产的固定夹。

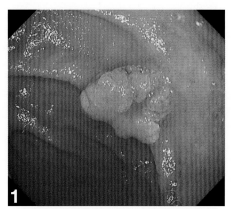

患者降部后壁侧发现 15 mm 左右大小的 0-Ⅱa+Ⅱc 型病变。

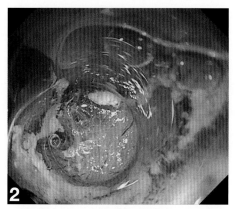

切开口侧 1/4 周，形成易于进入黏膜下层的构造（mucosal flap），以便放置 S-O 夹。

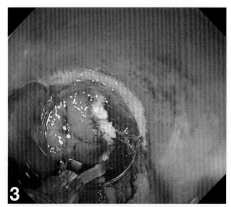

确认病变位置肌层的垂直方向具有张力的部位，并在病变口侧放置 S-O 夹。

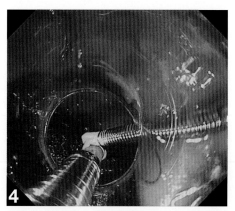

用另一个夹子的一侧夹臂固定住绿色橡胶的牵引绳。在该患者十二指肠水平部方向、与病变肌层呈垂直方向放置固定夹。

黏膜切开至一次性切除

如不进行充分剥离就放置 S-O 夹，会导致内镜无法立即进入黏膜下层。在对夹子下面的黏膜下层用 ClutchCutter（富士）进行逐一剥离后，可获得较好的牵引力，内镜可进入黏膜下层。患者黏膜下层纤维化严重，但没有出血和穿孔等，因此可进行剥离和一次性切除。

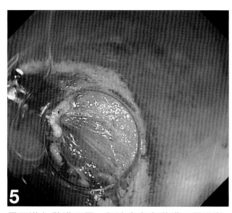

易于进入黏膜下层，但该患者有黏膜下层浸润，因此纤维化较为严重。

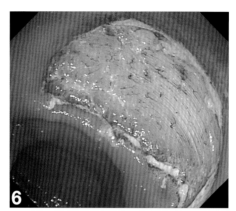

ESD 术后创面底部。无出血及穿孔。

十二指肠 ESD 术中如出现出血，很容易发生止血时穿孔或止血时过度凝固造成迟发性穿孔，因此预凝固处理尤为重要。S-O 夹下目视确认下的剥离是非常有效的预凝固处置手段。此外，在进行十二指肠 ESD 黏膜下层剥离时，如完全暴露固有肌层，极有可能会造成迟发性穿孔，因此须在黏膜下层较浅处进行目视确认下剥离。另外，即使内镜进入了黏膜下层，须用 ClutchCutter 只剥离能目视确认的黏膜下层，并且为了确保固有肌层不受电弧的影响，应将固有肌层牵拉进前端帽内。

如 S-O 夹牵引力过大，亦可出现固有肌层被拉起的状况。本院不会在患者黏膜下层注射时添加靛胭脂，因此患者黏膜下层呈透明色，可目视确认到肌层牵引状况，因此未发生过穿孔，所以认识到可能会发生肌层牵拉这种情况非常重要。剥离过程中如果 CCD 镜头模糊，但只要有 S-O 夹，亦可进行内镜拔管。如使用钛夹尼龙绳等，内镜拔管时尼龙绳会影响拔管过程，尼龙绳会被卷入内镜内，引起病变破裂，而用 S-O 夹则不会出现上述状况。但如在口侧放置固定夹，可能会妨碍内镜拔管，因此在进行内镜拔管时须慎重。

间隔 5 cm 以上放置一个固定夹可增强牵引力，但如牵引力过大，则有可能会造成病变破裂或夹子脱落或固有肌层被过度牵拉等状况，因此须注意。固定夹的作用仅为辅助内镜进入黏膜下层。如需稍稍加大牵引力度或是改变牵引方向，仅需在弹簧处追加一个固定夹，或在其他方向的十二指肠黏膜上追加一个固定夹，制作一个所谓的滑轮装置即可。此外，如需稍稍加大牵引力度，亦可追加送气量，即增加管腔内的空气即可。但过度送气会造成内镜远离病变，因此须注意。

如病变较大且有纤维化状况，导致内镜无法进入黏膜下层，可追加一个 S-O 夹。

3 │ 拆除 S-O 夹

结束剥离后，须拆除 S-O 夹和固定夹。先撤出 ZEOCLIP（S-O 夹填充装置）的前端，后固定住绿色橡胶的一侧，然后通过拉伸来进行安全拆除。拆除 2 个 S-O 夹可将整个病变拿出。剩下的固定夹可留在患者体内。

S-O 夹牵引对于发生了黏膜下层浸润或纤维化的病变也尤为有效，由于可便捷、切实直视确认到黏膜下层的状况，因此可有效预防术中出血及穿孔。

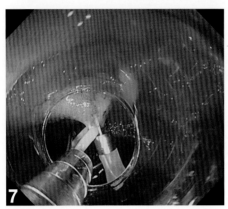

用夹子安装装置拆除水平部的固定夹。逐侧剪断了绿色橡胶部。

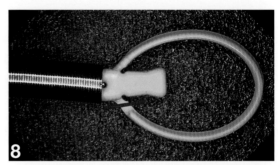

S-O 夹的放大图。绿色牵引绳的根部，即红线部位最细、最容易剪断。用 ZEOCLIP 直接从内镜钳道伸出夹子，固定住图中红线部分并进行牵拉，可轻而易举地拉断绿色绳子。

4 │ 病理诊断

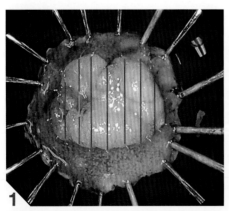

切除标本。中间凹陷部位和绿色线部位为 SM 癌。其他部位为 M 癌。

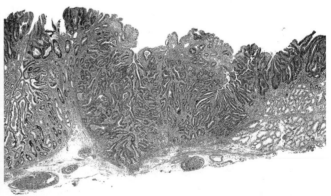

病理学切片。最终确诊为管状腺癌（中分化），14 mm×11 mm，T1b-SM（480 μm），ly0，v0，HM0，VM0，0-Ⅱa+Ⅱc，15 mm×13 mm。

[1] Sakamoto N, Osada T, Shibuya T, et al.：The facilitation of a new traction device（S-O clip）assisting endoscopic submucosal dissection for superficial colorectal neoplasms．Endoscopy 40：E94–5, 2008［PMID：19085712］.

[2] Hashimoto R, Hirasawa D：Duodenal endoscopic submucosal dissection with traction method using the S-O clip．Digestive Endoscopy 29：635, 2017［PMID：28295649］.

[3] 坂本直人、長田太郎、立之英明、他：大腸 ESD における新たなトラクション法—けん引クリップ®（S-O clip）を用いた ESD．Gastroenterol endosc 59：1514–1523, 2017.

龙本 见吾　宇治德洲会医院消化内科
岩本 谕　国立医院机构京都医疗中心消化内科
水本 吉则　水本内镜・消化内科诊所

4 | D-LECS 现状

D-LECS 技术目前还暂未成熟，并且适应证暂且不明，有下列 2 个问题点。

①由于十二指肠肠管狭窄，因此难以旋转内镜。
②没有足够的证据证明其全层切除在肿瘤学上的安全性。

腹腔镜内镜联合手术研究会在日本全国主要医院开展的回顾性调查结果表明，从 2008 年到 2018 年的 10 年间，一共有 14 家医院开展了 206 台该类手术。最担心的术后迟发性穿孔仅有 6 例（2.9%），较单纯内镜治疗的迟发性穿孔发生率（16.2%）低。此外，据调查，无复发病例。术中并发症发生率为 6.7%、术后并发症发生率为 11.1%，是安全性较高的术式。

D-LECS 术式于 2020 年被纳入腹腔镜下十二指肠局部切除术（联合内镜手术）保险范围。但对医院有着较为明确的要求，需要各医院自行申请。

如需开展 D-LECS 术式，须常年配备有着丰富内镜经验的消化内科医生和腹腔镜手术经验丰富的消化外科医生，因此现阶段能安全实施该术式的医院为数不多。

5 | D-LECS 术式方法

从技术、肿瘤学方面来考虑，在进行 D-LECS 手术时，最好采用 ESD + 浆膜肌层缝合。下面将详细介绍本院采用该方法进行的 D-LECS 手术案例。

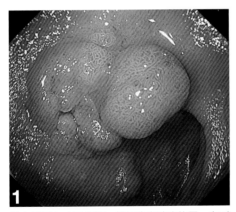

将内镜插入十二指肠，然后确定肿瘤位置。在对肿瘤周围进行标记后，施行 ESD。之后将标本从胃腔经口取出。

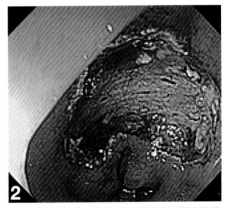

ESD 结束后，为了避免术后并发症，须用浆膜肌层缝合术来封闭黏膜缺损部位。

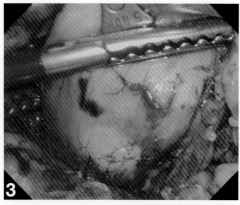

内镜医生照射创面，以便腹腔镜医生确定黏膜缺损部位。

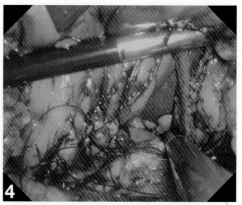

腹腔镜医生一边确认黏膜缺损部位一边缝合。

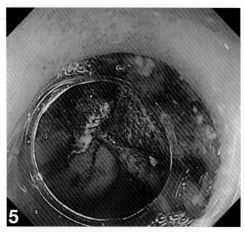

手术结束时内镜下图像。

[1] 小野裕之，貝瀬 満，野中 哲，他：十二指腸非乳頭部腫瘍に対する 内視鏡治療と偶発症の現状．胃と腸 51：1585-1592, 2016.
[2] Hiki N, Yamamoto Y, Fukunaga T, et al.：Laparoscopic and endoscopic cooperative surgery for gastrointestinal stromal tumor dissection. Surg Endosc 22：1729-1735, 2008［PMID：18074180］.
[3] Hiki N, Nunobe S：Laparoscopic endoscopic cooperative surgery (LECS) for the gastrointestinal tract：Updated indications. Ann Gastroenterol Surg 3：239-246, 2019［PMID：31131352］.
[4] Irino T, Nunobe S, Hiki N, et al.：Laparoscopic-endoscopic cooperative surgery for duodenal tumors：a unique procedure that helps ensure the safety of endoscopic submucosal dissection. Endoscopy 47：349-351, 2015［PMID：25479560］.
[5] Yanagimoto Y, Omori T, Moon JH, et al.：Feasibility and Safety of a Novel Laparoscopic and Endoscopic Cooperative Surgery Technique for Superficial Duodenal Tumor Resection：How I Do It. J Gastrointest Surg 23：2068-2074, 2019［PMID：30859426］.
[6] Ojima T, Nakamori M, Nakamura M, et al.：Laparoscopic and Endoscopic Cooperative Surgery Versus Endoscopic Submucosal Dissection for the Treatment of Low-Risk Tumors of the Duodenum. J Gastrointest Surg 22：935-940, 2018［PMID：29352442］.

櫻谷 美貴子 北里大学医学部上消化道外科学
鷲尾 真理愛 北里大学医学部上消化道外科学
比企 直树 北里大学医学部上消化道外科学

EMR-O
——采用 OTSC 缝合的内镜下黏膜切除术

概述

- ◉ 该术式联合采用了 EMR 和消化道全层缝合装置（Over-The-Scope Clip，OTSC），为笔者新发明的内镜治疗法。
- ◉ 该术式下需将 OTSC 置于病变下，之后进行切除，理论上不会发生术中穿孔及迟发性穿孔。
- ◉ 该术式适用对象为非乳头部位的长径小于 10 mm 可被吸引至施夹帽内的病变。
- ◉ 该术式理论上可进行消化道全层切除，但无法调整切除深度。
- ◉ 术前须用透明前端帽进行 OTSC 留置操作。
- ◉ 由于无须进行局部注射，切除后亦无须进行缝合，因此处置耗时较短。
- ◉ 采用 OTSC 缝合时，由于止血夹夹臂之间有一定的缝隙，因此并没有完全阻断血供，可预防组织缺血坏死，但也可能会导致 EMR-O 术后出血。
- ◉ 对于术后出血，即使强行进行烧灼止血，由于有 OTSC 的存在，理论上不会发生穿孔。

■适用对象及适应证

1）适用对象

非乳头部。

只要是可被牵引至 OTSC 夹内的 10 mm 以下的病变，无论其形态及抬举状态，均适用该术式。

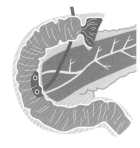

2）适应证

适用于长径在 10 mm 以下：

- ·未发生固有肌层浸润的、没有淋巴结转移的神经内分泌肿瘤（NET）。
- ·内镜治疗后仍有残留、复发等难以用 EMR（含 UEMR）术式进行切除的病变。

3）不适用、须注意的病变（部位）

对于触及 Vater 乳头的病变及其附近的病变，由于放置 OTSC 可能会压迫 Vater 乳头导致乳头堵塞，从而导致急性胰腺炎，因此不适用该术式。此外，对于胰腺分裂症的患者，其副乳头为胰液的主要排泄通道，如压迫副乳头或堵塞副乳头，同样有造成胰腺炎的风险，因此需要注意。

---

1 │ EMR-O 概要及优势

笔者报告了联合采用 EMR 和消化道全层缝合装置（Over-The-Scope Clip，OTSC）的新型消化道内镜治疗法。该术式操作方法较为简单，具体来说就是在病变下留置 OTSC，进行消化道全层缝合，并抬举消化道管壁，在 OTSC 上对病变进行切除（图1）。

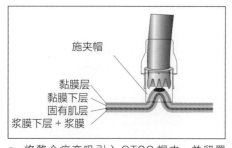
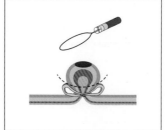
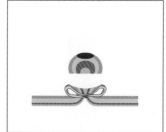

施夹帽

黏膜层
黏膜下层
固有肌层
浆膜下层＋浆膜

a 将整个病变吸引入 OTSC 帽内，并留置　b 在 OTSC 上套取病变　c 切除
　　OTSC

图 1　联合采用 OTSC 进行内镜下切除

由于 OTSC 采用了全层缝合夹，因此理论上不存在术后穿孔现象。此外，由于留置 OTSC，因此理论上可视消化道管壁抬举状况来进行 3 种深度的切除 (图2)。但由于只有一种操作步骤 (图1)，因此术者无法调整切除深度，并且无法确定最深切除层面。据作者研究，十二指肠 NET EMR-O 术下含切除至肌层（含）位置的约占 35%，无全层切除病例。但作者曾对大肠（直肠）进行过 EMR-O 下全层切除。

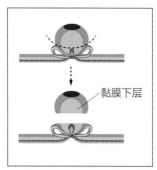
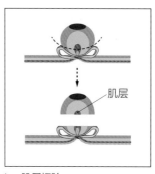
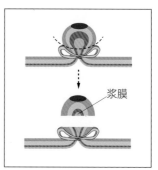

黏膜下层

肌层

浆膜

a 黏膜下层深层切除　　　　　b 肌层切除　　　　　　　c 全层切除

图 2　切除方案

2 ｜ 准备

用于 EMR-O 的 OTSC 的种类及规格

在日本市场上发售的 OTSC 有 gc 夹（长尖齿形夹）和 t 夹（尖齿形夹）两种类型 (图3)。由于 gc 夹有着更为尖锐的夹齿，因此主要用于胃部。t 夹夹齿较为圆润，主要用于小肠、大肠等肠壁较薄的脏器。因此，十二指肠 EMR-O 术中不用 gc 夹，而是用 t 夹。主要使用可安装至上消化道内镜的 9 mm 规格夹子。OTSC 规格见表 1。上消化道可用的基本均为 9/10 mm 规格的 OTSC 夹。夹子规格 (表 1[a]) 及施夹帽前端几乎同样大小，因此为了能将病变全部吸引至施夹帽内，长径 10 mm 以下的病变较为适合采用该术式。

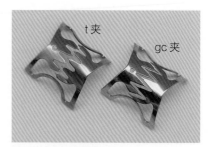

t 夹

gc 夹

图 3　OTSC 种类

表 1 OTSC 规格

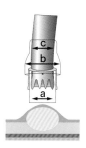

张开幅度 (mm) [a]	夹子 类型	前端帽最大外径 (mm) [b]	内镜前端外径 (mm) [c]	推荐内镜钳道直径 (mm)	是否可用于 上消化道
9	t	16.5	8.5 ~ 11	3.2 以上	可
10	t	17.5	10.5 ~ 12	3.2 以上	可
11	t	21	11.5 ~ 14	3.2 以上	危险

术前模拟 (图4)

为了确保 EMR-O 术中万无一失，须在术前进行演练（和手术日错开）。此外，在术前演练时不使用 OTSC。

①如已将内镜安装至 OTSC 施夹帽最深处，内镜前端到施夹帽前端的设定距离为 6 mm (图 4a、b)。在术前检查时须使用术中将要使用的内镜，在其前端安装前端帽 D-201-11804 (奥林巴斯)，可看到半个侧孔即可。这样就类似安装了 OTSC 一般，完成了 OTSC 的假想 (图 4c)。

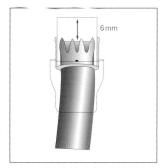
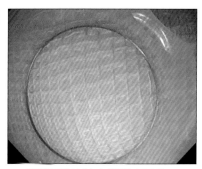

a OTSC 安装时 (外观示意图)　b OTSC 安装时　　　　c 前端透明帽安装时 (假想 OTSC)

图 4 术前演练：假想 OTSC 的制作

②用按照步骤①制作的假想 OTSC 吸引病变，确认病变是否被完全吸引至透明帽内 (图 5)。只有实施了术前演练的病变才可进行真正的 EMR-O。

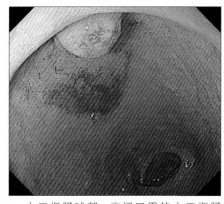
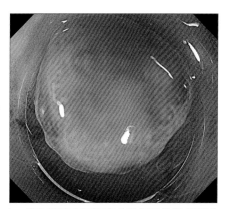

a 十二指肠球部、幽门口里的十二指肠　　　　b 确认到病变已被完全吸引至假想 OTSC
　 NET。　　　　　　　　　　　　　　　　　　 (前端透明帽) 内。

图 5 十二指肠 NET EMR-O 术前演练

使用器械及设定（表2）

①麻醉

通常采用和内镜治疗一样的静脉麻醉方式。

②所用内镜

原则上使用 GIF-Q260J/290T（奥林巴斯），但病变位于十二指肠深处难以触及时，或向下弯曲角度不够导致难以套取病变时，则会使用肠镜（[PCF-Q260]（奥林巴斯））。

③局部注射

原则上无须局部注射。不进行局部注射较为易于将病变吸引至施夹帽内，是否进行局部注射不影响切除深度。

④OTSC（表1、图3）

十二指肠 EMR-O 术式主要采用 9t 规格的 OTSC。从笔者经验来看，采用 9t 或是 10t 规格的适用病变直径并无差异。

⑤圈套器

笔者认为 10 mm 直径的刚性圈套器最为适合该术式，笔者多采用 Captivator Ⅱ（波士顿科学）圈套器。如圈套器直径过大，在套取病变时会被卡在 OTSC 边缘，从而难以套取（图6）。

⑥高频设备

使用和传统 EMR 一样的设置。使用圈套器前端在 SOFT COAG 模式下做标记，切除则采用 ENDO CUT 模式。如有出血，可使用圈套器前端或止血钳在 SOFT COAG 模式下进行强力烧灼止血。各类设定请参照表2。

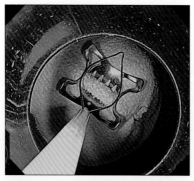 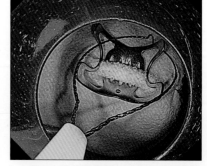

a 10 mm 直径圈套器：被完全收至 OTSC 内。　b 15 mm 直径圈套器：被卡在 OTSC 边缘部位。

图6 错误切除

表2 十二指肠 EMR-O 使用设备及设定

麻醉	静脉麻醉	做标记	VIO 300D（SOFT COAG：Effect 3、40 W） VIO 3（SOFT COAG：Effect 6.0）
内镜	GIF-Q260J/H290T		
局部注射	无须	切除	VIO 300D（ENDO CUT Q：Effect 3、Duration 1、Interval 3） VIO 3（ENDO CUT Q：Effect 3、Duration 1、Interval 3）
OTSC	9t		
圈套器直径	10mm	止血	VIO 300D（SOFT COAG：Effect 4、60 W） VIO 3（SOFT COAG：Effect 6.0）
高频设备	VIO 300D/VIO 3		

3 │ EMR-O 成功诀窍

诀窍①

　　放置 OTSC 后，可确认到其有夹齿且较为平整的一边 (图7a-①黄色边) 和没有夹齿且较为弯折的一边 (图7b-①黄色边)。将圈套器朝向较为平整的一边，然后打开 (图7a、b-②)，可防止圈套器上浮，可最大限度地圈套住病变根部 (图7a、b-③)。

诀窍②

　　在实际放置 OTSC 前，须确认圈套器对于病变的朝向。以该朝向为参考，对 OTSC 夹齿方向进行微调，可正确地圈套住病变 (图7a)。

a　正确圈套

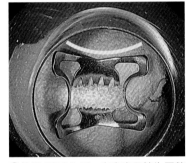 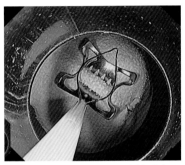 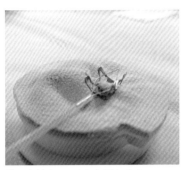

①放置 OTSC 后：有夹齿且较为平整的一边。　②对于 OTSC 来说的正确的圈套器朝向。　③可直接在 OTSC 上圈套病变。

b　错误圈套

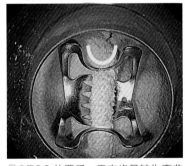 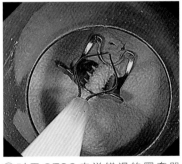 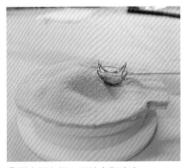

①OTSC 放置后：无夹齿且较为弯曲的一边。　②对于 OTSC 来说错误的圈套器朝向。　③圈套器上扬，无法套取病变。

图 7　EMR-O 时的圈套方式

4 │ 操作步骤——十二指肠 NET EMR-O

NET 是较为少见的疾病，是呈黏膜下肿瘤样的存在于黏膜下层主体的上皮下肿瘤。在现行的治疗规则中，1 cm 以下且未浸润至固有肌层的、未发生淋巴结转移的病变可考虑用内镜进行切除。NET 内镜治疗中如不切除至黏膜深层 (图8虚线部分)，有可能会导致垂直切缘阳性。但如果切除深度过深，由于十二指肠肠壁较薄，则极有可能造成穿孔。因此，十二指肠 NET 的治疗采用 EMR-O 术式较为合适 (图9)。一般来说，十二指肠 NET 的内镜治疗会采用套扎法内镜下黏膜下切除术（EMR-L）或 ESD 术式。作者曾用 EMR-L 术式进行治疗，但在切除时极易出现穿孔，并且在 EMR-L 和 ESD 术后可能会在不同部位出现缝合困难或迟发性穿孔。但通过放置 OTSC，可减少穿孔风险，并且切除后无须进行缝合，因此该术式对十二指肠 NET 治疗尤为有效。

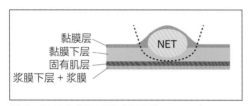

图 8　神经内分泌肿瘤（NET）

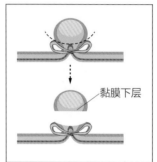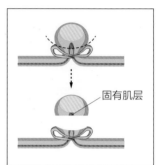

a　黏膜下层深层切除　　b　肌层切除

图 9　十二指肠 NET EMR-O

EMR-O 操作步骤

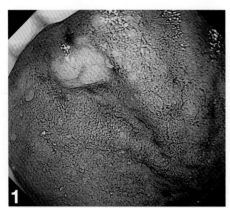

1 患者十二指肠球部有 6 mm 的隆起型病变，经活检诊断为 NET (G1)。

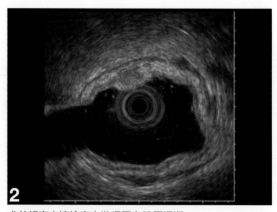

2 术前超声内镜检查未发现固有肌层浸润。

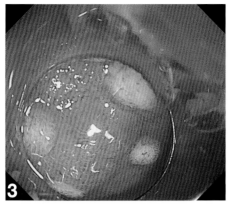

3 含周围的标记在内，尽可能地吸引病变，然后放置OTSC。

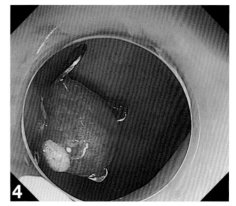

4 留置OTSC后，获得息肉样隆起，可轻而易举地套取病变。

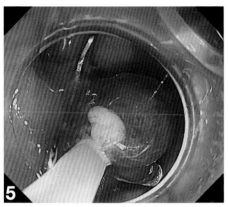

5 直接在OTSC上套取病变，然后用ENDO CUT模式切除病变。

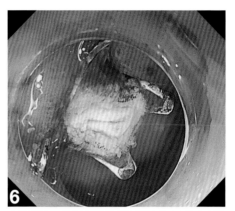

6 在黏膜缺损部位确认到了肌层断面，因此确定进行了肌层切除。

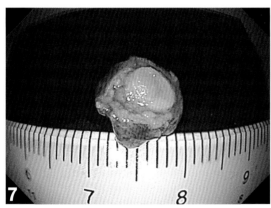

7 确认标本切除切缘上有固有肌层。

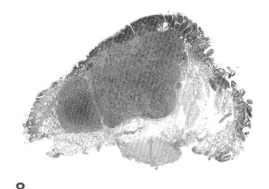

8 病理诊断也确认到了切除切缘上的固有肌层（蓝色箭头），诊断为NET G1，ly0，v0，pHM0，VM0。

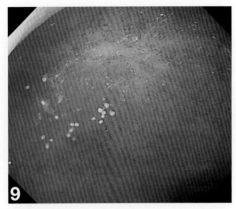

9 EMR-O 6 个月后。切除部位瘢痕化，OTSC 也已脱落。

---

5 ┃ 止血方法

由于 OTSC 夹齿间有一定的缝隙，可保持血流通畅、防止组织坏死，从而治愈创伤。因此留置 OTSC 可防止穿孔，但由于没有完全阻断血流，因此可能会引起迟发性出血，但这种可能性较小。即使是创面出血，亦可进行强行烧灼止血，从这一点来说，是 EMR-O 的又一优势，但在烧灼时应避免 OTSC 直接通电。

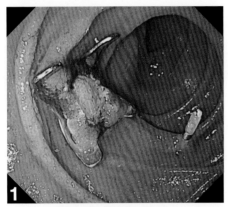

1 EMR-O 术后黏膜缺损部位。

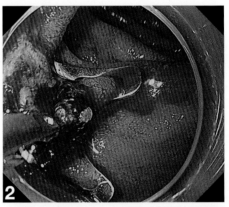

2 术后第 2 天内镜检查发现黏膜缺损部位有中等程度的渗出性出血。之后用止血钳进行烧灼止血，但止血时避免了 OTSC 通电。

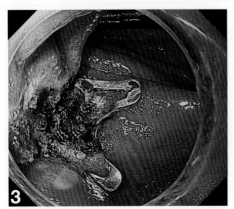

3 止血后。由于留置了 OTSC，因此可进行强行烧灼止血。

6 | OTSC 切断和拆除

OTSC 的留置决定了治疗的成败，由于 OTSC 夹持力度较大，一旦装上就很难拆除，因此须谨慎留置。原则上 EMR-O 术后无须拆除 OTSC，但万一不慎留置了 OTSC，须将其进行拆除。日本引入了通电拆除 OTSC 的设备［remOVE 系统（欧华内镜）］（图 10）。此类设备的上市可降低 OTSC 的操作门槛。

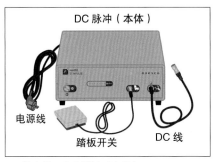
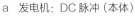
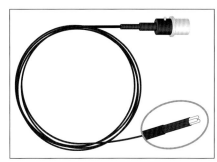
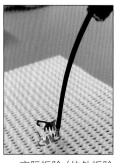

a 发电机：DC 脉冲（本体）　　　　b DC 剪刀　　　　c 实际拆除（体外拆除测试）

图 10　OTSC 拆除装置：remOVE 系统

7 | EMR-O 手术成本计算

OTSC 系统价格较贵，为 79 800 日元/套。为了降低成本，于 2018 年 4 月新设定了技术评分，只有满足《日本消化内镜学会（JGES）指导医疗机构及外科学会外科专科医生制度规培机构》的医疗机构方可进行技术评分。技术评分一览见表 3。但现阶段并未对联合采用 OTSC 的内镜切除（EMR-O）制定出技术评分标准，因此在笔者工作的医院，在计算十二指肠 EMR-O 成本时，会将其算作 K653 内镜下胃、十二指肠息肉黏膜切除术的成本。

表 3　OTSC 技术评分一览

	技术点一览	评分
K520	食道缝合术（穿孔、损伤）4、内镜下	10 300 点
K647-3	内镜下胃、十二指肠穿孔瘘口封闭术	10 300 点
K654	内镜下消化道止血术	4600 点
K665	胃造瘘闭合术 2，内镜下	10 300 点
K722	小肠结肠内镜下止血术	10 390 点
K730	小肠瘘闭合术 3，内镜下	10 300 点
K731	结肠瘘闭合术 3，内镜下	10 300 点
K777	肾（肾盂）肠瘘闭合术 1，内镜下	10 300 点
K792	尿路肠瘘闭合术 1，内镜下	10 300 点
K808	膀胱肠瘘闭合术 1，内镜下	10 300 点
K858	腔肠瘘闭合术 1，内镜下	10 300 点

8 | 关于全层切除装置 [Full-Thickness Resection Device (FTRD)]

作为可高效内镜下全层切除 (endoscopic full-thickness resection, EFTR) 的装置，集 OTSC 系统和圈套器于一体的装置——full-thickness resection device (FTRD) [Ovesco] (图11) 已被欧美国家使用。和普通的 OTSC 系统相比，该装置各个零件尺寸较大且内含有圈套器 (表4)。该装置主要用于切除大肠病变，其最大切除病变直径可达 30 mm，亦有报告指出可用于十二指肠病变。日本尚未引进该装置，一旦引进，将会引起医学界的轰动。

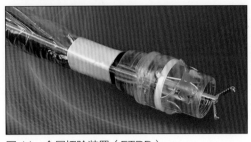

图 11 全层切除装置（FTRD）

表 4 FTRD 和 OTSC 系统规格及差异

	绳子直径（mm）	前端帽最大外径（mm）	施夹帽深度（mm）	圈套器直径（mm）
FTRD	14	21	23	13
OTSC	9 ~ 11	16.5 ~ 21	6	—

[1] Tashima T, Nonaka K, Ryozawa S, et al.：EMR with an over-the-scope clip for superficial nonampullary duodenal epithelial tumor with fibrosis. VideoGIE 3：83-84, 2018 [PMID：29916477].

[2] Tashima T, Ryozawa S, Ohata K.：Rare case of severe acute pancreatitis following over-the-scope clip-assisted duodenal endoscopic mucosal resection using a cap-fitted endoscope in a patient with pancreas divisum. Dig Endosc 30：679, 2018 [PMID：29856503].

[3] Tashima T, Ryozawa S, Tanisaka Y, et al.：Endoscopic resection using an over-the-scope clip for duodenal neuroendocrine tumors. Endosc Int Open 9：E659-E666, 2021 [PMID：33937505].

[4] Tashima T, Nonaka K, Ryozawa S：Successful endoscopic mucosal resection with over-the-scope clip for gastric cancer of fundic gland type apparently inappropriate for endoscopic submucosal dissection. Dig Endosc 31：e92-e93, 2019 [PMID：31209922].

[5] Tashima T, Nonaka K, Ryozawa S：Successful further endoscopic mucosal resection with an over-the-scope clip with circumferential mucosal incision for a residual rectal neuroendocrine tumor. Dig Endosc 32：629, 2020 [PMID：31909845].

[6] Tashima T, Nonaka K, Ryozawa S：Successful endoscopic en bloc full-thickness and complete resection for two adjacent rectal neuroendocrine tumors. Dig Endosc 31：592, 2019 [PMID：31166630].

[7] Tashima T, Ryozawa S, Ohata K：Rare case of severe acute pancreatitis following over-the-scope clip-assisted duodenal endoscopic mucosal resection using a cap-fitted endoscope in a patient with pancreas divisum. Dig Endosc 30：679, 2018 [PMID：29856503].

[8] 日本神経内分泌腫瘍研究会（JNETS），膵・消化管神経内分泌腫瘍診療ガイドライン第 2 版作成委員会（編）：膵・消化管神経内分泌腫瘍（NEN）診療ガイドライン 2019 年【第 2 版】. 金原出版, 2019.

[9] Fujimoto A, Sasaki M, Goto O, et al.：Treatment Results of Endoscopic Mucosal Resection with a Ligation Device for Duodenal Neuroendocrine Tumors. Intern Med 58：773-777, 2019 [PMID：30449790].

[10] Oono Y, Shinmura K, Hori K, et al.：Endoscopic submucosal resection using a ligation device without injection for duodenal neuroendocrine tumors. Surg Endosc 33：2008-2014, 2019 [PMID：30604268].

[11] Schmidt A, Riecken B, Damm M, et al. Endoscopic removal of over-the-scope clips using a novel cutting device：a retrospective case series. Endoscopy 46：762-766, 2014 [PMID：24770968].

[12] Schmidt A, Beyna T, Schumacher B, et al. Colonoscopic full-thickness resection using an over-the-scope device：a prospective multicentre study in various indications. Gut 67：1280-1289, 2018 [PMID：28798042].

[13] Bauder M, Schmidt A, Caca K：Endoscopic full-thickness resection of duodenal lesions-a retrospective analysis of 20 FTRD cases. United European Gastroenterol J 6：1015-1021, 2018 [PMID：30228889].

[14] Andrisani G, Di Matteo FM：Endoscopic full-thickness resection of duodenal lesions（with video）. Surg Endosc 34：1876-1881, 2020 [PMID：31768725].

田岛 知明　埼玉医科大学国际医疗中心消化内科

第 **3** 章

管理要领

线夹缝合法

十二指肠问题点及缝合意义

◉ 十二指肠不同于其他消化器官，由于管腔内有腐蚀性较强的胰液、胆汁等消化液，术后极易出现出血、穿孔等迟发性少见并发症。

◉ 因此，切除后须进行创面封闭。对于降部以下的病变，如切除范围较大，术后易发生管腔狭窄风险。

◉ 所幸十二指肠降部以下为竖长形走向，在长度上较有余地，因此在进行长轴方向的缝合时，不会引起管腔狭窄，并且可用长轴方向缝合来防止管腔狭窄。

缝合问题点及手法

◉ 传统的缝合方式下对切除创面大小有一定要求，单纯使用钛夹难以缝合大型创面。

◉ 如勉强进行缝合，则会因为黏膜封闭导致形成黏膜下口袋状构造，并且由于肠道蠕动，极为容易出现缝合的黏膜再次撕裂。

◉ 如对细长管腔的十二指肠用长夹沿肠腔长轴切线位进行封闭，有可能出现长夹脱落或附近黏膜破裂，从而完全无法封闭的状况。

◉ 为了克服上述问题点，可将钛夹伸出钳道，然后再在切除创口边缘肛侧和口侧固定缝合线，然后拉伸缝合线，然后用其他夹子细密封闭创面，这就是所谓的线夹缝合法。

◉ 由于夹子之间有缝隙，因此即使夹住缝合线、固定住边缘，缝合线亦可进行自由移动，可拉伸近端的缝合线来牵拉创面两端。

◉ 此外，通过用缝合线拉伸病变组织，不仅可以缩小创面面积，而且通过将切向变为垂直方向，可在病变根部放置夹子，对缝合尤为有效。

◉ 不仅是边缘黏膜，有意识地用夹子夹住并牵拉部分肌层，不仅可对黏膜进行缝合，亦可对肌层进行牢固缝合，可有效减少死腔发生。

1 │ 手术准备

　　该术式需要用到 3.2 mm 以上钳道的内镜、ST 前端帽、EZ Clip[奥林巴斯]、可开合的一次性夹子 (Sure Clip[MIRCO TECH] 或 Quick Clip Pro[奥林巴斯] 等)、1.5 cm 左右的 4-0 尼龙缝合线、剪刀状钳子[奥林巴斯]。须购入长卷缝合线，使用时剪下所需长度即可。首先将短款 EZ Clip 安装至施夹帽上，轻轻按压夹子，但不打开夹子，仅露出金属部分，然后在一侧夹臂上系上 4-0 缝合线。然后将夹子拉回保护套内，系绳部位露出即可，至此，准备工作结束。缝合棉线亦适用于该术式，但棉线易受干扰，可能会被挂住，从而导致棉线断裂，因此尼龙缝合线较为合适。另外，由于牙线极易被卡在钳道中，无法移动，因此牙线不适用于该术式。剪线器由于无法剪断较细的缝合线，并且缝合线容易卡在其刀刃上，因此剪线器不适用于该术式。

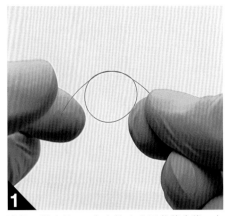

准备一根 1.5 cm 左右的 4-0 尼龙缝合线，在单侧进行打结。

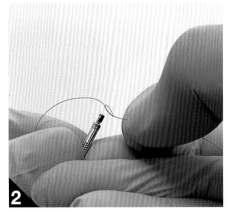

稍稍伸出夹臂，将缝合线打结处系在夹臂上。

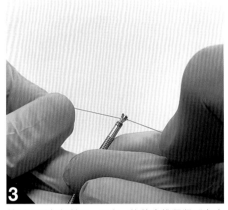

然后再反复打结 2、3 次，将缝合线紧紧系在夹子上。

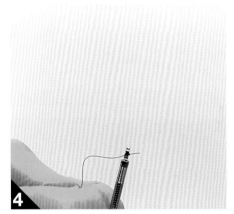

用剪刀剪掉多余部分，并稍稍按压夹臂，准备工作完成。

2 | 实操

　　将管腔内的所有液体全部抽吸干净，之后在能清晰看到切口创面的位置放置内镜，然后将保护套和缝合线一起放入钳道。然后再谨慎地在创面的近端打开夹子，并将系有缝合线的一端靠近操作者（如将系有缝合线的一端置于离操作者较远的位置，在牵拉缝合线时，夹子会倒在创面上）。首先有意识地在肛侧边缘将部分肌层和黏膜进行吻合。须注意在肌层褶皱处进行逐一吸气处理，然后逐渐用夹子进行封闭，以防损伤肌层。如不进行吸气处理就直接用夹子对高张力状态下的肌层进行封闭，则有可能会因为夹齿尖锐导致肌层破裂，因此须特别注意。小心谨慎地拆下保护套，以防缝合线松懈，然后再安装下一个短夹。轻轻地将夹子插入钳道，须注意的是要防止缝合线缠绕。然后用打开了的夹子从上方夹住并按压缝合线，然后吻合口侧边缘的黏膜和肌层。然后，一边进行吸气一边用夹子封闭肌层褶皱处。之后，谨慎地拆除保护套，插入可开合的一次性夹子。在创面的近端打开夹子，然后在夹子和创面呈接近垂直方向时慢慢吸气，同时慢慢拉动缝合线，可吻合创面两端。然后将第 3 个夹子放置于被拉近的夹子旁边，可以牢固夹住包括黏膜和肌层在内的创口两端。必要时开合夹子，确认两端被牢牢夹住后打开夹子。此时，在被牵引的闭合部位正对面使用较长的 EZ Clip 即可。然后，用同样的方式牢固地夹住另一侧的黏膜和肌层。如果操作顺利，可以继续在两侧添加夹子。创面缝合后，用线剪断缝合线。剪线时，用线剪钳住缝合线，按压创面，拉直缝合线，之后闭合线剪，可轻而易举地剪断尼龙缝合线。如创面较小，可继续在创面放置钛夹，进行完全封闭。如创面较大，则可视情况追加放置第 2 个甚至第 3 个钛夹，慢慢进行创面完全缝合。

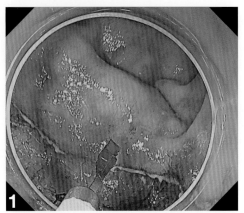

1 首先在切口创面的肛侧小心地打开夹子，将系有缝合线的一侧置于离操作者距离较近的位置。

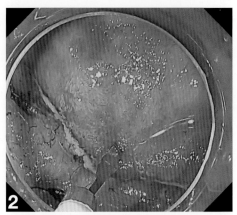

2 有意识地部分吻合黏膜和肌层，进行吸气处理后，在肌层褶皱状态下夹上夹子。

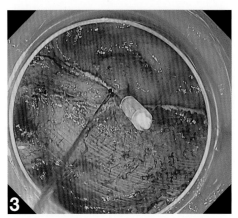

3 将黏膜边缘和部分肌层进行吻合后，夹子被牢牢固定在肛侧。

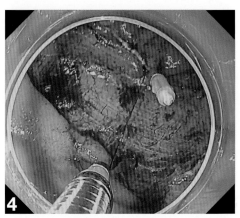

4 用打开的短夹牵拉缝合线，并同样地将口侧边缘黏膜和部分肌层进行吻合。

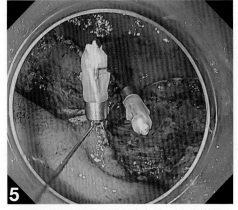

5 将黏膜边缘和部分肌层进行吻合后，在口侧放置夹子，然后固定缝合线。

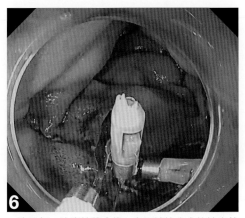

6 一边吸气一边牵拉缝合线，在两端快吻合的地方放置第 3 个钛夹。

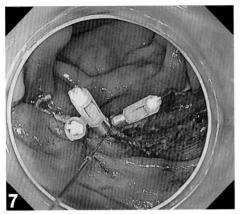

7 左侧为肌层褶皱的状态，被牢牢地夹住。

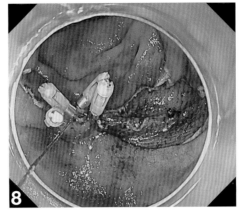

8 对侧也一样，在肌层褶皱状态下追加夹子，进行细密缝合。

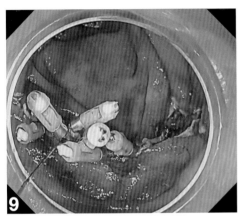

9 如可操作性较好，可继续追加夹子，缝合创面。

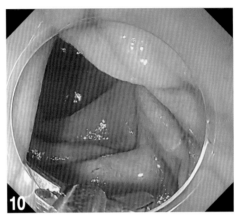

10 在充分缝合钛夹尼龙绳两端后，插入线剪，剪断缝合线。

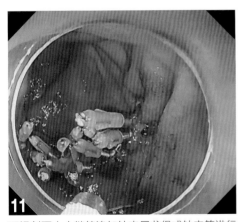

11 可视创面大小继续追加钛夹尼龙绳或钛夹等进行缝合。

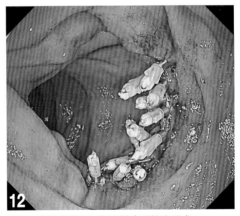

12 最后，在确认进行了细密缝合后结束手术。

[1] Yahagi N, Nishizawa T, Akimoto T, et al.：New endoscopic suturing method：string clip suturing method. Gastrointest Endosc 84（6）：1064-1065, 2016［PMID：27327846］.
[2] Nishizawa T, Akimoto T, Uraoka T, et al.：Endoscopic string clip suturing method：a prospective pilot study（with video）. Gastrointest Endosc 87（4）：1074-1078, 2018［PMID：29154910］.
[3] Nishizawa T, Akimoto T, Yahagi N：Response. Gastrointest Endosc 93（3）：780, 2021［PMID：33583535］.

矢作 直久　庆应义塾大学医院肿瘤中心

全层缝合装置（OTSC）缝合

概述

◉ 全层缝合装置（OTSC）是安装在软性内镜前端的可进行消化道全层缝合的强力夹。

◉ 该缝合术适用于消化道瘘、术后缝合不全、消化道穿孔、消化道出血等症状。ESD 术后缝合暂且在规定的适应证范畴之外。

◉ 笔者们的报告指出，对黏膜缺损部位进行 OTSC 缝合，可有效预防十二指肠 ESD 术后迟发性少见并发症（穿孔、出血）。

◉ 近年来不断地涌现出新的缝合术，OTSC 缝合术使用场合有限。为了更好地应对术中肌层损伤及穿孔等，为了对所有黏膜缺损部位进行牢固缝合，笔者采用的是 OTSC 缝合术。

◉ OTSC 的留置方法有吸引法和双臂钳黏膜固定法。

◉ 有时可视黏膜缺损部位大小来确定是单独使用 OTSC 缝合法还是需联合采用其他缝合法。

◉ 如 OTSC 留置失败，或留置在露出的肌层上，会导致大穿孔，因此须掌握成功留置的技巧。

◉ 价格昂贵是 OTSC 和双臂钳缝合术的缺点，但成功进行牢固的 OTSC 缝合后，可安心度过术后时光。

◉ OTSC 缝合后仍有可能会出血。如 OTSC 附近出血，可进行烧灼止血，理论上不会发生穿孔，但在烧灼时须避开对夹子进行直接通电。

■适用对象及适应证

1）适用对象

十二指肠所有部位。

· 直接在 Vater 乳头部留置 OTSC 可能会导致急性胰腺炎，并且有报告指出留置 OTSC 会压迫乳头，因此应谨慎考虑是否在该部位留置 OTSC。

· 由于十二指肠球部黏膜上有 Brunner 腺，因此厚度较降部黏膜厚，通常会出现 OTSC 留置困难的状况。

· 在弯曲部位的黏膜缺损处进行 OTSC 留置可能会较为困难。

2）适应证

· 适应证依医疗机构情况和主刀医生而不同，并且和其他缝合法的区别也暂未明确。作者曾在十二指肠 ESD 术后积极采用 OTSC 缝合，但近年来可重复开合夹和钛夹尼龙绳缝合法诞生，可不用 OTSC 缝合的病例数增加，OTSC 缝合使用受限。作者现在正在研讨针对术中发生肌层损伤或穿孔的病例在病变切除后对穿孔部位和黏膜缺损部位使用 OTSC 缝合。

· 如仅为 20 mm 大小的黏膜缺损，可仅用 1 个 OTSC 进行缝合。但如果黏膜缺损部位面积超过 20 mm，则可能要用到多个 OTSC 或联合采用其他缝合方式。

· 在管腔狭窄的十二指肠对范围广泛的黏膜缺损部位使用多个 OTSC 进行缝合，可能会导致不可逆的管腔狭窄。笔者认为原则上应对不超过黏膜缺损面积的 2/3 进行 OTSC 缝合，并且最多使用 2 个 OTSC。

1 | 准备

1）OTSC 系统概念

OTSC［Ovesco］由外盖及安装在外盖上的靶状夹、手柄转轮、传输线构成（图1），是可安装在软性内镜前端的消化道全层缝合夹（图2），适用于封闭/缝合消化道瘘、术后缝合不全、消化道穿孔等。目前，ESD 术后缝合暂且还在规定适应证范围之外。

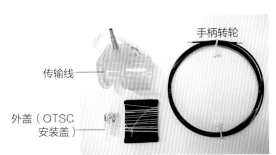

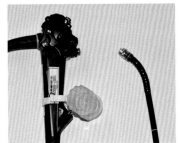

图1　Over-The-Scope Clip：OTSC　　　　　图2　安装 OTSC 后的内镜

2）夹子性能

该夹子为镍钛合金制成，夹齿非常尖锐，可通过横向持续夹持、压迫组织来达到大力闭合和止血效果。此外，由于夹齿间有空隙，可保持血流通畅，因此不会造成组织坏死，可疗愈创伤。留置 OTSC 后可放心进行 MRI 检查，但在 MRI 检查时可能会出现伪影或歪斜等状况。

3）夹子种类、尺寸 范围

日本市场上销售的有 gc 夹（gastrostomy closure clip）和 t 夹（traumatic clip）两种类型的夹子。gc 夹的夹齿较为尖锐，主要用于胃部手术，t 夹主要用于小肠、大肠等肠壁较薄的脏器。因此十二指肠手术使用的是 t 夹。此外，夹子直径有 9 mm、10 mm、11 mm 等 3 种规格，在使用时须选择和内镜前端外径匹配的规格。11 mm 的夹子前端盖外径较大，难以安全通过食管入口部位、幽门口等部位，因此作者原则上在上消化道手术中不使用该规格的夹子（图3）。无论使用哪种规格的夹子，在进镜时均需谨防损伤喉头、食管。在十二指肠 ESD 术后作者主要使用可安装在上消化道用内镜上的 9 mm 规格的夹子进行 OTSC 缝合，用肠镜进行十二指肠水平部等部位手术时，则使用 10 mm 规格夹子。

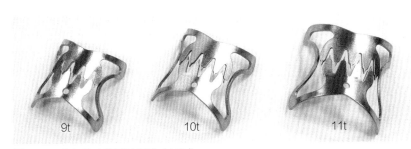

图3　OTSC 尺寸范围及规格（t 夹）

2 | OTSC 缝合基础

· OTSC 留置和内镜下静脉曲张套扎术（endoscopic variceal ligation，EVL）的方法一样，是非常简单的术式，但在缝合黏膜缺损部位时需要娴熟的技术和一定的技巧。

· OTSC 留置中最重要的是，在将黏膜缺损部位两端的正常黏膜吸至施夹帽内的状态下释放夹子。OTSC 缝合方法有"吸引法"和"双臂钳（Twin Grasper）法（黏膜抓取法）"等两种方法 **(图 4)**。

· 从黏膜缺损部位的形态、大小来迅速判断如何缝合尤为重要。

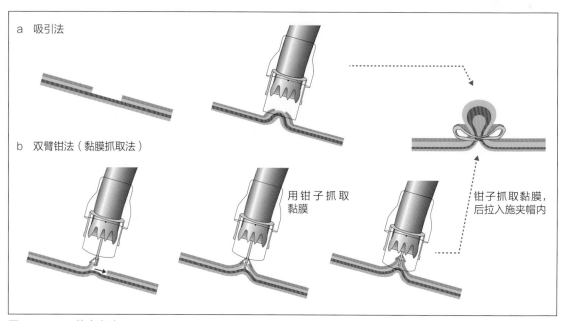

图 4　OTSC 缝合方法
a　单纯吸引法。
b　双臂钳法（黏膜抓取法）。
（田岛知明：ESD 术后并发症对策 – 学习所有内镜缝合法、富泽光明、其他（编）：安全开展 ESD 术所需技能，p.94–108，医学书院，2022 年）

3-A | OTSC 缝合步骤：吸引法 　　　| 0- Ⅱ 型 × 降部 |

· 在施夹帽内将黏膜缺损部位近端、远端的正常黏膜吻合后进行完全吸引，然后释放 OTSC 夹。

· 事先须数次对缝合部位进行吸引和缝合演练，在正式术中由主刀医生、助手迅速进行 OTSC 留置。

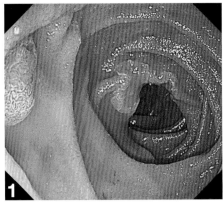

1

对降部、乳头肛侧的 15 mm 大小 0-IIa 型病变
行 ESD。

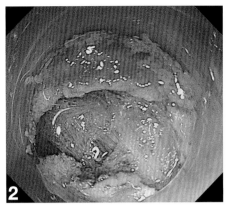

2

该患者数年间进行了数十次活检，因此黏膜下层
高度纤维化。

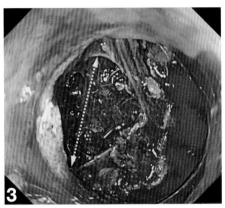

3

对病变进行了一次性切除，术中出现的小穿孔
由于送气原因，被扩大至 10 mm 大小（黄色箭
头），因此用 OTSC 进行了缝合。

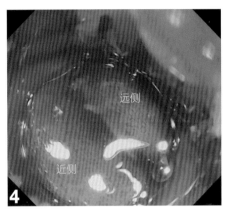

4

进行了数次吸引，确定近侧、远侧的黏膜均可
被吸引至施夹帽内。

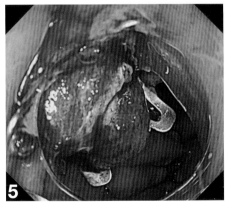

5

在两侧黏膜均被全部吸引的状态下，释放
OTSC 夹。仅用 1 个 OTSC 夹即对穿孔部位和
黏膜缺损部位进行了完全缝合。

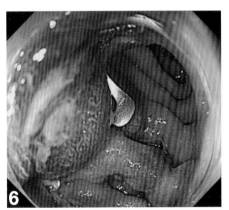

6

ESD 术后第 4 天。OTSC 留在体内，创口已完
全缝合。患者于术后第 6 天出院。

3-B | OTSC 缝合步骤：双臂钳法（黏膜抓取法）

- 双臂钳（Twin Grasper）法通过抓取黏膜，在假缝合状态下将黏膜拉入施夹帽内，然后释放 OTSC 夹，因此较吸引法缝合牢固，可仅用 1 个 OTSC 进行大范围缝合。
- 如仅抓取黏膜缺损部位和周围的正常黏膜临界处，在用双臂钳进行抓取时，较脆的黏膜会破裂，因此须抓取足够的正常黏膜，而非临界部位。
- 由于双臂钳扭矩不够，难以转动钳子，因此钳子前端无法向理想的方向转动，从而导致无法抓取黏膜的状况频发。因此在使用双臂钳进行抓取时，须通过操作内镜本身，而非用钳子来调整其相对黏膜缺损部位的角度。

双臂钳 (图5)

双臂钳是进行 OTSC 缝合时的辅助设备，价格为 92 000 日元/个。可分别向左、右方向打开其前端的钳子，可抓取较大面积的组织。单独使用吸引法无法将需缝合的黏膜吸引至施夹帽内时，可用双臂钳来抓取黏膜，在假缝合状态下将黏膜拉入施夹帽内，然后留置 OTSC。

但双臂钳不能和通道直径小于 3.2 mm 的内镜并用。此外，钳子部分无旋转功能，因此可能会出现无法抓取意向部位的状况。

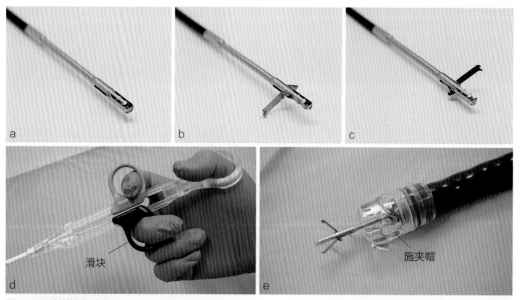

图5 双臂钳操作步骤
a 前端钳子闭合的状态。
b 钳子右侧打开状态。
c 钳子左侧打开状态。
d 通过上下滑动左右侧的滑块，开合左、右侧的钳子。
e 将左、右侧钳子抓取的组织拉入安装了 OTSC 的施夹帽内。

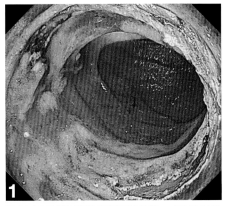

发生了 2/3 周浸润的黏膜缺损部位。由于有部分肌层已损伤，因此使用了 OTSC 缝合。想用 1 个 OTSC 进行大面积缝合，因此才用了双臂钳法。将黏膜缺损部位从中间分为左右两边，每边预计各用 1 个 OTSC 进行缝合。

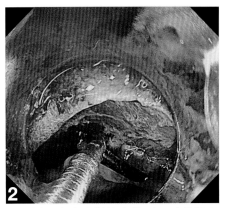

首先缝合了左边黏膜缺损部位。打开半边钳子，抓取远侧黏膜。

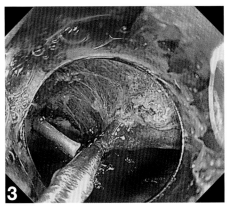

在夹住远侧黏膜的同时，用另　侧夹了抓取近侧黏膜。

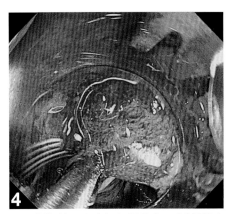

用双臂钳法抓取远侧、近侧黏膜，形成假缝合状态。

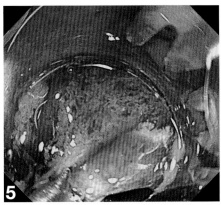

在假缝合状态下将钳子塞入施夹帽内，然后释放 OTSC。

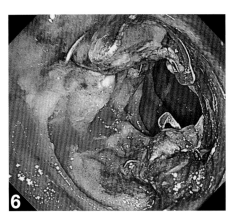

最终用两个 OTSC 夹完成了完全缝合。

4 | 使用多个 OTSC 时的注意事项

- 如在缝合黏膜缺损部位时使用多个 OTSC，可能会因夹子间相互挤压而造成一定的空隙，从而造成迟发性穿孔。
- 原则上不使用多个 OTSC。如相邻的 OTSC 间有空隙，须尽量用钛夹进行追加缝合或用聚乙醇酸（PGA）进行填补。

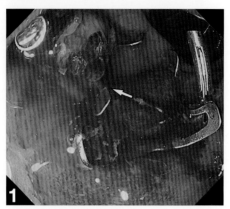 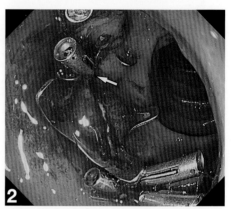

使用两个 OTSC 进行缝合时，夹子之间相互碰撞挤压，从而产生了空隙（⇨）。

由于 OTSC 之间有空隙，因此可能会出现迟发性穿孔，所以追加放置了夹子（⇨）。

5 | OTSC 缝合后出血止血

- 进行 OTSC 缝合可大幅度降低迟发性穿孔的风险，但由于夹齿间有空隙，血流较为通畅，因此缝合部分的血流并未被完全阻断，后续会有出血风险。
- 用吸引法进行 OTSC 缝合，黏膜缺损部位多处于内翻状态，内翻部位露出的血管可能会有出血。
- 由于是全层缝合，因此进行 OTSC 缝合后理论上不会出现穿孔。因此如有出现内翻的黏膜缺损部位在缝合后有露出的血管，可用止血钳进行烧灼止血，以预防后续出血。
- 有报告指出，可对 OTSC 缝合后内翻的黏膜缺损部位通过追加放置钛夹的方式来减少后续出血。
- 如出现后续出血，出血点在 OTSC 缝合范围内，理论上进行烧灼止血不会发生穿孔，这一点为 OTSC 的优势。但在烧灼时须避免对夹子进行直接通电。

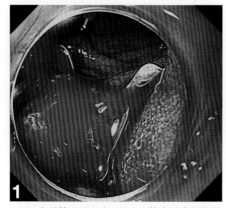 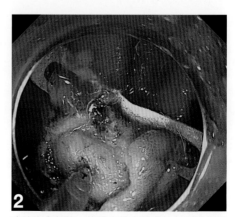

ESD 术后第 2 天，在 OTSC 缝合后内翻的黏膜缺损部位出现了渗出性出血。

确认出血部位，将露出的血管用止血钳进行强行烧灼。

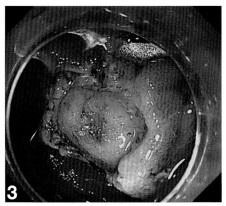

3 完全止血。理论上可对 OTSC 全层缝合后露出的肌层进行烧灼，不会出现穿孔。

6 | OTSC 切断、拆除（详见第 99 页）

应用 OTSC 的成败在一瞬间决定，并且由于 OTSC 夹持力度较大，一旦留置就不容易拆除，因此须慎重考虑是否放置 OTSC。但万一不慎将 OCST 放置错误，须对其进行拆除。日本引入了可对 OTSC 进行通电拆除的装置（remOVE 系统［Ovesco］）。这类装置的出现可降低 OTSC 的使用难度。

7 | OTSC 缝合时的重要事项

如单独使用或和其他缝合法联合使用 OTSC 可实现牢固缝合，可保证术后患者和主刀医生的安全。但并未对使用 OTSC 缝合黏膜缺损部位有明确的收费规定，目前来说 OTSC 费用均为医疗机构自行负担，因此这一点需要进行改善。此外，更重要的是缝合后的安全性，OTSC 缝合的安全性较高，在出现其他有效的缝合法之前，作者会一直积极、谨慎使用 OTSC 进行缝合，目前为止并未出现迟发性穿孔病例。此外，须掌握多种缝合知识和技能，以便在单独使用 OTSC 难以缝合时，能联合采用其他缝合法进行缝合。

[1] Kobara H, Mori H, Nishiyama N, et al.： Over-the-scope clip system：A review of 1517 cases over 9 years. J Gastroenterol Hepatol 34：22-30, 2019［PMID：30069935］.
[2] Tashima T, Ohata K, Sakai E, et al.： Efficacy of an over-the-scope clip for preventing adverse events after duodenal endoscopic submucosal dissection：a prospective interventional study. Endoscopy 50：487-496, 2018［PMID：29499578］.
[3] Yahagi N, Nishizawa T, Akimoto T, et al.： New endoscopic suturing method：string clip suturing method. Gastrointest Endosc 84：1064-1065, 2016［PMID：27327846］.
[4] Dohi O, Yoshida N, Naito Y, et al.： Efficacy and safety of endoscopic submucosal dissection using a scissors-type knife with prophylactic over-the-scope clip closure for superficial non-ampullary duodenal epithelial tumors. Dig Endosc 32：904-913, 2020［PMID：31883154］.
[5] Ohata K, Sakai E, Suzuki Y, et al.： Risk factors of delayed bleeding after endoscopic resection of superficial non-ampullary duodenal epithelial tumors and prevention by over-the-scope and conventional clipping. Dig Endosc 33：390-398, 2021［PMID：32432342］.
[6] Schmidt A, Riecken B, Damm M, et al.： Endoscopic removal of over-the-scope clips using a novel cutting device：a retrospective case series. Endoscopy 46：762-766, 2014［PMID：24770968］.

田岛 知明 埼玉医科大学国际医疗中心消化内科

线辅助缝合法（LACC）

概述

◉ 在该缝合法下，需用安装在夹子上的尼龙缝合线牵引黏膜缺损部位周围的正常黏膜组织，然后用夹子进行完全缝合。

◉ 该缝合法适用于 20 mm 以上病变的内镜切除后的创面。

◉ 由于可用单通道内镜进行缝合，因此无须拔出内镜，可在内镜治疗后直接进行缝合。

要点

○ 通过牵拉系在夹子上的缝合线来牵拉和靠拢创面近侧和远侧的黏膜，然后可轻而易举地用夹子进行缝合。

○ 此外，在追加放置夹子时，可通过拉伸缝合线来将视野从侧视位调整为正面位置。

○ 当使用 1 个钛夹尼龙绳难以进行完全封闭时，需用同样的方式追加钛夹尼龙绳。

■适用对象及适应证

1）适用对象

十二指肠降部（不含乳头部周围）、水平部。

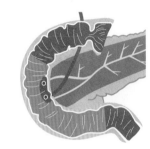

2）适应证

适用于 20 mm 以上病变内镜切除后的创面。

1 | 准备

· 直径 0.23 mm 的尼龙线。

· 夹子（HX-610-090）（奥林巴斯）。

· 夹子装置（HX-110LR）（奥林巴斯）。

· 剪刀状钳子（FS-3L-1）（奥林巴斯）。

2 | 迟发性穿孔的其他对策及处置

①水下 EMR（UEMR）

由于是在水下环境中进行，因此可有效抑制高脉冲对创面底部的热变性。此外，和传统 EMR 相比，由于切除层较浅，黏膜下层血管会被完整保留在创面上。由于没有对周围的黏膜组织进行局部注射，因此周围黏膜较为柔软，较为易于进行缝合。本院已对 231 例（2015 年 1 月—2019 年 3 月）SNADET 患者行 UEMR+ 线夹缝合术，未曾出现迟发性穿孔病例，短期来看，疗效良好。

②水下夹闭

和 UEMR 一样，将十二指肠内腔灌满生理盐水，可易于用夹子进行缝合。其原因是水下环境中，管腔内气压较低，无须撑开黏膜缺损部位即可进行处置。此外，在水下环境中，切除创面上浮，易于放置夹子。

③组织屏蔽法

该方法是在内镜下用纤维蛋白胶将 PGA 敷贴（可吸收缝合辅助材料）贴在创面上，从而对创面进行保护的缝合法。此外，还可用夹子将 PGA 敷贴固定在黏膜缺损部位周围的正常黏膜上。用 LACC 或留置圈套器难以用夹子进行缝合时，多采用该方法进行缝合。

截至目前，并未有报告指出十二指肠黏膜癌会发生血管浸润和转移，因此本院最大对 30 mm 左右的腺瘤性息肉和黏膜内癌行 UEMR，并用 LACC 进行创面缝合。但和 EMR 相比，UEMR 多会出现分片切除和切除切缘阳性，因此术后须密切观察，确认是否有残留和局部复发。

---

3 | 线辅助缝合法（LACC）实际案例　　　　　0-Ⅱa 型 × 水平部

①将带线的夹子穿过钳道。②将带线的夹子放在黏膜缺损部位的近侧正常黏膜上。③然后将第 2 个夹子夹在缝合线上。④将第 2 个夹子放在黏膜缺损部位的远侧正常黏膜上。⑤牵拉缝合线，第 1 个夹子和第 2 个夹子会相互靠近，从而易于放置第 3 个夹子。⑥追加放置夹子。牵拉缝合线，将视野从侧视调整为正视，可易于放置夹子。⑦用剪刀状钳子剪断缝合线。

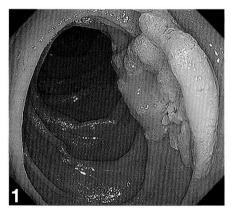

位于水平部的 28 mm 大小的浅表隆起型病变（0-Ⅱa 型）。

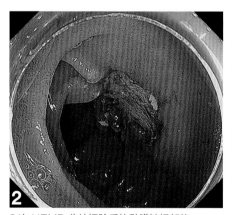

3 次 UEMR 分片切除后的黏膜缺损部位。

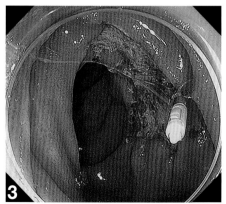

在夹子前端上用尼龙缝合线打结。然后将带线的夹子穿过内镜钳道。然后将夹子放在黏膜缺损部位近侧的正常黏膜上。

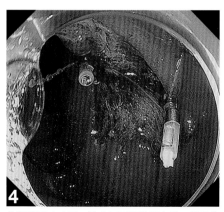

放置第 2 个夹子，该夹子无须带缝合线。然后将该夹子放在远侧（对侧），并夹住第 1 个夹子上的缝合线（可将缝合线固定在远侧正常黏膜上）。

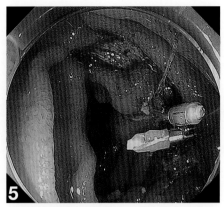

牵拉内镜钳道外的缝合线，可使创面近侧和远侧相互靠拢。

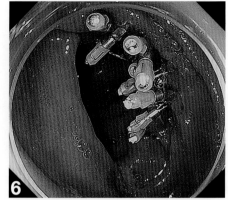

然后再在两边追加放置夹子，可进行完全缝合。在追加放置夹子时，可通过适当牵拉缝合线来将视野从侧视调整为正视。如黏膜缺损面积较大，可追加使用LACC进行缝合。

[1] Yamasaki Y, Takeuchi Y, Uedo N, et al.：Line-assisted complete closure of duodenal mucosal defects after underwater endoscopic mucosal resection. Endoscopy 49：E37-E38, 2017 ［PMID：28068699］.

[2] Yamasaki Y, Uedo N, Takeuchi Y, et al.：Underwater endoscopic mucosal resection for superficial nonampullary duodenal adenomas. Endoscopy 50：154-158, 2018 ［PMID：28962044］.

[3] Yamasaki Y, Kanzaki H, Kawahara Y, et al.：Underwater endoclip closure after endoscopic resection for duodenal adenomas. Ann gastroenterol 31：121, 2018 ［PMID：29333077］.

[4] Takimoto K, Imai Y, Matsuyama K：Endoscopic tissue shielding method with polyglycolic acid sheets and fibrin glue to prevent delayed perforation after duodenal endoscopic submucosal dissection. Dig Endosc 26（Suppl 2）：46-49, 2014 ［PMID：24750148］.

[5] Doyama H, Tominaga K, Yoshida N, et al.：Endoscopic tissue shielding with polyglycolic acid sheets, fibrin glue and clips to prevent delayed perforation after duodenal endoscopic resection. Dig Endosc 26（Suppl 2）：41-45, 2014 ［PMID：24750147］.

松枝 克典　冈山大学医院消化内科

石原 立　大阪国际癌症中心消化内科 副院长

敷贴聚乙醇酸（PGA）敷料

概述

◉ 聚乙醇酸（PGA）敷贴由聚乙醇酸制成，可在体内使用，遇水分解，因此可溶于体内，10余年前便在外科领域使用，是较为安全的医用敷贴。放置方法依敷贴类型而异，十二指肠 ESD 术后创面面积较小，因此本院将数枚敷贴重叠，然后裁剪成 2cm 左右的较短的形状，然后用活检钳将其通过内镜钳道放入体内。将短敷贴稍加重叠，用活检钳平整地放在创面底部。然后用纤维蛋白胶粘贴敷贴。可通过粘贴 PGA 敷贴的方式来预防胰液、胆汁直接流向固有肌层，且在粘贴 PGA 敷贴的部位会形成较为理想的纤维化状态，因此可预防迟发性穿孔，并且减少迟发性出血的发生。

◉ 本科室曾采用该方法对小型穿孔进行了处置，从而避免了手术。术中剥离过程中发生的固有肌层过度凝固极有可能导致迟发性穿孔，此时亦可采用该方法进行处置。

要点

粘贴要点

◉ 用活检钳夹住被裁剪成 20 mm×15 mm 大小的重叠了的 PGA 敷贴，通过钳道放置创面底部。

◉ PGA 敷贴之间只需稍稍重叠即可。

◉ 正常黏膜的附着力较弱，因此敷贴不能贴在创面底部之外的位置。

◉ 合上活检钳，轻轻按压敷贴，创面底部水分被充分吸收，敷贴密切贴合于创面。

贴合要点

◉ 须用不同的管道输注 A 液体（纤维蛋白原）和 B 液体（凝血酶），两种液体不能混合。

◉ 为了能在 PGA 敷贴和固有肌层间注入充足的 A 液体，须用局部注射针从敷贴上面开始每次注射 0.1 ~ 0.2 mL、缓慢注射 A 液体。

■适用对象及适应证

1）适用对象

该方法适用于十二指肠所有部位。

但十二指肠降部内侧、Vater 乳头部附近在直视镜下呈接线方向，因此 PGA 敷贴粘贴操作较为困难。

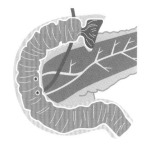

2）适应证

十二指肠治疗后创面迟发性穿孔风险较高，尤其是 ESD 术中需进行大面积切除，迟发性穿孔风险倍增，因此十二指肠 ESD 治疗后的创面宜用该方法进行封闭。此外，该方法也适用于封闭术中的小穿孔以及处置固有肌层的过度凝固问题。但对大型创面进行 PGA 完全封闭需花费较长时间。

1 │ 准备

1）聚乙醇酸（PGA）敷贴（图1）

奈维补片 0.02 mm 50 mm×50 mm

2）黏合剂

使用 Beriplast P Combiset 3 mL［CSL］，或 Volheel 3 mL［KMB］。

3）活检钳

使用内镜用经鼻无鳄齿活检钳 2.2 mm（奥林巴斯）。

4）局部注射针

使用两根大肠 EMR 用局部注射针，内镜用局部注射针（TOP），或 Beriplast 专用气管用管（三叉）［CSL］。

5）前端帽

使用一次性前端帽（奥林巴斯）。

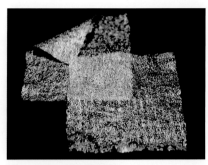

图 1　PGA 敷贴整体图
尺寸为 100 mm×50 mm，无法通过钳道将其送至创面。因此须进行裁剪后经钳道运送，或是将较大的切片用露出内镜前端的活检钳进行运送。相较于其他脏器，十二指肠的病变较小，因此使用的 PGA 敷贴面积也较小，多裁剪成 15～20 mm 的小片。

6）ESD 术后使用 PGA 敷贴贴合创面底部的步骤及要领

由于十二指肠 ESD 术后创面底部的固有肌层较薄，并且胰液、胆汁暴露极有可能会导致迟发性穿孔，因此预防胰液、胆汁暴露非常重要，须对创面底部进行缝合或贴合。由于固有肌层较薄，夹子前端触碰亦可能会导致穿孔，因此本院基本使用 PGA 敷料进行贴合。

①运送

将被裁剪成 20 mm×15 mm 大小的 PGA 敷贴，前端用活检钳固定住，并通过钳道送至创面底部。在此过程中，须注意夹住 PGA 敷贴的两端。

②释放

将 PGA 敷贴送至创面后，须释放 PGA。在释放 PGA 敷料时，须和助手进行配合。重复开合和抽插活检钳，当接触到前端帽时，立即释放 PGA 敷料，然后用钳子夹住敷料，将其敷在创面底部。然后重复该操作。依据创面面积逐渐调整敷料面积，用敷料覆盖整个创面。如覆盖过厚，贴合力会下降，因此敷料不能太厚。如将敷料敷在正常黏膜上，其贴合力亦会下降，因此不能将敷料敷在正常黏膜上。合上活检钳，轻轻按压敷料，创面底部水分被充分吸收，敷料易于贴合。

③敷贴

敷在创面底部的 PGA 上面开始用纤维蛋白胶专用管每次注入纤维蛋白胶黏合剂 A 液体（纤维蛋白原）0.1～0.2 mL，然后喷洒 B 液体（凝血酶），使敷料完全贴合。在注射液体时，A 液体和 B 液体须分别使用不同的管道进行注射，避免混合。本院采用局部注射针注射 A 液体（针处于收回状态），用喷洒管喷洒 B 液体。为了确保术后 PGA 敷料不会脱落，须按压 PGA 敷料，以确保两种液体能够进入创面底部和敷料之间。其中，最重要的是 PGA 敷料和固有肌层的贴合度，即 A 液体的注射方法。为了确保 A 液体能够充分进入 PGA 敷料和固有肌层之间，本院会从 PGA 敷料上部用局部注射针选择 15～30 处涂 A 液体，每次涂 0.1～0.2 ml，并需要进行按压。A 液体为黏度较高的须冷藏保存的液体，常温后用较粗的针头亦难以吸取该液体。因此本院一旦决定使用该液体，就会立即进行回温处理。

2 | ESD 后创面底部敷 PGA 敷料

PGA 敷料可能会出现弯折，但将敷料从钳子上释放并接触十二指肠内的黏膜后，敷料会变得平整。如敷料弯折导致和肌层之间有空隙，黏合剂的黏合度下降，可能会导致敷料脱落。因此，须合上钳子，然后进行轻轻按压。十二指肠 ESD 术后的创面较胃部 ESD 术后创面小，可不用大的 PGA 切片，而是将 PGA 裁剪成小片（本院一般为 20 mm × 15 mm），用多个小片对创面底部进行完全覆盖。

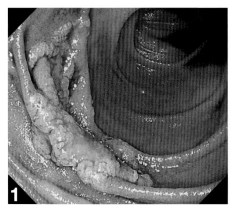

患者降部后壁有约 30 mm 的 0-Ⅱa 型病灶。对病变进行了 ESD 切除。

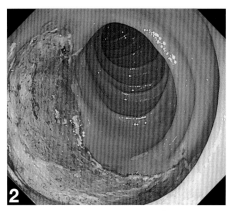

ESD 术后的创面。无出血或穿孔等。

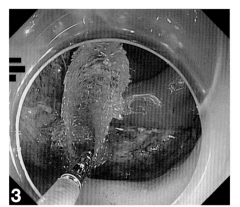

病变切除后，为了防止胰液、胆汁暴露，敷上了 PGA 敷料。用活检钳（经鼻用）将裁剪成 20 mm 大小的 PGA 敷料经钳道放至创面底部。由于需要通过钳道，因此在通过管腔的时候敷料是弯曲的。

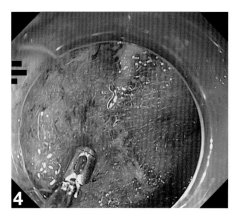

PGA 敷料可能会出现弯折，但将敷料从钳子上释放并接触十二指肠内的黏膜后，敷料会变得平整。
但该状态下创面底部外侧的正常黏膜上也会沾有敷料。后续在创面底部涂上纤维蛋白胶后，会有一定的贴合力，但创面周围正常黏膜上的敷料没有贴合力，后续可能会因肠道蠕动而脱落。

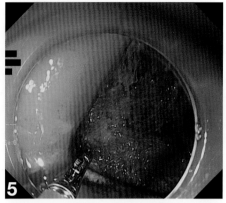

因此，须合上活检钳，或重新抓取敷料，将移位至肛侧的敷料重新敷在创面上。

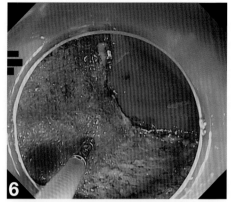

然后用其他敷料逐步敷在创面底部，直至创面完全被敷料覆盖。如敷料弯折导致和肌层之间有空隙，黏合剂的黏合度下降，可能会导致敷料脱落。因此，须合上钳子，然后进行轻轻按压。

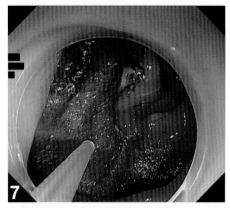

将创面整体敷上 PGA 敷料后，用 Beriplast 专用管轻轻触碰敷料并注入纤维蛋白胶，可使敷料牢固贴合于创面。

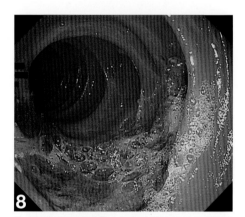

治疗结束后内镜图像。创面底部被 PGA 完全覆盖，并用纤维蛋白胶完全贴合。该患者术后未出现并发症（迟发性出血、迟发性穿孔），病理结果为腺瘤，切缘阴性。

3 | 成本

PGA 敷料及同时使用的纤维蛋白胶的保险适用条款各地区均不同，今后可望依临床试验结果而将其纳入保险范围内。

另外，10 cm×5 cm 规格的 PGA 敷料保险赔付金额为 8350 日元、3 mL 规格的纤维蛋白黏合剂（两种液体共计 6 mL）价格为：Volheel 为 29 787 日元，Beriplast 为 33 459 日元。

[1] 小野裕之、野中哲、上堂文也、他：十二指腸腫瘍における非乳頭部腫瘍に対する EMR, ESD の現状と問題点. 胃と腸 46：1669-1677, 2011.
[2] 滝本見吾、山内宏哲、松山希一：ポリグリコール酸シート・フィブリン糊併用法のコツ. Gastroenterol Endosc 57：2543-2550, 2015.

龙本 见吾　宇治德洲会医院消化内科
村井 克行　国立医院机构京都医疗中心消化内科
太田 义之　国立医院机构京都医疗中心消化内科

穿孔时的处理 1

概述

◉ 十二指肠肠壁极薄，不仅术中穿孔发生风险大，术后由胆汁、胰液暴露导致迟发性穿孔风险也极高。

◉ 从外科角度来说，须对穿孔行胰头十二指肠切除术等侵袭性手术。

◉ 对于术中穿孔，不仅需对穿孔部位进行缝合，亦需要对黏膜缺损部位整体进行缝合。

◉ 对于无法缝合的患者，则会使用 PGA 敷料进行覆盖。

◉ 对于迟发性穿孔患者，可通过覆盖 PGA 敷料和进行内镜下经鼻胆管胰管引流得以缓解。

要点

◉ 关于十二指肠内镜治疗穿孔的管理，如**图 1** 所示。

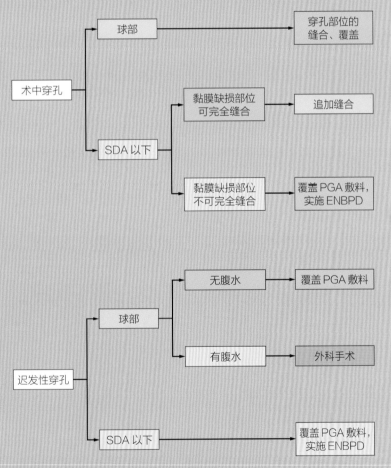

图 1　十二指肠内镜治疗穿孔管理方式

1 | 十二指肠内镜治疗穿孔的流行病学及临床特征

十二指肠肌层如纸一般薄，并且由于后腹膜位置固定，因此内镜操作性不佳，十二指肠 ESD 穿孔风险较高。本科室 2010 年 6 月—2017 年 6 月的十二指肠 ESD 术患者中，穿孔发生率为 15.5%，是其他消化道 ESD 穿孔发生率的 10 倍。同期进行的 EMR 穿孔发生率为 0.68%。本科室对十二指肠病变积极采用 ESD 术式，而非 EMR 分片切除，其原因是对较小的病变来说，EMR 术式较为安全。

由于胆汁、胰液暴露，即使术中没有出现穿孔，术后出现迟发性穿孔的概率也较其他消化道高。通常来说，为了预防迟发性并发症，作者们会对 ESD 术后黏膜缺损部位用钛夹尼龙绳等进行完全缝合，该方法可预防 95% 的迟发性并发症，但偶尔仍会出现穿孔。

十二指肠后腹膜位置固定，并且和胰腺、胆管等重要脏器距离较近，一旦出现穿孔，难以从体外进行穿刺引流，因此后腹膜上会出现脓肿，需要进行外科介入，此时须行胰十二指肠切除术这种侵入性极高的手术，因此会出现病情加重、恢复时间延长等状况。对于十二指肠内镜治疗后的穿孔，作者们通常采用内镜下对黏膜缺损部位进行 PGA 敷料全面覆盖或 ENBPD 胰管胆管外部引流的方式进行处置。迄今为止已对 700 余例患者进行了十二指肠内镜治疗，只有 1 例患者出现迟发性穿孔并进行了胰十二指肠切除术，其他患者均进行了追加处置，临床上得到了改善。本文将对十二指肠内镜治疗穿孔后内镜下处置进行详细介绍。

2 | EMR 术中穿孔管理   0- Ⅱa 型 × 球部

EMR 术中出现的穿孔较小，多可冷静沉着地进行缝合。在进行处置时，最重要的是正确放置第 1 个钛夹。在缝合时如第一个钛夹只夹住了部分穿孔部位（即部分夹住），该夹子将妨碍后续夹子的放置，因此在放置第 1 个夹子时须谨慎。

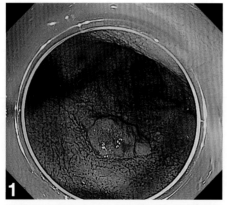

对球部下面的 5 mm 大小的 0-Ⅱa 型病变行 EMR。

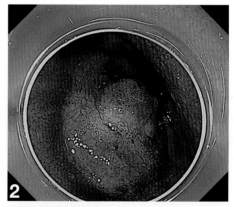

局部注射后抬举不良。

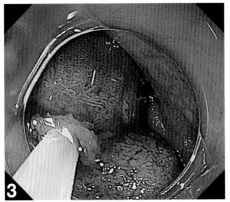

3 套取病变并切除。

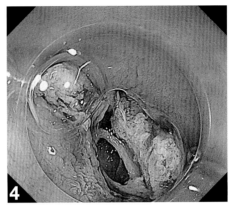

4 引起了 3 mm 大小的穿孔。

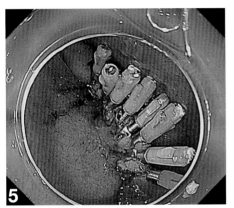

5 单纯采用钛夹对穿孔部位进行了完全缝合。

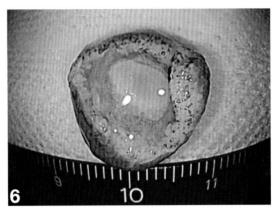

6 切除后的标本。确认到了肌层。

3 │ 夹持不牢导致缝合困难的 EMR-L 术后穿孔管理

　　在进行缝合时，不仅须对黏膜进行缝合，亦须对肌层进行缝合，从而可防止脱落。可使用可重复开合的夹子或全层缝合装置（OTSC）等对穿孔部位进行封闭。

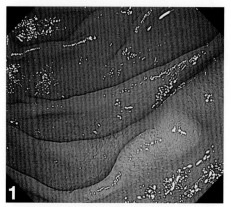

降部后壁上有 5 mm 大小的 SMT。

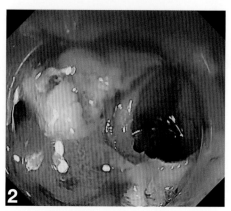

EMR-L 后出现了 5 mm 大小的穿孔。

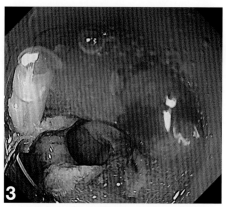

第 1 个夹子并没有完全夹住，因此妨碍了后面夹子的性能。

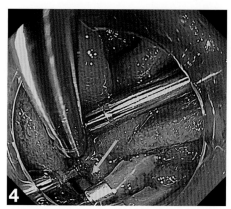

放置了数个夹子，但并未能对中间的穿孔位置进行缝合。

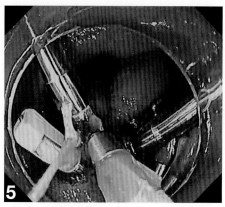

对穿孔部位边缘用钛夹尼龙绳进行了完全缝合。

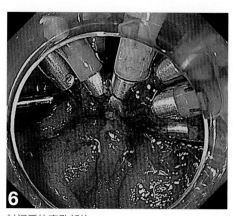

封闭后的穿孔部位。

4 | ESD 术中穿孔管理

原则上对 ESD 术中出现的穿孔采取和其他消化道 ESD 术中穿孔同样的处置措施，如马上对穿孔进行封闭，夹子会妨碍黏膜下层的剥离，因此无须立即进行缝合，而是追加对黏膜下层进行剥离，给缝合留出充足的余地。此外对 SDA 以下的病变须进行黏膜缺损部位的完全缝合，如创面底部有夹子，将会妨碍完全缝合。因此，对于手术后半程中出现的穿孔，最好先尽快切除病变，然后再对穿孔进行完全缝合。

由于胆汁、胰液暴露，可能会导致出现迟发性并发症，因此对于球部病变和 SDA 以下的病变，我们会采取不同的处置措施。球部病变受胆汁、胰液影响较小，黏膜较厚，难以对黏膜缺损部位进行完全缝合，可只对穿孔部位进行缝合或用 PGA 敷料覆盖即可。但 SDA 以下部位的病变多暴露在胆汁、胰液中，出现迟发性并发症的概率较高，因此仅对穿孔部位进行缝合并不足以防止并发症的发生，须对黏膜缺损部位整体进行缝合。

在实际缝合过程中，我们会和预防 ESD 术后黏膜缺损缝合一样，采用钛夹尼龙绳进行缝合。该方法为沿肠管长轴方向的缝合，十二指肠 Kerckring 皱襞由黏膜和黏膜下层构成，相比肌层来说，黏膜和黏膜下层余量较大，因此即使是对 50 mm 以上黏膜缺损部位进行完全缝合，亦不会引起管腔狭窄。

当病变部位极度靠近 Vater 乳头，或是浸润面积较大时，可能会无法进行完全缝合。对于上述高风险病例，我们通常使用十二指肠镜，在胆管、胰管内放置经鼻引流管，行 ENBPD。迄今为止已对 10 例无法进行黏膜缺损部位完全缝合的术中穿孔患者进行了 ENBPD，并且后续无须追加手术或 CT 下引流等。因此，上述处置方式对难以进行完全缝合的高风险患者有效。

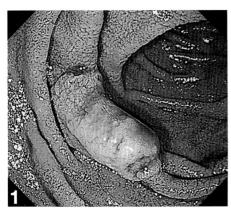

对降部后壁上 25 mm 大小的浅表隆起型病变（0-Ⅱa 型）行 ESD。

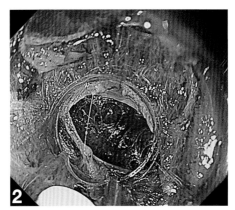

在黏膜下层剥离过程中，由于呼吸运动，导致内镜前端对黏膜下层造成了巨大穿孔。

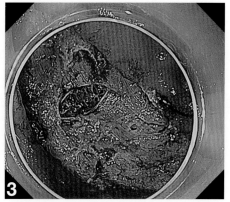

3

切除完病变。

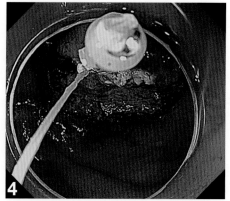

4

尝试用钛夹尼龙绳对含穿孔部位在内的黏膜缺损部位进行完全缝合。

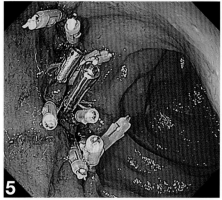

5

创面封闭后。

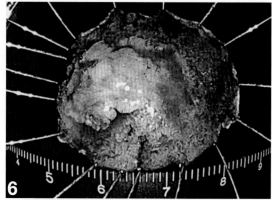

6

切除掉的标本。

5 | 迟发性穿孔管理

一般来说 ESD 术后迟发性穿孔面积较大，如穿孔发生在经口进食之后，由于内容物会大量漏出肠管外，将会导致难以进行保守治疗。

十二指肠 ESD 术后迟发性穿孔中，球部病变的穿孔多发生在腹腔侧，可采用腹腔内冲洗、引流加大网膜填充等较低侵入性手术进行应对。如腹膜刺激症状较轻，腹水较少，可仅用 PGA 敷料进行覆盖，但如肠管内容物大量涌至腹腔内，则需立即进行手术。

SDA 以下部位的穿孔一般发生在后腹膜腔，须进行难度较大的胰十二指肠切除术等高侵入性手术。迟发性穿孔患者由于穿孔部位周围黏膜有炎症，组织较为脆弱，使用钛夹等不仅难以进行缝合，相反还会有扩大穿孔面积的风险。对于此类患者，我们一般会在直视内镜下对穿孔部位进行 PGA 敷料覆盖，之后施行 ENBPD。

我们对接下来要介绍的患者进行引流后迅速进行了敷料覆盖，预后较好。

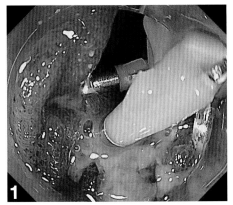

降部后壁 ESD 术 48 h 后出现了迟发性穿孔。夹子闭合部分根部有脓液流出。

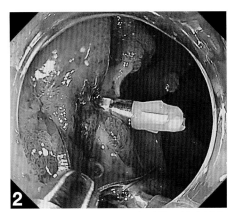

穿孔部位大小约 2 mm，尝试使用钛头进行缝合。

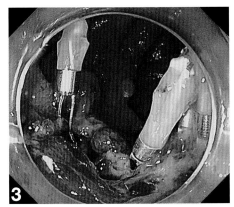

但由于组织较为脆弱，导致穿孔面积扩大。

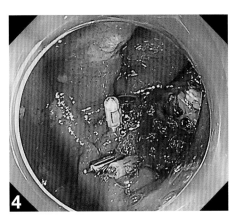

用 PGA 敷料对创面进行了覆盖

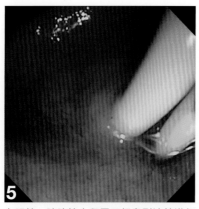

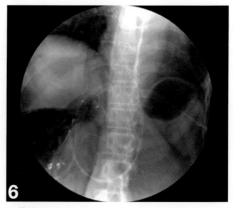

5 在胆管、胰腺管内留置了经鼻引流管进行引流。

6 X线片。

6 │ 十二指肠穿孔管理重要事项

十二指肠穿孔管理中重要的是冷静处置，做到这一点并非易事。平时须多练习各种处置方式，熟悉设备和器具使用方法，完善紧急情况下和 ERCP 医生、外科医生的协作体系，然后再予决定治疗方案。

[1] Yahagi N, Kato M, Ochiai Y, et al.：Outcomes of endoscopic resection for superficial duodenal epithelial neoplasia. Gastrointest Endosc 88：676–682, 2018　DOI：10.1016/j.gie.2018.05.002［PMID：29753040］.

[2] Kato M, Ochiai Y, Fukuhara S, et al.：Clinical impact of closure of the mucosal defect after duodenal endoscopic submucosal dissection. Gastrointest Endosc 89：87–93, 2018　DOI：10.1016/j.gie.2018.07.026［PMID：30055156］.

[3] Fukuhara S, Kato M, Iwasaki E, et al.：Management of perforation related to endoscopic submucosal dissection for superficial duodenal epithelial tumors. Gastrointest Endosc 91：1129–1137, 2019　DOI：10.1016/j.gie.2019.09.024［PMID：31563595］.

[4] Yahagi N, Nishizawa T, Akimoto T, et al.：New endoscopic suturing method：string clip suturing method. Gastrointest Endosc 84：1064–1065, 2016　DOI：10.1016/j.gie.2016.05.054［PMID：27327846］.

加藤 元彦　庆应义塾大学医院内镜中心
矢作 直久　庆应义塾大学医院肿瘤中心

穿孔时的处理 2

概述
◉ 将穿孔部位用 PGA 敷料和纤维蛋白胶覆盖，然后用夹子或留置圈套器进行缝合。
◉ 如创面底部较小，可在覆盖敷料等后仅用夹子进行封闭，如创面底部较大，采用该方法较为合适。
◉ 如创面底部得到有效的覆盖或封闭，可避免胰液、胆汁等的暴露，并可有效预防其后的并发症。
◉ 在实施本方法后须进行密切观察，如状态恶化，须立即进行手术治疗。

要点
◉ 创面底部的封闭方式多种多样，在选择封闭方式及使用装置时需考虑其操作性、创面底部大小等多种因素。
◉ 在封闭创面之前须进行迅速吸气，须进行演练。
◉ 封闭需尽量沿着十二指肠短轴进行，在封闭时须适量进行吸气处理，并且夹子方向尽量和肠壁呈垂直方向。

---

1 | 准备

1）穿孔对应处置

如有发生术中穿孔，继续进行剥离，确保不会影响后续病变的剥离即可。然后再对穿孔部位安装钛夹或在切除病变后用 PGA 敷贴及纤维蛋白胶进行覆盖等。

在体外将钳子穿过内镜，然后夹住涂了 A 液体（纤维蛋白原）的 PGA 敷贴。此后，将 PGA 敷贴经内镜送至穿孔部位，然后将其贴附或覆盖在穿孔部位，并涂上 A 液体。然后再涂上 B 液体（凝血酶）。如将 A 液体和 B 液体混合，将会造成凝固现象，因此须用 lumen 分离式 Beriplast 注射用胃镜导管。在封闭时须对含穿孔部位在内，用夹子或留置圈套器尽量对创面整体进行封闭。

2）器材

· PGA 敷贴［奈维补片（郡是）］、黏合剂（Beriplast P Combiset［CSL］）、导管（Beriplast 注射用胃镜支气管镜用导管［CSL］）、圈套器［留置圈套器（奥林巴斯）］、夹子［EZ Clip（奥林巴斯）、ZEO Clip（瑞翁）、SureClip［MICRO TECH］等］。

[1] Doyama H, Tominaga K, Yoshida N, et al.：Endoscopic tissue shielding with polyglycolic acid sheets, fibrin glue and clips to prevent delayed perforation after duodenal endoscopic resection. Dig Endosc 26（Suppl. 2）：41–45, 2014［PMID：24750147］.
[2] Takimoto K, Imai Y, Matsuyama K, et al.：Endoscopic tissue shielding method with polyglycolic acid sheets and fibrin glue to prevent delayed perforation after duodenal endoscopic submucosal dissection. Dig Endosc 26（Suppl. 2）：46–49, 2014［PMID：24750148］.
[3] Hoteya S, Kaise M, Iizuka T, et al.：Delayed bleeding after endoscopic submucosal dissection for non-ampullary superficial duodenal neoplasias might be prevented by prophylactic endoscopic closure：analysis of risk factors. Dig Endosc 27：323–330, 2015［PMID：25186455］.
[4] Tsuji Y, Sakaguchi Y, Koike K：Endoscopic shielding with polyglycolic acid sheets and fibrin glue for a large-sized ulcer after endoscopic submucosal dissection. Dig Endosc 31（Suppl. 1）：23–24, 2019［PMID：30994229］.
[5] Kato M, Ochiai Y, Fukuhara S, et al.：Clinical impact of closure of the mucosal defect after duodenal endoscopic submucosal dissection. Gastrointest Endosc 89：87–93, 2019［PMID：30055156］.

　　术中穿孔时须迅速观察生命体征及皮下气肿等全身状态，然后切除病变，并进行穿孔部位的处置。处置法之一是覆盖 PGA 敷料，具体如下所示。

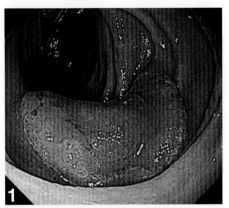

降部存在跨越两层皱襞的 0-Ⅱc 型病变。

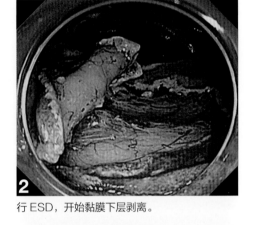

行 ESD，开始黏膜下层剥离。

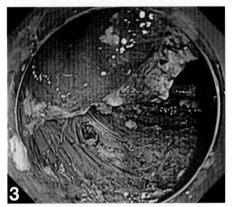

在剥离至 3/4 程度时引发了小穿孔。

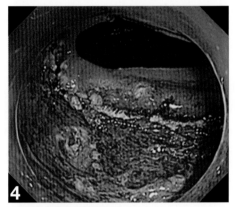

迅速进行剥离并切除病变。

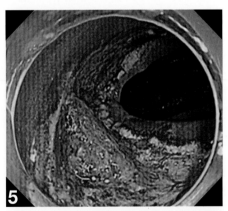

将涂了 A 液体（纤维蛋白胶）的 PGA 敷贴用钳子送至穿孔部位，然后进行覆盖。然后用专用导管涂抹 A 液体。

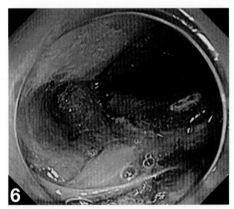

然后用专用导管撒上 B 液体（凝血酶），并在创面底部覆盖 PGA 敷料。

覆盖PGA敷料和纤维蛋白胶后，对含穿孔部位在内的创面底部进行完全封闭。在封闭创面底部时，须确认吸气后创面底部是否有缩小以及创面边缘的状况。

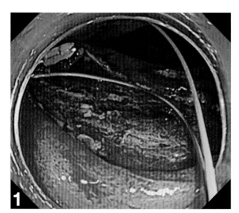

将留置圈套器套入夹子的前端，并固定住创面边缘及部分肌层，然后放置夹子，并固定留置圈套器。

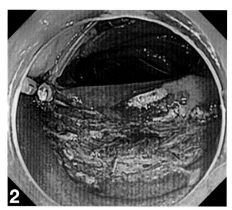

然后再在对侧的边缘也用同样方式固定留置圈套器，并进行缝合。

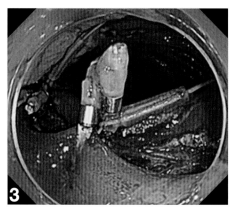

如创面底部较大，须用同样的方式进行缝合。

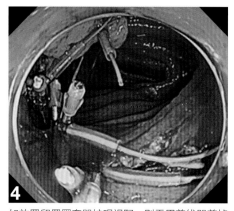

如放置留置圈套器妨碍视野，则需用剪线器剪掉不必要的部分。

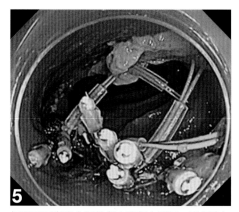

如留置圈套器之间的创面底部有裂开，则须追加放置夹子。在放置夹子前，须进行吸气处理。夹齿须抓住肌层，以形成一定的张力。

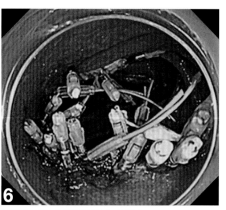

最终对创面底部进行了完全缝合。

4 | 术后观察及病理诊断

比起术中穿孔后未能进行完全封闭的患者，成功进行穿孔部位确认并完全缝合的患者住院时间较短，并且无须进行外科处置。该患者 ESD 术后第 1 天血清淀粉酶数值升高，为 460U/L，因此联合使用了乌司他丁进行治疗。术后出现了轻度发热，但并无腹痛，术后第 7 天开始进食后逐渐恢复正常，术后 14 天出院。下面为观察经过。

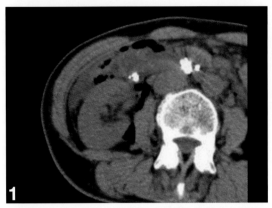

治疗结束后进行腹部 CT 扫描。后腹膜、腹腔内观察到肠外气体。

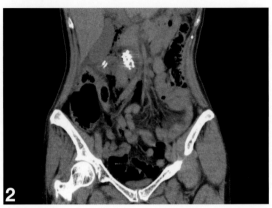

治疗结束后腹部 CT 冠状面。同样在后腹膜、腹腔内观察到肠外气体。

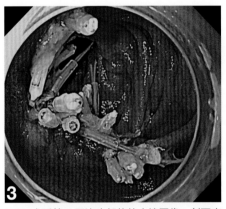

ESD 术后第 7 天治疗部位的内镜图像。创面底部处于封闭状态。仅进行保守治疗后 14 天出院。

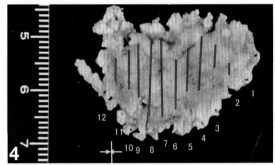

最终病理诊断为十二指肠腺癌，0-IIa，23 mm×14 mm，tub1，pM，ly0，v0，pHM0，pVM0。

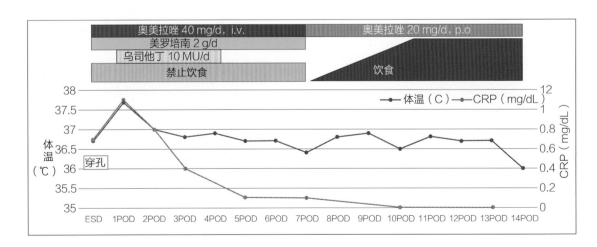

冈本 阳祐　东邦大学医疗中心大桥医院消化内科

布袋屋 修　虎之门医院消化内科

缝合困难时的处理
——ENBD 和 ENPD

概述

- 十二指肠降部病变距离 Vater 乳头较近，病变切除后胰液、胆汁直接暴露，会影响黏膜再生且容易引起迟发性穿孔，从而容易导致严重的脓肿。因此须在十二指肠 ESD 术后用钛夹进行缝合，在缝合后可降低并发症的发生率。
- 但对于发生乳头占位或触及乳头的病变，如进行完全缝合，有可能会引起胆管、胰管狭窄。对于十二指肠下角到远侧等内镜操作性欠佳的病变，也难以进行完全缝合。
- 对于此类病变，须分别对胆管、胰管进行内镜下经鼻引流插管（ENBD 和 ENPD），对胆汁及胰液进行引流，预防并发症的发生。

要点

- 由于 ESD 术后手术部位难以确认且直接接触创面容易导致穿孔或出血等，因此在插入斜视镜时须尤其注意，或最好进行直线插入。

■适用对象及适应证

1）适用对象

该方法适用于十二指肠降部到远侧。

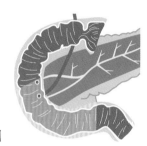

2）适应证

适用于因发生乳头占位或触及乳头的或是内镜难以到达、操作性不佳等原因难以用钛夹进行完全缝合的病变。

1 │ 准备

1）内镜

后方斜视镜。由于要做 ENBD 和 ENPD，因此最好使用钳道较大的 TJF-260V（奥林巴斯）或 TJF-290V（奥林巴斯）。

2）插管用导管

MTW 导管［MTW Endoskopie］。

[1] Kato M, Ochiai Y, Fukuhara S, et al.：Clinical impact of the mucosal defect after duodenal endoscopic submucosal dissection. Gastrointest Endosc 89：87-93, 2018［PMID：30055156］.
[2] Fukuhara S, Kato M, Iwasaki E, et al.：Management of perforation related to endoscopic submucosal dissection for superficial duodenal epithelial tumors. Gastrointest Endosc 91：1129-1137, 2019［PMID：31563595］.

3）导丝

0.025 VisiGlide2（奥林巴斯）（ENBD、ENPD 各 1 根，共计 2 根）。如难以到达胆管、胰管，则联合使用 NaviPro（波士顿科学）。

4）ENBD

5Fr QuickPlace V（奥林巴斯）（图 1）。

5）ENPD

5Fr 经鼻胰管引流套装 [Cook]（图 2）。

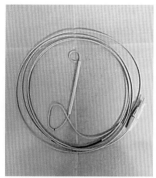
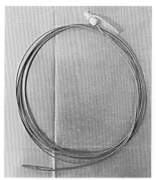

图 1　5Fr QuickPlace V（奥林巴斯）　图 2　5Fr 经鼻胰管引流套装 [Cook]

---

2 ｜ 预防 ENBD 和 ENPD 并发症

0-Ⅱa 型 × 降部

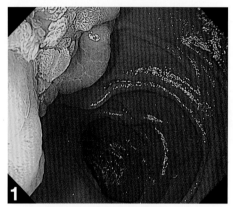

1 患者降部主乳头附近的腹侧肠壁上有 30 mm 大小的浅表隆起型病变（0-Ⅱa 型）。

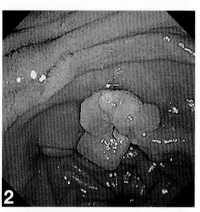

2 用后方斜视镜进行观察，发现由于乳头和病变位置较为接近，如进行缝合，可能会引起胆管和胰管狭窄。

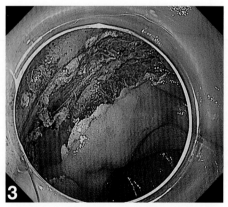

3 第 2 天，用 ESD 进行了一次性切除，未发生穿孔。

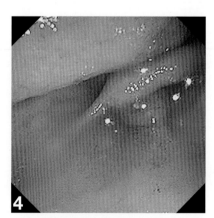

4 ESD 术后用后方斜视镜进行观察，在切除部位的肛侧发现了乳头。

转下页 ➡

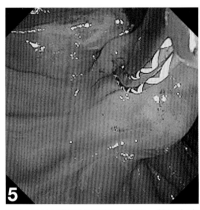

5 将 MTW 导管插入胆管、胰管，然后在内部各放置一根 0.025 VisiGlide2 导丝。

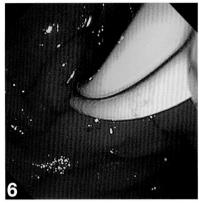

6 分别在胆管、胰管内进行 5Fr ENBD 和 ENPD。

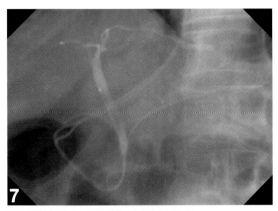

7 透视确认已进行正确插管，之后结束手术。

3 | ENBPD 后的跟进

为了预防和 ERCP 术后一样会出现的胰腺炎，本院在进行 ENBPD 之后，对无特殊禁忌的患者会使用双氯芬酸钠栓剂，并在治疗后 2 h 抽血检测淀粉酶值等指标，以确认是否有胰腺炎倾向，对有胰腺炎风险的患者进行追加输液。

对于 ENBPD 的拔管时间暂未有明确规定，可依据是否有腹痛、发热以及抽血检测进行调整。如插管过程中或之后无不适产生，一般来说至少会在体内保留 48 h。

福原 诚一郎　国立医院机构东京医疗中心消化内科
矢作 直久　庆应义塾大学医院肿瘤中心

第 **4** 章

病例学习及
管理要领

十二指肠微小病变的冷圈套息肉切除术 2 例

治疗及管理要领

◉ 在对球部病变进行处理时，多数情况下内镜稳定性不佳，在操作圈套器等器械时，如右手松开内镜，内镜可能会移动至胃部。如在操作内镜时用上腹部或腰部力量，即使右手松开，内镜亦不会移位。

◉ 此外，由于球部存在大量的 Brunner 腺，因此使用冷圈套息肉切除术（CSP）可能会难以切除。在采用该术式进行切除时，须采用较细的圈套器套取息肉，然后一鼓作气勒除病变。有时会因套取了过多的黏膜下层组织而导致无法切除，此时须重新套取息肉。如仍无法切除，须进行通电。

◉ 对于降部的病变，须和大肠 CSP 术式一样，将病变固定在视野的 6 点钟方向，加大向下角度，逐个勒除病变。如向下角度不够，会导致圈套器滑落，因此我们会采用易于调整向下角度的肠镜（弯曲角度可达 180°）或是向下角度 120° 的胃镜（GIF-H290T）（奥林巴斯）。胃镜（GIF-Q260J）的下弯角度为 90°，和上述两种内镜的差距一目了然。

◉ 对于切除后的创面是否有必要进行缝合仍有争议。本院会依据病变部位及病变大小来进行 CSP 后创面底部钛夹缝合。迄今为止，在本院没有发生过 CSP 后出血或穿孔。由于没有进行局部注射，因此使用钛夹缝合 CSP 后创面底部较为容易。

注意事项

❶ 如对切除后的标本进行吸引回收，会导致标本破碎，从而难以评估切缘。本院一般直接用钳子夹住标本，然后在内镜拔管时一并进行标本回收。

❶ 在 CSP 术后进行病理组织学评价时，多会出现水平切缘 ± 的情况。因此，切除范围须尽量包含非肿瘤黏膜。在进行勒除时须将病变置于圈套器的中间位置，然后在目视确认下进行切除，以避免圈套器滑落。

病例1

患者为 50 多岁的男性。

在患者十二指肠球部以及降部发现了病变。球部病变约 8 mm 大小，为边缘较为清晰的隆起型病变，其顶部未发现凹陷，分叶不明显，难以确定到底是肿瘤还是非肿瘤。降部病变存在于乳头对侧的十二指肠下角，为 6 mm 左右的凹陷型病变。凹陷内有较细的腺管构造，未发现癌变，因此诊断为腺瘤性息肉。对于上述两个病变，我们使用了 GIF-H290TI[奥林巴斯] 内镜、Elastic·Touch[TOP] 前端帽和 SnareMaster Plus 10 mm[奥林巴斯] 圈套器进行了 CSP 术下全部切除，术中及术后无并发症。对于切除后的创面，则使用钛夹进行了黏膜缝合。

小贴士　　　　由于是球部病变，因此将病变置于圈套器中间位置较为容易切除。为了确保有足够的切缘范围，在勒除息肉时须套入部分非肿瘤黏膜。

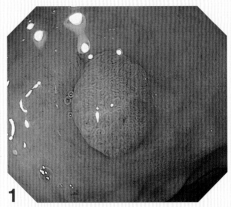

1
十二指肠球部隆起型病变（白光成像）。

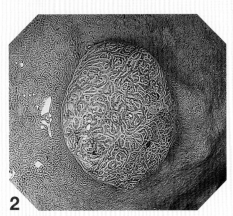

2
NBI 放大。

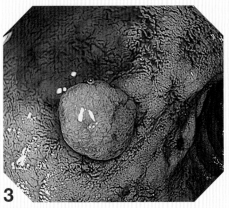

3
靛胭脂染色成像。

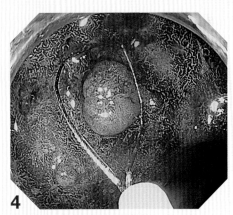

4
十二指肠球部隆起型病变的切除。

转下页 ➡

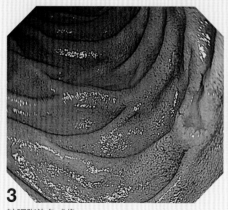

5 切除后的创面底部。

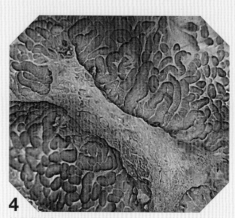

6 切除后的标本。

小贴士　该病变为视野 4 点钟方向的降部病变。对此，我们使用了可调整向下角度的肠镜。通过调整扭矩和左右角度，将病变固定在视野 6 点钟方向，然后充分利用向下角度，一气呵成地切除病变。

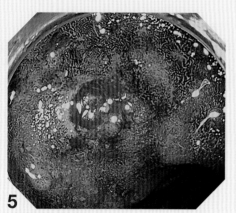

1 十二指肠降部凹陷型病变（白光成像）。

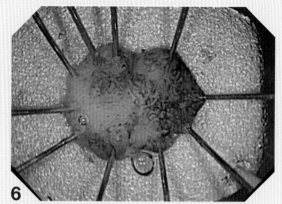

2 NBI 放大。

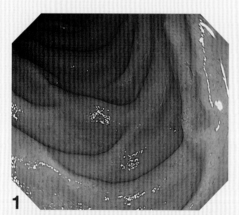

3 靛胭脂染色成像。

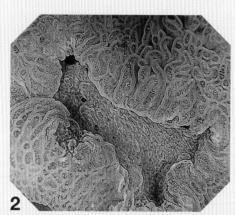

4 结晶紫染色后水下放大观察。

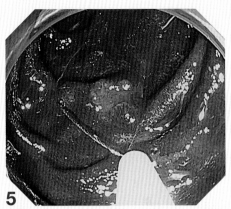

5
十二指肠降部凹陷型病变切除。

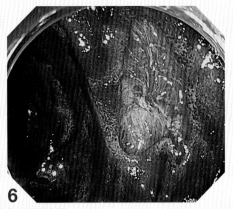

6
切除后的创面。

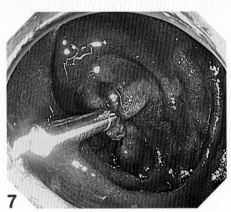

7
钛夹缝合切除后的创面。

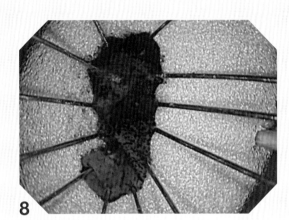

8
切除后的标本。

病理诊断　　中异型度管状腺瘤（tubular adenoma with moderate atypia），切缘 ±。

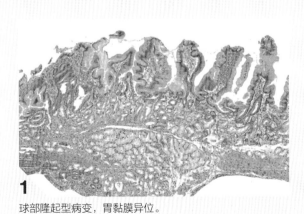

1
球部隆起型病变，胃黏膜异位。

2
降部凹陷型病变，中异型度管状腺瘤（tubular adenoma with moderate atypia），切缘 ±。

该患者为 30 岁的女性。

在距离十二指肠上角（SDA）不远处的降部，存在着褪色调边缘较为明显的 5 mm 大小隆起型病变。在白色光下呈不透明状（WOS），表面较为平整，因此诊断为腺瘤性息肉。对此，我们使用 GIF-260J[奥林巴斯] 内镜、Spase Ajuster [TOP] 前端帽、Captivator Cold 10 mm[波士顿医学] 圈套器进行了 CSP 术下一次性切除，术中及术后无并发症。对于切除后的创面，使用钛夹进行了缝合。

小贴士

在患者降部发现了褪色调的大约 5 mm 的边缘较为明显的隆起型病变。用前端帽（Space Adjuster）进行了水下观察，清晰地看到了病变。将病变置于圈套器中心位置，然后含非肿瘤黏膜在内进行了切除。

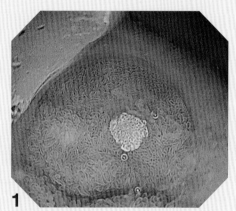

1 降部褪色隆起型病变（水下白光观察）。

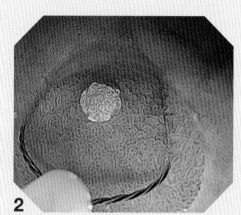

2 将病变置于圈套器的中心位置。

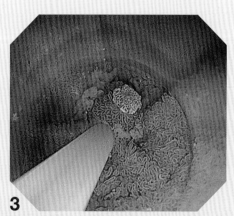

3 含非肿瘤黏膜在内进行了切除。

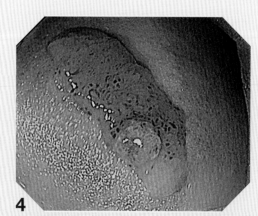

4 切除后的标本。

病理诊断　　　诊断结果为管状腺瘤伴中度异型增生，切缘 -

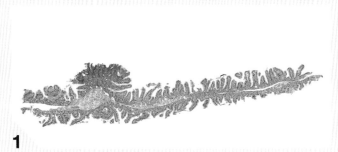

1
降部隆起型病变，低倍放大像。

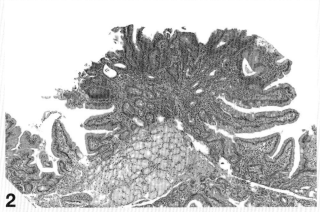

2
降部隆起型病变，管状腺瘤伴中度异型增生，切缘 - 。

盐月 一生　北九州市立医疗中心消化内科
龙泽 耕平　交雄会新札幌医院内镜中心

病例 2

使用套扎器辅助 EMR 法治疗 NET

治疗及管理要领

◉ 局部注射会导致肿瘤边界不明显，因此可在局部注射前用圈套器在肿瘤顶部做好标记。此后，从肿瘤的近侧进行局部注射，抬举肿瘤下面的黏膜下层。然后进行退出内镜，装上 EMR-L 用的套扎装置，之后再次进行进镜。然后以标记为参考，将病变吸入装置内。之后再在标记近侧吸引肿瘤，可将肿瘤吸引至中间位置。

◉ 用 O 形环捆扎吸引部位的根部，然后进行退镜，更换透明帽，之后再次进镜。然后用圈套器在 O 形环的正下方进行切除。切除后通过将标本吸引至前端帽内等方式迅速回收标本，同时进行内镜撤镜，以防标本落入远端小肠。

◉ 回收标本后观察创面，以确认是否有出血、穿孔、残留等。为了预防术中或术后出血，须进行电凝止血，如有肌层暴露，则需注意过度电凝导致迟发性穿孔。

注意事项

❶ 十二指肠肠壁极薄，只有 2 mm 厚，因此较其他消化道来说，危险性较高。须熟练掌握穿孔处置时钛夹及 OTSC 系统［Ovesco］等内镜缝合器械的用法，亦须建立健全完善的穿孔部位缝合困难时的外科治疗体系。

❶ 此外，像病例中出现的肿瘤和肌层之间黏膜下层厚度极薄，须预判此种情况会造成肌层缺损，从而不进行局部注射，而是直接进行切除，以便易于使用 OTSC 进行缝合。

[1] Kirschniak A, Kratt T, Stüker D, et al.: A new endoscopic over-the-scope clip system for treatment of lesions and bleeding in the GI tract: first clinical experiences. Gastrointest Endosc 66:162-167, 2007［PMID: 17591492］.
[2] 增田胜纪、奥胁秀一郎、铃木博昭、其他：Ligating device 下内镜黏膜切除术（EMRL）。消化道内镜 5：1215-1219，1993.
[3] 土山寿志、中西宏佳：消化道黏膜下肿瘤内镜治疗（EMR、ESD）。临床消化内科 33：1501-1507，2018.

患者为 60 岁的男性。经胃镜检查发现，在十二指肠球部黏膜下有肿瘤，活检确诊为 NET。EUS（20 MHz 细径）发现黏膜下层有大约 5 mm 大小的低回声肿瘤。未有发现明显的肌层浸润，但肿瘤已触及肌层。用 EMR-L 术式进行了一次性切除。术中有肌层缺损，用 OTSC 进行了缝合。

小贴士　　对于未发现明显的肌层浸润的 10 mm 以下的 NET，推荐使用内镜进行治疗。

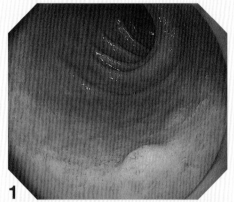

1
术前检查白光观察。发现十二指肠球部下面有黄白色调的黏膜下肿瘤。

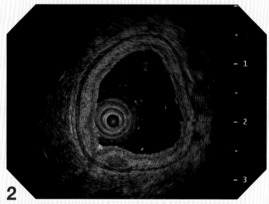

2
EUS 成像（20 MHz 细径）。黏膜下层（第 3 层）上有肿瘤，并且与肌层（第 4 层）的边界不清晰（文献 3 有记载）。

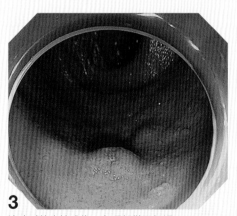

3
治疗时的内镜成像。在顶部做了标记。

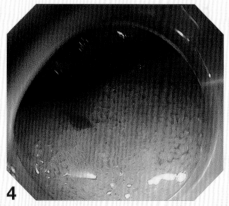

4
黏膜下局部注射液体（透明质酸钠和生理盐水 1∶1 混合）后。

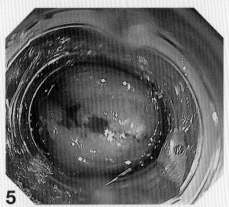

5

安装 EMR-L 用的套扎装置。从标记位置的近侧进行吸引，可将肿瘤吸引至中间位置。

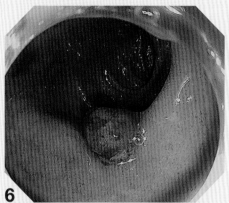

6

退镜，安装透明帽后再次进镜。用 O 形环在肿瘤根部进行套扎。

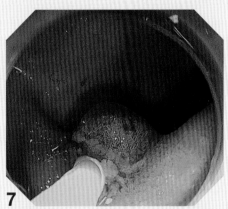

7

用圈套器在 O 形环下面进行切除（文献 3 有记载）。

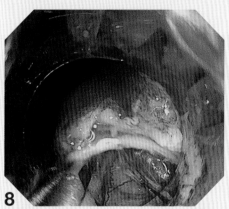

8

标本回收后创面观察，发现了肌层缺损（文献 3 有记载）。

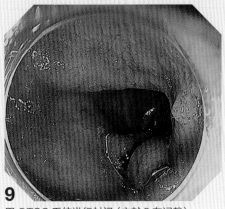

9

用 OTSC 系统进行封闭（文献 3 有记载）。

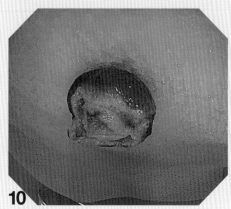

10

切除后的标本。标本上有肌层组织。

诊断结果为神经内分泌肿瘤（NET），G1，3 mm × 2.5 mm，ly（–），v（–），HM0，VM0。

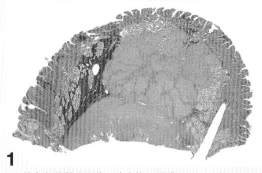

1 HE 染色低倍放大图像。肿瘤位于黏膜下层，已侵及肌层。

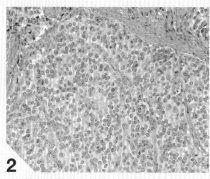

2 HE 染色高倍放大成像。有卵圆形有核肿瘤细胞，呈巢状分布，有结节状增生。

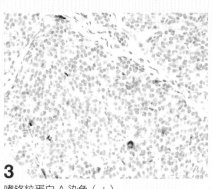

3 嗜铬粒蛋白 A 染色（↓）。

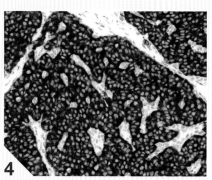

4 突触素染色（syn）（↓）。

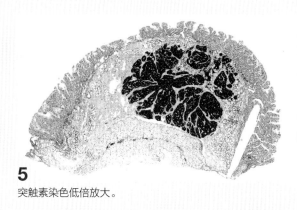

5 突触素染色低倍放大。

6 术后 1 个月的创面。

中西 宏佳　石川县立中央医院消化内科
土山 寿志　石川县立中央医院

十二指肠球部 NET G1 的 D-LECS

患者为 70 岁的男性。无特殊主诉。有阑尾炎手术史。最近做过上消化道内镜检查，发现十二指肠球部有黏膜下层肿瘤。经活检，诊断为 NET G1。

治疗及管理要领

◉LECS 为 Hiki 等开发的切除术，其优势为可在内镜下准确确定切除范围且可进行腹腔镜下创面缝合。因此，根治性较高，是相对安全的低侵入性手术。

◉但对于十二指肠来说，由于不可在胰侧进行手术，因此病变位置，尤其是和胰腺的位置关系非常重要。须在内镜检查的基础上追加十二指肠造影和 CT 等，精确把握病变位置。

◉LECS 的劣势在于可能会出现腹膜种植。一般来说，NET 不会暴露在黏膜层，因此不会出现腹膜种植，但如手术刀切入肿瘤内，则有可能会引起腹膜种植。在黏膜侧做标记后，在腹腔镜下对浆膜侧进行标记，在肿瘤和胰腺的边界位置确定切线。如在进行全层切除之前，和 ESD 术式一样进行环周黏膜切开，腹腔镜下可轻而易举地目视确认切线，从而进行全层切除。

注意事项

❗十二指肠管腔较窄，走向复杂，内镜操作性不佳。如十二指肠产生蠕动，会愈发影响操作性。

❗因此须在内镜下进行黏膜侧标记及环周切开之后再进行腹腔镜下十二指肠游离。

❗使用腹腔镜有助于内镜顺利进镜到达病变位置。

❗由于腹腔镜设备较大，单纯切除较为容易，但难以进行精细操作。因此对于 LECS 术式来说，最重要的是内镜医生和外科医生的相互配合（图 1）。

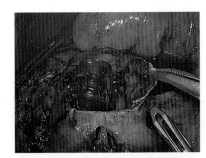

图 1 十二指肠 LECS（腹腔镜观察），内镜医生和外科医生合作进行内镜下及腹腔镜下全层切除

[1] Hiki N, Yamamoto Y, Fukunaga T, et al.: Laparoscopic and endoscopic cooperative surgery for gastrointestinal stromaltumor dissection. Surg Endosc 22: 1729–1735, 2008［PMID: 18074180］.

[2] Yorimitsu N, Oyama T, Takahashi A, et al.: Laparoscopy and endoscopy cooperative surgery is a safe effective novel treatment for duodenal neuroendocrine tumor G1. Endoscopy, 52: E68–E70, 2020［PMID: 31529442］.

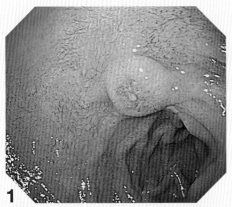

1 之前医生的内镜检查。在十二指肠球部发现了 8 mm 大小的 SMT 样隆起，经活检，被诊断为 NET。

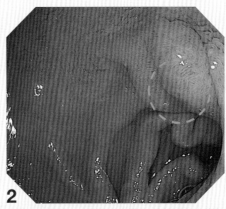

2 本院内镜检查，在中间位置有活检瘢痕的沟状凹陷，浅蓝色虚线位置有发黄。

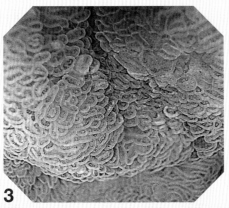

3 据 NBI 放大观察，发现该部位的绒毛样构造肿大，并且一部分已出现融合，因此 NET 已浸润至上皮下面。

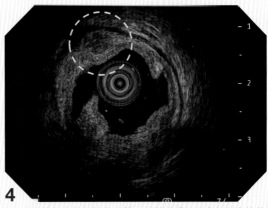

4 EUS 下黄色虚线部位发现第 3 层的黏膜下层有低回声结节，并且已接近第 4 层肌层。考虑到内镜切除较为困难，因此采用了 LECS 术式。

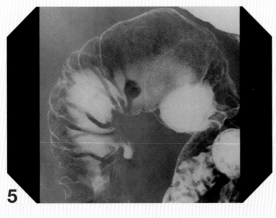

5 十二指肠造影（背卧位）。在十二指肠球部后壁发现了呈透明状的桥形皱襞。由于其位置接近十二指肠上角（SDA），靠近胰腺，因此在行 LECS 时须从胰腺侧开始剥离和游离。

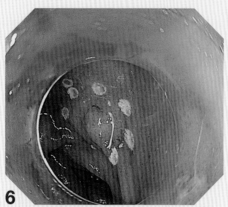

6 LECS。以隆起部分为参照进行黏膜侧标记，以确保切除范围不会过大。

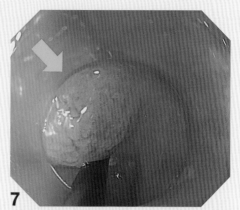

7 在内镜下按压标记部位，然后用腹腔镜确认位置。用装置按压黄色箭头部位。

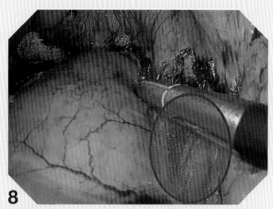

8 腹腔镜下确认到病变位于后壁侧的紫色线部位，然后进行十二指肠剥离和游离。

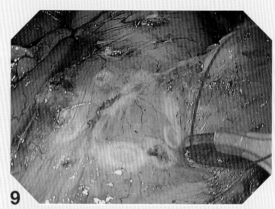

9 露出病变后，在内镜辅助下进行腹腔镜下浆膜侧标记。发现病变接近胰腺（红圈位置）。

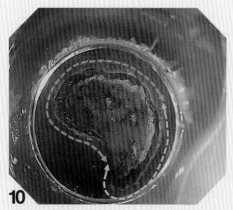

10 进行了内镜下黏膜切开。进行了腹腔镜下胰侧（黄色虚线）全层切除和内镜下（浅蓝色虚线）腹腔侧全层切除。

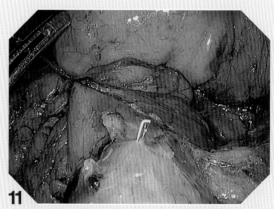

11 用 HookKnife（奥林巴斯）穿透图 10 浅蓝色虚线的黏膜切线处，然后开始全层切开。

小贴士　　　腹腔镜下沿着切口进行全层切除。

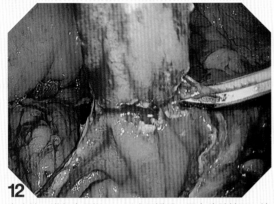

12
在内镜下进行全层切开，形成翻瓣后，再在腹腔镜下一边目视确认黏膜切口，一边进行全层切开，从而切除病变。

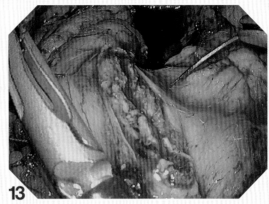

13
切除后的标本用内镜经口回收，然后进行腹腔镜下创面缝合。

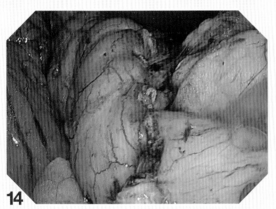

14
腹腔镜下缝合结束后，进行缝合强度测试，确认已完全缝合。

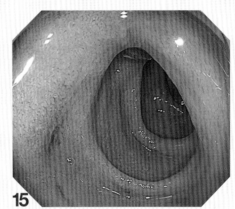

15
在内镜下确认对创面进行了完全缝合，并且无管腔狭窄，结束手术。

病理诊断　　　诊断结果为十二指肠 NET G1，T1b（SM 600 μm），ly0，v0，HM0，VM0，5 mm× 4 mm。肿瘤浸润贴近固有肌层，并且和肌层之间的组织已高度纤维化，单独使用内镜难以进行切除。

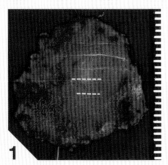

1
病理影像。

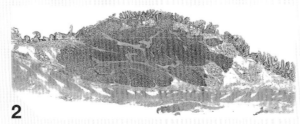

2
放大切片。

依光 展和　东京都立癌症中心消化内科

病例 4

黏膜下肿瘤样隆起型病变的
水压法下 ESD 病例

治疗及管理要领

◉ 为了形成终点，在肛侧进行了黏膜切开和修剪。然后从口侧进行切开。由于病变位于黏膜下层，因此须在口侧切开较大的范围，然后一边用 ST 帽（富士）和水压法，一边进行黏膜下层剥离，从而形成皮瓣。同时须注意不要触及病变。

◉ 皮瓣形成后可将手术刀插入皮瓣下，并在目视确认下继续进行黏膜下层剥离。此时，由于病变处的黏膜下层有白色囊状腺体，可在进行透明质酸钠局部注射后进行黏膜下层剥离，以保证基底切缘。在水下剥离时，一旦出血，手术视野将会变得模糊不清，因此在剥离时须谨慎，以防损伤血管。如有少量出血，可用手术刀前端进行止血，但由于可能会对深层产生热损害，因此一般推荐使用 Coagrasper（奥林巴斯）进行止血。

◉ 在剥离过程后半段，从外侧边边角角逐层剥离，可清晰确认到残留的黏膜下层，可提高剥离效率。在切除完毕后，用钛夹尼龙绳夹住黏膜，然后牢牢固定住肌层，并用线辅助缝合法进行缝合。

注意事项

❗ 十二指肠黏膜下层较薄，如病变位于黏膜下，剥离不慎会导致病变进入深层。因此须采用水压法一边对正常黏膜进行按压，一边进行剥离，以形成皮瓣。

❗ 尽管十二指肠血管较细，但仍有可能引起大量出血。用手术刀前端进行止血易引起穿孔，须使用止血钳进行止血。

[1] Kato M, Takatori Y, Sasaki M, et al.: Water pressure method for duodenal endoscopic submucosal dissection (with video). Gastrointest Endosc 93: 942–949, 2021［PMID: 32853646］.

[2] Kato M, Ochiai Y, Fukuhara S, et al.: Clinical impact of closure of the mucosal defect after duodenal endoscopic submucosal dissection. Gastrointest Endosc 89: 87–93, 2019［PMID: 30055156］.

患者为 60 岁的女性，无既往治疗史。在十二指肠降部乳头肛侧内侧壁上有 25 mm 大小的隆起型病变。病变表面较为平滑，用 NBI 放大观察，未发现和周围黏膜有明显边界。超声内镜下发现病变位于黏膜下层。对此，用 GIF-290T（奥林巴斯）、DualKnife J 1.5 mm（奥林巴斯）、ST 帽行 DEX 静脉麻醉下 ESD。

小贴士　　　为了形成终点，先在肛侧进行切开。

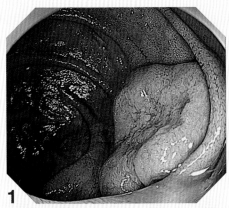

1
在十二指肠降部乳头肛侧内侧壁上存在 25 mm 大小的隆起型病变。

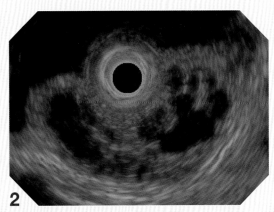

2
超声内镜下发现病变主要位于黏膜下层。

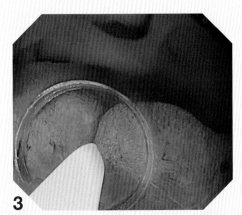

3
在病变肛侧进行局部注射。

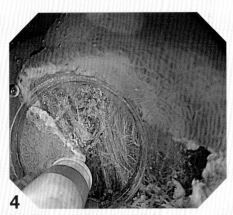

4
追加黏膜下层剥离，形成剥离终点。

转下页 ➡

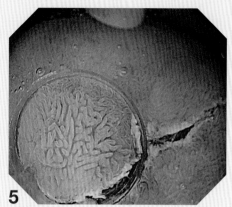

5

口侧切开后。

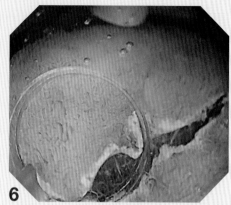

6

用 WaterJet 进行注水，黏膜卷起，从而可目视确认黏膜下层，然后轻轻剥离黏膜下层。

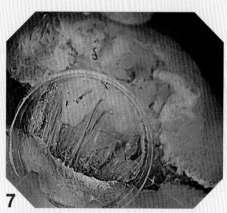

7

可目视确认到黏膜下层。确认到病变下方的白色囊状腺体及其下的黏膜下层。

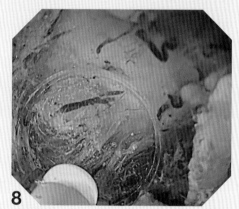

8

谨慎剥离，以防手术刀切入病变内，然后形成皮瓣。

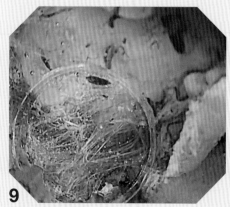

9

完全进入黏膜下层。

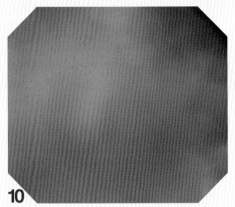

10

黏膜下层剥离时出血。手术视野变得模糊不清。

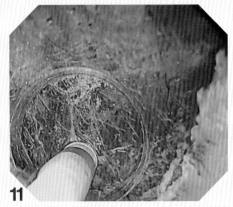

11

一边用附送水装置进行注水，一边用手术刀前端
按压出血点，可暂时进行止血。

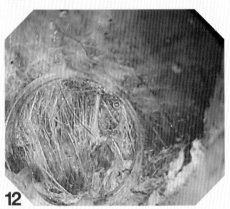

12

然后直接用电凝进行止血（SPRAY COAG，
Effect 1.3）。

病理诊断　　　诊断结果为胃表型高 – 中分化腺癌，0- Ⅰ ，20 mm × 16 mm，tub1＞tub2，pT1（SM），
水平、垂直切缘均为阴性。

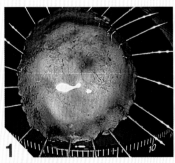

1

切除后的标本。

加藤 元彦　庆应义塾大学医院内镜中心
矢作 直久　庆应义塾大学医院肿瘤中心

ESD 切除超过球部半周的大型病变

患者为 70 岁的男性。有黑便，因此做了上消化道内镜检查，检查结果发现十二指肠球部有病变。无既往治疗史。病变位于十二指肠球部上壁到后壁之间的幽门口里侧，为浅表隆起型病变（0-IIa 型）。此外，后壁侧还有异位胃黏膜，浸润超过 2/3 周。如全部切除，则须进行亚环周切除，因此只对病变进行了切除，尽量保留了黏膜。

治疗及管理要领

◉ 首先用 NBI 放大观察病变和异位胃黏膜的边界，并确定后壁侧切除范围和终点。为了让病变边缘便于修剪，我们使用了 ST 前端帽（富士）。

◉ 在肛侧进行充分的局部注射后，从上壁一侧进行切开和剥离。然后从口侧进行黏膜切开和剥离，并用水压法形成黏膜皮瓣，进入黏膜下层。然后再进行环周切开，剥离剩下的黏膜下层，切除病变。

◉ 切除后创面最大有 4/5 环周，范围较大，因此为了预防管腔狭窄，在创面边缘局部注射了曲安奈德（康宁克通 –A）。

注意事项

❶ 在进行浸润范围较大病变的切除时，治疗后创面愈合时可能会引起管腔狭窄，因此在实施 ESD 术时须尽量保留正常黏膜。

❶ 在进行内镜下十二指肠肿瘤治疗时，须熟练其诊疗方式，像本案例中，不宜对隆起部分进行全部切除，而是须明确切除范围。

❶ 如切除范围较大，为了预防管腔狭窄，我们进行了曲安奈德（康宁克通 –A）局部注射。1 瓶曲安奈德 40 mg/mL 兑生理盐水稀释至 20 mL，对切缘处的黏膜下层进行局部注射，每点注射 0.5 ~ 1.0 mL。局部注射时须注意注射针不要进入固有肌层。

[1] Yahagi N, Nishizawa T, Sasaki M, et al.: Water pressure method for duodenal endoscopic submucosal dissection. Endoscopy 49: E227–E228, 2017 ［PMID: 28759932］.

[2] Nakayama A, Kato M, Takatori Y, et al.: How I do it: Endoscopic diagnosis for superficial non-ampullary epithelial tumors. Diag Endosc 32: 417–424, 2020［PMID: 31545536］.

　　　　　　用 NBI 放大观察确定病变范围后，确定切除范围。

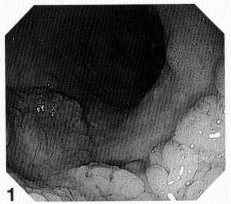

1
十二指肠球部存在范围超过 2/3 管腔的浅表隆起型病变。

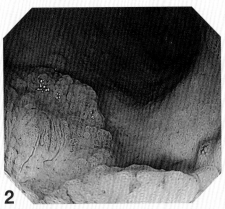

2
发现有瘢痕。

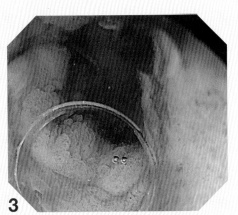

3
用 ST 前端帽易于观察病变口侧 (ESD 中)。

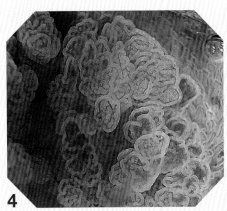

4
用 NBI 放大观察病变表面，发现 closed-loop 构造。

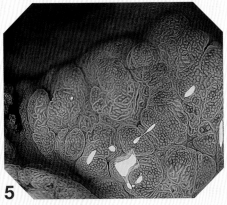

5
后壁侧发现异位胃黏膜。

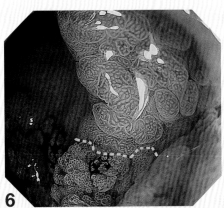

6
NBI 放大观察发现病变边缘和异位胃黏膜边界 (黄色虚线)。

转下页 ➡

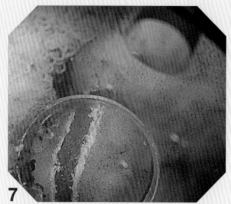

7
在病变肛侧局部注射 10% 的甘油果糖注射液，从上壁侧边缘开始黏膜切开。

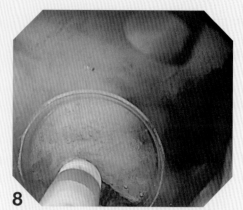

8
追加进行了病变口侧（胃侧）黏膜切开。

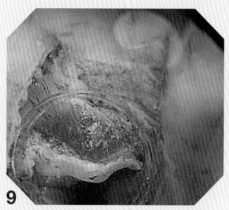

9
用水压法形成黏膜皮瓣。

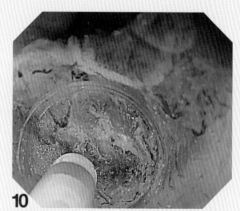

10
水压法下易于展开黏膜下层。

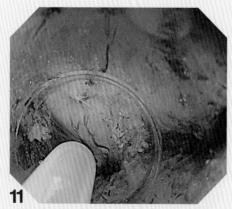

11
用透明质酸钠对瘢痕部位的黏膜下层进行局部注射，然后谨慎剥离。

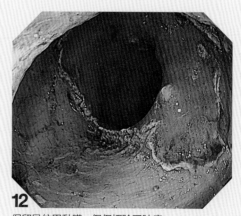

12
保留异位胃黏膜，仅仅切除了肿瘤。

对于 ESD 术后的大范围创面，用曲安奈德进行局部注射。

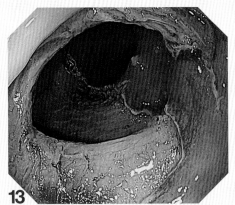

13 ESD 结束后形成了最大 4/5 周的大范围创面。

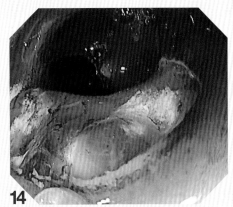

14 用曲安奈德对创面底部残留的黏膜下层浅层进行局部注射。

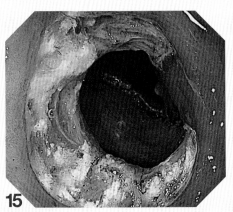

15 治疗结束。

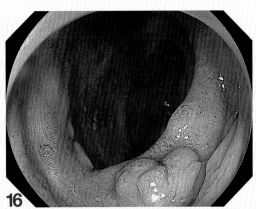

16 治疗半年后内镜图像。后壁上有小型隆起，因此进行了活检，未发现癌变。

病理诊断

诊断结果为胃表型高分化管状腺癌（well differentiated tubular adenocarcinoma with gastric phenotype），55 mm × 27 mm。淋巴管及血管浸润阴性，水平及垂直切缘阴性。

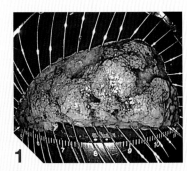

1 切除标本靛胭脂染色图像。

中山 敦史 庆应义塾大学医院肿瘤中心
矢作 直久 庆应义塾大学医院肿瘤中心

病例 6

累及幽门口的隆起型病变的
全层切除 + 腹腔镜缝合

患者为 70 岁男性。有前列腺肥大及高血压史。无家族遗传病。体检时上消化道内镜检查发现十二指肠球部有隆起型病变。十二指肠球部下壁有 15 mm 大小的隆起型病变，发红，并且已跨过了幽门口，发生了胃部浸润。活检结果为腺瘤性息肉。

治疗及管理要领

◉ 腹腔镜内镜联合手术（LECS）最初被用于胃黏膜下肿瘤，最近其适应证范围逐渐扩大，亦可用于十二指肠肿瘤。

◉ 如十二指肠球部累及幽门口的病变，单独采用内镜下黏膜切除术（EMR）或内镜下黏膜下层剥离术（ESD）等术式难以进行切除，可在内镜和腹腔镜下全层切除 + 缝合封闭从而保证安全、有效的切除病变。

◉ 全层切除须参考内镜下黏膜环周切开术式，并且为了确保侧切缘阴性、不过多切除正常组织，须在腹腔镜下切开浆膜肌层。

◉ 在切除幽门口病变后进行腹腔镜下缝合时，须确保缝合方向与肠管轴成垂直方向，以预防肠腔狭窄。

注意事项

❶ 由于十二指肠肠腔狭窄，在全层切除后缝合时须注意预防管腔狭窄。

❶ 尤其是在幽门口处缝合时，由于有较厚肌层的存在，因此极易造成大幅度变形和狭窄。

❶ 在进行全层切除时，由于消化道管腔和腹腔交错，因此在术前诊断时如怀疑为恶性肿瘤，须考虑肿瘤细胞可能会弥漫至腹腔内，因而须极度谨慎。

[1] Nunobe S: Safety and feasibility of laparoscopic and endoscopic cooperative surgery for duodenal neoplasm: a retrospective multicenter study. Endoscopy 53: 1065–1068, 2021［PMID: 33264810］.

[2] Ichikawa D: Laparoscopic and endoscopic co-operative surgery for non-ampullary duodenal tumors. World J Gastroenterol 22: 10424–10431, 2016［PMID: 28058023］.

[3] Poudel S: Two cases of laparoscopic direct spiral closure of large defects in the second portion of the duodenum after laparoscopic endoscopic co-operative surgery. J Minim Access Surg 14: 149–153, 2018［PMID: 29226886］.

小贴士　　　即使全层切除范围包括幽门口，亦须确保缝合方向和肠管轴成直角，以预防管腔狭窄。

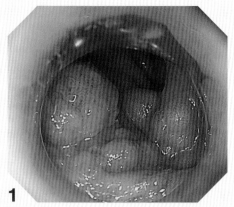

1
术前状况。

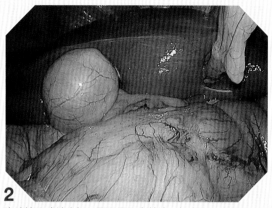

2
腹腔镜下确认幽门口周围是否有粘连。如有大网膜粘连，则须事先进行剥离。

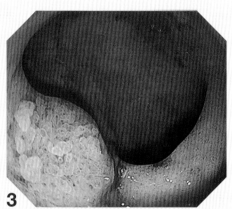

3
十二指肠球部下壁处有 15 mm 大小的发红的隆起型病变。

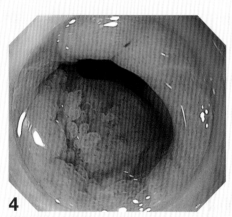

4
肿瘤口侧已跨过幽门口，发生了胃部占位。之前的活检诊断为腺瘤。

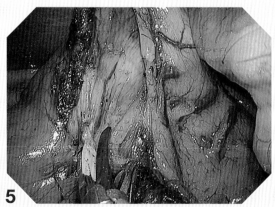

5
事先游离、处理有肿瘤的幽门口附近的血管。

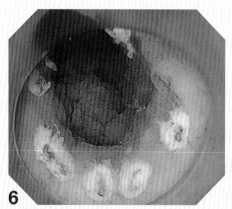

6
对肿瘤周围黏膜做环周标记。

转下页 ➡

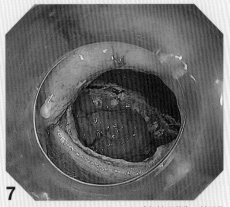

7
用 NeedleKnife 和 HookKnife（奥林巴斯）对标记外侧进行环周性黏膜切开。口侧切开在幽门口上方进行。

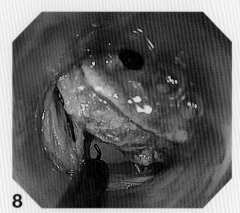

8
内镜下对肿瘤口侧进行全层切开。

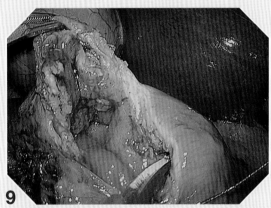

9
以黏膜切线为参照在腹腔镜下切开浆膜层。幽门口处肌层较厚，须用超声凝固切开装置谨慎地切开。

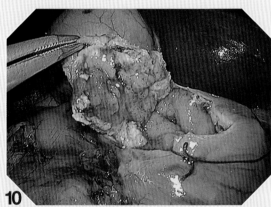

10
一边反转牵拉肿瘤，一边沿着黏膜切线进行全层切开。切除的标本回收至标本袋里后沿着腹壁的 PORT 创面回收至体外。

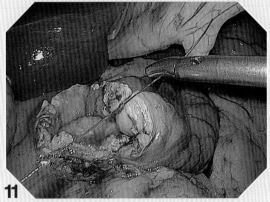

11
为了避免黏膜落入位于切除切缘口侧的幽门口处，用可吸收线对黏膜和浆膜肌层进行缝合。

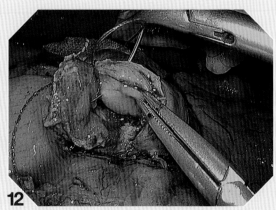

12
切开部位的缝合须和肠管轴成垂直方向进行，用 3.0 V-Loc（Covidien）可吸收线进行逐层连续缝合。缝合过程中需确保切口完全闭合。

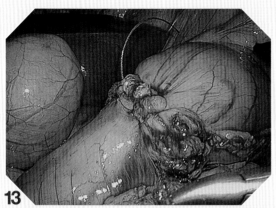

13
缝合完毕。内镜下确认黏膜已被完全封闭，并且无管腔狭窄。术后第 4 天经口进食，第 8 天轻松出院。

病理诊断　　诊断结果为十二指肠腺瘤（幽门腺型），HM0，VM0，0–Ⅱa，24 mm × 22 mm in 36 mm × 30 mm，切除后治愈。

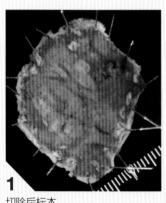

1
切除后标本。

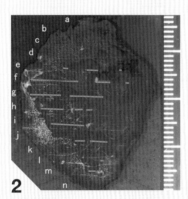

2
标本复原图。

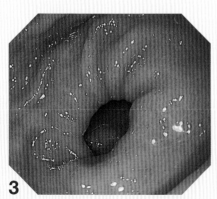

3
术后 2 年 EGD 未见幽门口变形。

竹花 卓夫　佐久医疗中心消化外科

冷息肉切除法治疗家族性
腺瘤性息肉病的十二指肠病变

治疗及管理要领

◉ 由于病变数量较多，切除时须有条不紊。因此应选择操作性能较好的内镜、较为易于切除的圈套器。

◉ 由于十二指肠内镜操作性不佳，如使用下弯角度较小的上消化道用内镜，则会导致无法完全到达病变位置。使用下弯角度较大的下消化道用内镜，则会减少此类状况的发生。

◉ 十二指肠球部切除操作较为困难。其原因是十二指肠球部黏膜下层有 Brunner 腺。因此在 CSP 术式下切除十二指肠病变时，应使用较细较硬的 CSP 专用圈套器，一气呵成地进行切除。如无法切除，则有可能是套取息肉时套取了过多的组织所导致。此时可松开圈套器，然后于较浅处套取息肉。CSP 术式适用于 10 mm 以下的较小的腺瘤性息肉，如无法一次性切除，可考虑分片切除。

注意事项

❗ 由于是在十二指肠这个较小的空间内不通电切除多个病变，有可能会由于出血的原因导致手术视野模糊不清（图1）。但 CSP 术后立即出现的出血可在短时间内自然凝血，因此在切除完毕后可通过冲洗十二指肠、吸引血液残渣的方式来恢复良好的手术视野。

❗ 由于切除的病变数量较多，因此可从回收的标本中选取较大的 5 ~ 10 个标本送病理检验。因此，该治疗法的局限性在于难以从大小及形态判定为浸润性癌的病变可能不会被送病理检验。但没被切除的病变可能会在下次内镜检查时被确诊为浸润性癌，因此上述内容也未必为该治疗法的缺点。

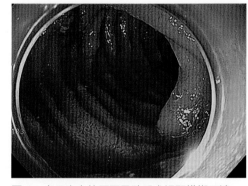

图 1　由于出血的原因导致手术视野模糊不清

[1] 山崎泰史：No.106 非乳头部十二指肠肿瘤内镜治疗何不用大肠用 SCOPE？小野敏嗣（编）：教课书不会教你的事情！独家消化内镜 Tips 独门"秘籍"p111，医学书院，2018.

[2] Hamada K, Takeuchi Y, Ishikawa H, et al.: Safety of cold snare polypectomy for duodenal adenomas in familial adenomatous polyposis: a prospective exploratory study. Endoscopy 50: 511–517, 2018［PMID: 29351704］.

[3] Hamada K, Takeuchi Y, Ishikawa H, et al.: Feasibility of cold snare polypectomy for multiple duodenal adenomas in patients with familial adenomatous polyposis: a pilot study. Dig Dis Sci 61: 2755–2759, 2016［PMID: 27126203］.

患者为 50 岁男性，患家族性腺瘤性息肉病（FAP），37 岁时进行了全结肠切除。曾在十二指肠上角到水平部发现了多个 5 mm 以下的腺瘤性息肉，此后每年都会做内镜检查。此次十二指肠上角病变增大至 8 mm，因此对十二指肠上角到水平部的 2 ~ 8 mm 大小的 35 个病变在 CSP 术下进行了切除。术中使用了 PCF-H290TI（奥林巴斯）内镜、D-201-11304（奥林巴斯）前端帽、SnareMaster Plus（奥林巴斯）圈套器。未行黏膜下注射和止血。切除总共耗时约 15 min，术中、术后均无并发症。

小贴士 　由于病变数量较多，切除时须有条不紊。该患者的 35 处病变切除总共耗时约 15 min。

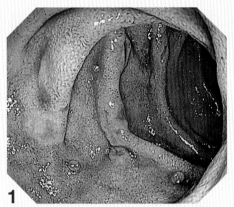

1
十二指肠上角的病变（最大 8 mm）。

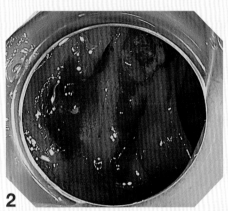

2
CSP 术后的十二指肠上角。

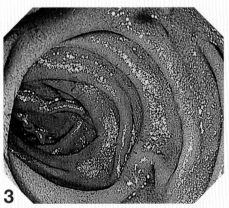

3
降部病变（2 ~ 4 mm）。

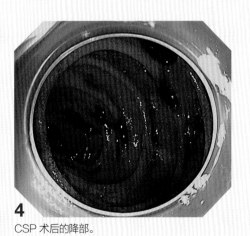

4
CSP 术后的降部。

转下页 ➡

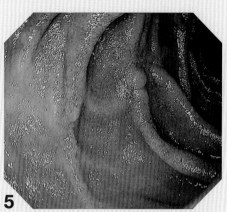

5
术后观察。CSP 术后 1 年的十二指肠上角。未见病变。CSP 术后 2 年和 3 年检查结果同 1 年后。

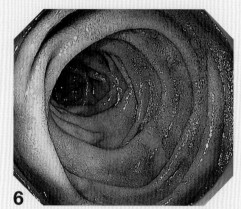

6
术后观察。CSP 术后 3 年的降部。发现数个 1 mm 以下的病变。未进行任何处置，仍在密切观察中。

病理诊断　　　送病理检验的 5 个标本全部被诊断为低异型度的管状腺瘤（tubular adenoma with mild dysplasia）。

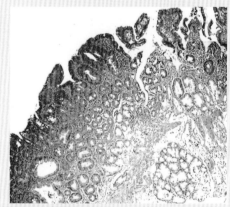

低异型度管状腺瘤。

①须入院的患者

所有患者均需入院治疗。由于是切除内镜操作性不佳的十二指肠的多个病变，治疗起来需要一定的时间。为了确保患者的安全、缓解治疗过程中的痛苦，需要进行深度镇静，治疗后亦须对并发症进行监控。

②术后 PPI 的使用

十二指肠 CSP 术后无须使用 PPI。如术前已在服用 PPI，亦无须停止服用，无须为了该治疗而使用 PPI。

③检查体系

术后 2~3 个月须进行内镜检查，如有发现较大或较多的残留病变，须再次行 CSP 术治疗，并且治疗后每年都需进行内镜检查。

滨田　健太　冈山大学内镜学讲座
竹内　洋司　群马大学医学院附属医院光学医疗诊疗部

Kerckring 皱襞对面隐藏性病例
治疗及管理要领

治疗及管理要领

◉ 局部注射针的选择

23G 大小的局部注射针较 25G 的注射压力大，针头较钝且针眼较大，容易出现局部注射液泄漏的情况，因此一般使用 25G 注射针。如选择 25G 注射针，选择较小的（5 ~ 10 mL）卡扣式注射器无须担心注射压力问题。最近外形较细但内腔较大且注射压力较低的注射器［大流量型：Impact flow（TOP）等］逐渐面世，并且该注射器可顺利注射透明质酸钠。注射针的伸出长度标准为 4 mm，为了避免在注射时贯穿肌层，可选择伸出长度为 3 mm 或 2 mm 的注射针。各公司都在致力于研发易于注射的注射针，"尖针"和"钝针"只是对针头形状的描述，和是否易于注射并无关系。最近易于进针、易于突破黏膜、内鞘较硬、易于进行力的传递的注射针纷纷面世［Supergrip A（TOP）、SureLIFTER（波士顿科学）］。

◉ 内镜的选择

在 EMR 术式中，尤其是将病变固定在 6 点钟方向位置时，为了确保能彻底切除病变，下弯角度非常重要。近年来，将内镜的下弯角度从传统的 90°增加至 120°的 GIF-H290T（奥林巴斯）面世，该型号内镜为本院现在开展 EMR 术式时的第一选择。但对于如下所述的须进行内镜旋转操作的患者来说，须选择易于进行旋转的 GIF-Q260（奥林巴斯）。

◉ 局部注射要领

局部注射很大程度上决定着 EMR 术式的成败。如怀疑为癌，由于癌细胞有可能会种植转移，因此须尽量避免用注射针进行病变区域注射。但如只在病变周围进行局部注射，对于较大的病变，沿着病变周围进行数次穿刺，并且注射液会扩散至周围，因此无法抬举病变中间位置。此外，穿孔还会导致漏液及出血。如较大的病变为腺瘤性息肉，可在病变外围进行少量的局部注射，在病变稍稍隆起后在中间位置追加局部注射，可获得良好的抬举。局部注射成功的秘诀是尽量只在中间位置进行一次穿刺，持续进行局部注射，一气呵成地抬举病变。如穿刺位置过浅，则容易引起漏液或黏膜内注射，黏膜内注射容易引起血肿。如穿刺过深，穿通肌层、浆膜等，则容易造成穿孔或局限性腹膜炎等。须密切观察局部注射量和抬举程度，如无法获得良好的抬举，须及时调整穿刺的深度、穿刺针的方向等。此外，由于十二指肠黏膜下层有 Brunner 腺，难以获得良好的抬举，并且极易引起穿孔及迟发性出血等并发症。

对于类似该患者出现跨越弯曲部位和多层皱襞的病变，如从口侧进行局部注射，病变将会倒向肛侧，从而会导致无法看清病变。因此须从肛侧开始局部注射，然后慢慢推进局部注射剂，从而使肛侧稍稍向口侧抬起，然后在口侧进行局部注射，让病变整体隆起。此外，十二指肠降部的病变可能会需要内镜倒镜操作。

乳头部位之外的上皮性十二指肠肿瘤发生率较低，资料显示其发生率仅 0.02% ~ 0.5%。但近年来由于内镜器械的进步以及内镜医生的技术及认知度的提升，上皮性十二指肠肿瘤的发现率逐步增加。本案例中将针对跨越 Kerckring 皱襞的十二指肠病变 EMR 术局部注射要领进行说明。

病例1

患者为 60 岁的女性。上消化道内镜检查发现十二指肠降部有隆起型病变，经活检诊断为腺瘤。患者转院至本院，进行进一步的检查和治疗。

小贴士　　在皱襞肛侧进行局部注射，可看见肿瘤的全貌。

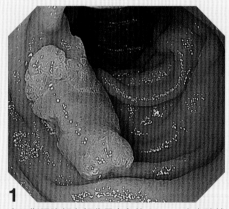

1

十二指肠降部有部分呈白色的 20 mm 大小跨越 Kerckring 皱襞的浅表隆起型病变。

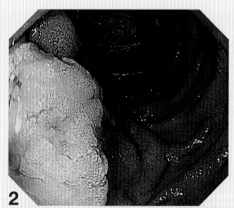

2

首先在肛侧进行局部注射。诊断为十二指肠腺瘤，宜采用 EMR 术式进行治疗。病变跨越了 Kerckring 皱襞，从口侧难以观察到病变肛侧的状况。因此先从病变肛侧插入注射针，缓慢推进局部注射剂 [高渗盐水肾上腺素 (HES) 及透明质酸钠]，使病变向口侧隆起。

转下页 ➡

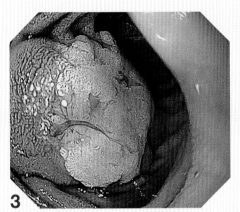

3

在口侧追加进行局部注射，使病变整体隆起。

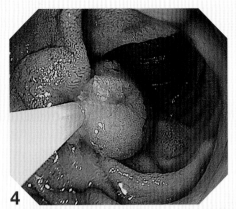

4

切除。一边确认病变肛侧，一边用圈套器前端套取被抬举的非肿瘤性黏膜，一边确认病变横轴方向的切缘范围。最后确认病变口侧，并将圈套器整个套入隆起了的非肿瘤性黏膜。此后，稍稍加大下弯角度，稍稍调整空气量，然后缓慢收紧圈套器。

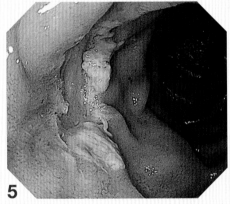

5

切除后的创面。在套取息肉时，须注意确保圈套器前端不会从病变肛侧移位或滑落。切除后须确认创面边缘是否有残留。

病例2　EMR治疗十二指肠上角病变

患者为60岁左右的男性。上消化道内镜检查发现十二指肠上角有隆起型病变，经介绍，转院至本院进行进一步检查和治疗。

小贴士　　　如果可以倒镜，应尝试在倒镜后进行观察。

如图所示出现了跨越十二指肠上角肠壁的病变，如上所述，在肛侧进行了局部注射，但仍然难以从正面观察到肛侧的状况。此时，进行倒镜操作，观察到了含肛侧在内的病变整体状况，从而易于进行切除。

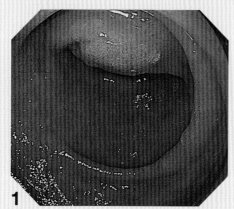

1　跨越了十二指肠上角肠壁的病变。难以从正面观察到病变的整体状况。

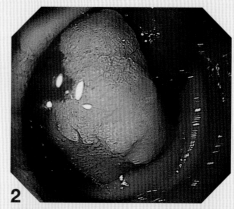

2　倒镜操作后。通过旋转内镜，可清晰观察到肛侧的情况。然后直接在肛侧进行局部注射，可观察到病变整体。如难以进行倒镜操作，须采用GIF-1200N（奥林巴斯）型号的内镜。然后，套取息肉并进行切除。切除后须确认创面边缘是否有残留的病变。

[1] 山中贵世、山道昇、小西二三男：十二指肠腺瘤性息肉临床病理学研究。Gastroenterol Endosc 29：3070–3079，1987.
[2] Hoffmann BP, Grayzel DM: Benign tumors of the duodenum. AM J Surg 70: 394–400, 1945.
[3] 落合康利、加藤元彦、矢作直久：十二指肠肿瘤内镜治疗的选择（EMR、ESD、LECS）。消化内镜31：140–144，2019.
[4] Goda K, Kikuchi D, Yamamoto Y, et al.: Endoscopic diagnosis of superficial non-ampullary duodenal epithelial tumors in Japan: Multicenter case series. Dig Endosc 26 (Suppl 2): 23–29, 2014［PMID: 24750144］.

山本　甲二　荒尾市民医院消化内科
野中　哲　国立癌症研究中心中央医院内镜科
小田　一郎　综合川崎临港医院

病例 9

局部注射 +UEMR 治疗
乳头旁憩室病变

该患者为 70 岁男性。上消化道内镜检查发现十二指肠有隆起型病变，经活检诊断为腺瘤性息肉，转院至本院进行内镜下切除。病变位于降部后壁，部分已发生乳头旁憩室占位，大小约 15 mm，为浅表隆起型病变（0-IIa 型）。由于病变已经发生憩室占位，因此如用传统的 EMR 或 UEMR 进行处置，有可能会导致穿孔、残留等。对该患者的憩室侧病变进行黏膜下局部注射，抬举病变管腔侧，然后进行了 UEMR 术式下切除。术中术后均未出现并发症，患者于术后第 4 天出院。

治疗及管理要领

◉ 该患者不仅有发生了憩室占位的病变，而且还有活检瘢痕，因此难以用传统的 EMR 或 UEMR 进行切除。因此对于该患者，我们认为对其憩室侧病变进行黏膜下局部注射，向管腔侧抬举病变，确保其切缘范围是一种有效的治疗方式。

◉ 在实际操作中，注射 2 ~ 3 mL 的局部注射液后，用注射器向管腔内注射 500 mL 的生理盐水，同时使用注水进行切除。尽管无法明确管腔内注水后，到底从病变哪一侧开始黏膜下局部注射比较有利于治疗，但我们仍向该患者的管腔内注入了生理盐水。

◉ 本院一般会视具体情况采用甘油果糖或透明质酸钠作为局部注射液。但由于十二指肠黏膜下层较薄，组织较为稀疏，而且 Kerckring 皱襞上有肌层存在，局部注射容易使病变变得扁平，如使用甘油果糖，则有可能会无法形成良好的抬举。但如使用透明质酸钠作为局部注射液，如注射量过多，则易造成病变中间形成凹陷。因此无论采用何种液体作为局部注射液，均需迅速、谨慎处置。

下面为所用的器械。

高频装置（设定）：VIO 300D（爱尔博）。（ENDO CUT Q、Effect 2、Duration 1、Interval 3）。

SCOPE：PCF-1260JI（奥林巴斯）。

圈套器：SnareMaster 15 mm（SD-210U-15）（奥林巴斯）。

局部注射针：SureLIFTER（26G、2200 mm）（波士顿科学）。

局部注射液：甘油果糖 200 mL（Taiyo Pharma）+ 靛胭脂 20 mg/5 mL（1 mL）。

注水：生理盐水。

钛夹：EZ Clip long type（HX-610-135）（奥林巴斯）。

注意事项

❗ 大部分十二指肠憩室为无肌层的假性憩室，因此须考虑到穿孔风险，谨慎进行局部注射（切除）。

❗ 在注水时，须尽可能事先排出胃部、十二指肠内的空气。注水后如有空气进入，不仅会导致无法进行处置，而且会花费大量的时间来重整手术环境。

❗ 手术时间过长会导致肠道蠕动较为剧烈，因此需要进行迅速处置。本案例中切除之前的步骤都较为顺利，但病变切除后肠道蠕动较为频繁，因此难以缝合。

❗ 如出现上述肠道蠕动，处置将会变得寸步难行，因此须在术前进行详细检查，以便在治疗过程中能迅速应对。

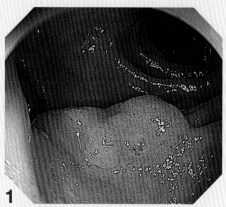

1

十二指肠降部后壁。病变内壁侧发生了副乳头憩室占位。

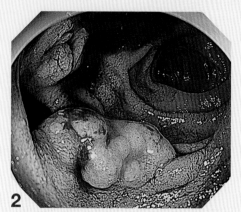

2

靛胭脂染色图像。视野 10 点钟方向可见乳头。

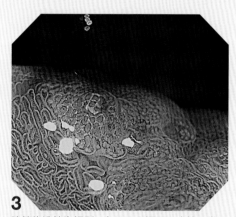

3

腺管构造较为规则，有 WOS 沉积。内镜下发现提示腺瘤性息肉。

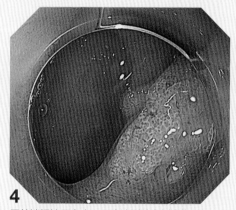

4

用前端帽按压息肉，可确认到憩室侧边缘。

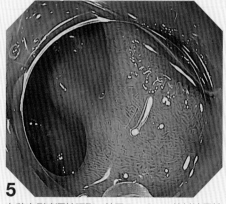

5

在憩室侧喷洒靛胭脂，并用 2 ~ 3 mL 的甘油果糖进行局部注射。

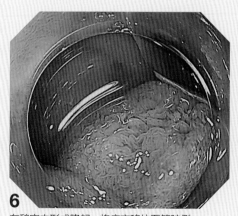

6

在憩室内形成隆起，将病变移位至管腔侧。

转下页 ➡

注水后迅速、谨慎进行切除。

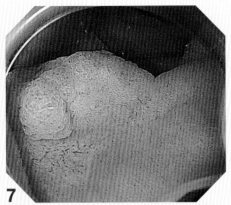

7

局部注射后，用 2 支 50 mL 的注射器迅速向管腔内注入 500 mL 的生理盐水。

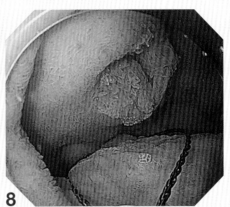

8

将圈套器前端放在局部注射部位，并从憩室侧小心谨慎地套上圈套器。

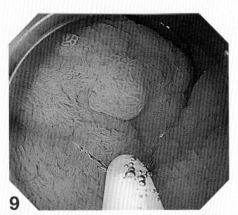

9

一边目视确认对侧的病变边缘，一边收紧圈套器。

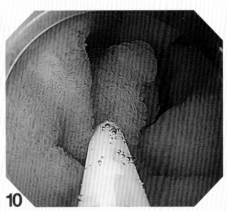

10

一边固定住口侧病变，一边收紧圈套器进行切除。

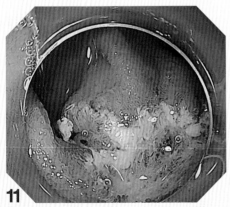

11

切除后，确认切缘无残留。

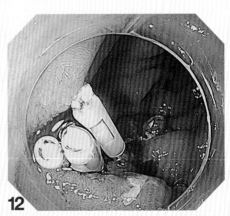

12

用 5 个 EZ Clip long type 对创面进行了完全缝合。

病理诊断　　诊断结果为中度异型管状腺瘤（tubular adenoma with moderate dysplasia），0–Ⅱa，16 mm × 12 mm，VM（–），HM（–）。

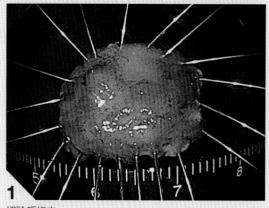

1 切除后标本。

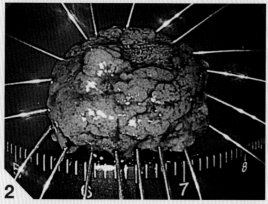

2 靛胭脂染色图像。

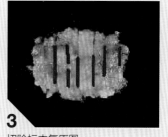

3 切除标本复原图。

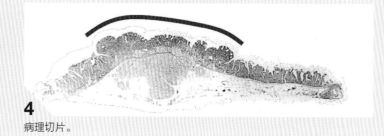

4 病理切片。

木口　贺之　仓敷中央医院附属预防医疗 PLAZA
矢作　直久　庆应义塾大学医院肿瘤中心

病例 10

口侧钛夹尼龙绳牵引法

治疗及管理要领

◉ 钛夹尼龙绳牵引为食道及胃部 ESD 术式中采用的对抗牵引法之一。十二指肠 ESD 也有适用该方法的情况。

◉ 其一是位于球部的隆起型病变，此外，还有较大的且由于重力原因倒向肛侧、导致难以触及的病变。本案例为适用线夹缝合法的球部隆起型病变。

◉ 比起降部，球部操作较为困难，多数地方无法自由操作手术刀。尤其是较高的隆起型病变，会影响到内镜的操作性，导致内镜难以触及病变肛侧，而且即使进入了黏膜下层，也会因为病变重量原因导致手术视野受限，从而无法确保足够的手术空间。为了打破此局限性，可在病变口侧放置钛夹尼龙绳，施加适当的牵引力，可扩宽手术视野，提升切除效率。放置钛夹尼龙绳的位置须能匹配想要扩展的视野位置，因此对于钛夹尼龙绳放置位置的预判尤为重要。

注意事项

❶ 放置夹子的时机非常重要。如进入黏膜下层不充分，将无法获得良好的手术视野；如夹子被放在需要进行剥离的部位，则会导致剥离难度加大。

❶ 此外，在牵引状态下，内镜难以触及肛侧，因此须在放置夹子之前处理完肛侧。

患者为 60 岁的男性。于住址附近的医院上消化道内镜检查中发现十二指肠球部存在肿瘤性病变，遂转院至本院进行进一步检查和治疗。病变为隆起型病变，以球部下壁为中心，呈半环形，伴有发红。病变表面部分为绒毛状，中间位置凸起。

小贴士　　当无法保证球部位置有足够的手术刀操作空间时，请考虑采用线夹辅助牵引法。

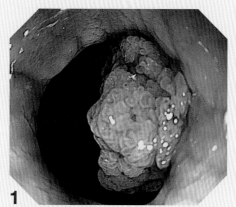

1 以十二指肠球部后壁为中心的 0-Ⅱa+Ⅰs 型病变。

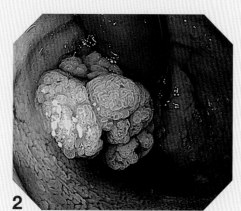

2 病变位置接近幽门口。

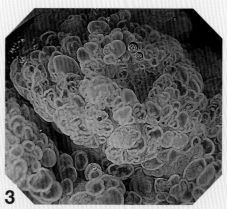

3 NBI 放大观察未见明显的异常构造及血管。

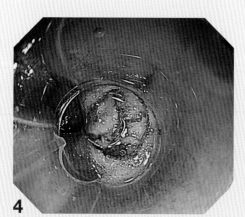

4 预计可操作空间较为狭小，因此采用了短锥形透明帽进行 ESD。

转下页 ➡

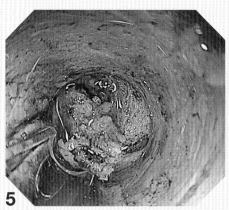

5
继续进行黏膜下层剥离，由于病变自重的原因，病变会倒向肛侧，此时如继续剥离黏膜下层，手术刀会接近肌层，从而可能会导致穿孔。

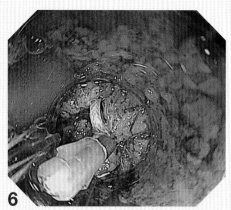

6
此时，可用钛夹尼龙绳向口侧牵引病变，从而获得良好的手术视野。在病变口侧的里侧（黏膜下层侧）放置了钛夹尼龙绳。

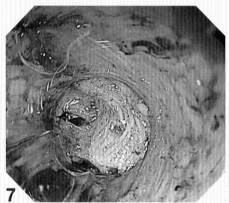

7
用手牵拉尼龙绳，可充分展开黏膜下层，从而获得良好的手术视野。内镜下一次性完全切除了病变。

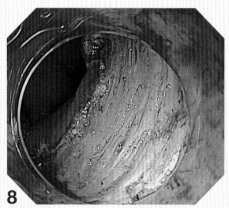

8
治疗后的创面。

诊断结果为幽门腺腺瘤，切缘阴性。

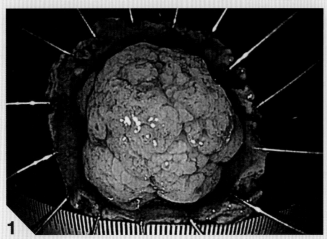

1
切除后标本。

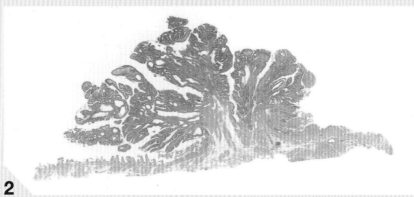

2
病理切片。

高取 祐作　庆应义塾大学医院肿瘤中心
矢作 直久　庆应义塾大学医院肿瘤中心

　十二指肠肿瘤的内镜治疗与管理

病例 11

胰侧病变 D-LECS

治疗及管理要领

■腹腔镜操作

◉剥离、游离浆膜侧后进行内镜进镜操作，用钳子按压病变附近，然后腹腔镜下确认位置。

■ ESD

◉十二指肠肌层极薄，IT Knife2（奥林巴斯）危险系数较高，因此推荐使用 HookKnife J（奥林巴斯）等钩状刀。

■ ESD 创面缝合

◉非胰侧用腹腔镜进行缝合。

◉胰侧在内镜下用钛夹缝合。

◉如无法缝合，则用 PGA 敷贴。

注意事项

❶对于发生了 2/3 以上浸润的病变，由于部分病变位于胰侧，因此无法用腹腔镜进行完全缝合。

❶如对非胰侧病变用腹腔镜进行缝合，会使 ESD 创面缩小，剩下的胰侧病变可用钛夹进行缝合。

患者为 70 岁男性，在上消化道内镜检查中发现十二指肠病变，但未进行活检。

在十二指肠降部、十二指肠上角（SDA）背侧发现跨越了两层皱襞的发红的浅表隆起型病变，并且病变右侧已触及肠壁内侧。低张十二指肠造影发现在 SDA 背侧有跨越了两层皱襞的透明像。诊断为十二指肠腺癌，0-Ⅱa，tub1，T1a-M，40 mm。

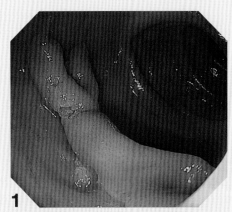

1 在十二指肠降部、SDA 背侧发现跨越了两层皱襞的发红的浅表隆起型病变。病变右侧已延伸至肠壁内侧。

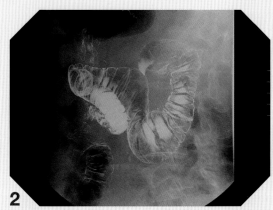

2 低张十二指肠造影发现在 SDA 背侧有跨越了两层皱襞的透明像。

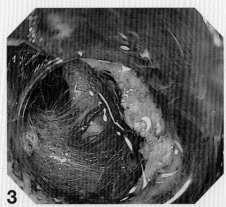

3 由于十二指肠多有纤维化，因此用 ST 前端帽（富士）进行了 ESD 术。用局部注射针注射 1～2 mL 生理盐水，然后用 HookKnife J 的 ENDO CUT I 模式切开口侧黏膜，形成皮瓣。

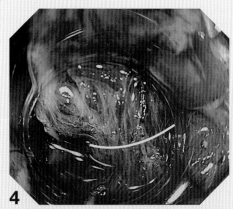

4 仅用 ST 前端帽无法获得足够的牵引力，此时可在口侧用钛夹尼龙绳进行牵引，如在肌层上方进行剥离，则会导致出血时无法固定血管，因此在黏膜下层的中层进行了剥离（黄色线）。在进行预切凝固时如对肌层进行通电，会导致迟发性穿孔，因此在离肌层稍远的位置进行了电凝和切开。

转下页 ➡

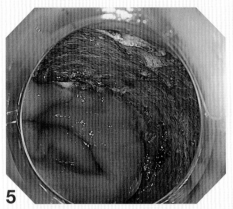

5

ESD 结束后的创面黏膜下层保留完整，未出现出血、穿孔。由于肌层较薄，因此可清晰看到肠壁外的脏器。

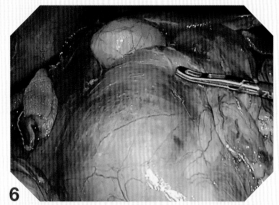

6

用腹腔镜观察浆膜侧，发现 ESD 部位呈紫红色。

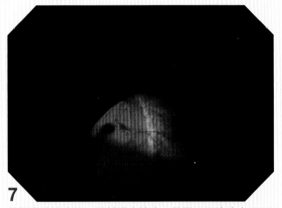

7

关闭腹腔镜光源，透射进内镜光，从而可正确确定 ESD 位置。

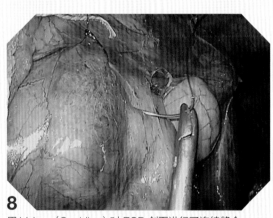

8

用 V-Loc（Covidien）对 ESD 创面进行了连续缝合。

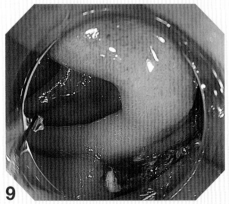

9

内镜下确认到胰腺部分未缝合（右图 10 的黄色部分）。

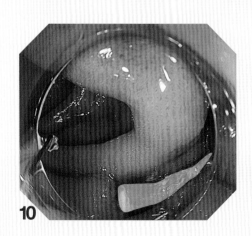

10

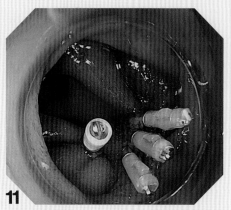

11 用夹子（EZ Clip；HK-610-090L）（奥林巴斯）对胰侧进行了内镜下缝合。D-LECS 术后恢复良好，并于第 9 天出院。

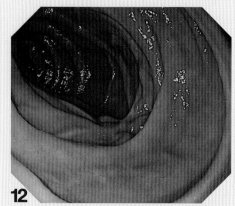

12 术后 1 年，LECS 部位未发现狭窄，预后良好。

病理诊断

诊断结果为十二指肠腺癌，tub1，T1a-M，ly0，v0，HM0，VM0，0-Ⅱa，45 mm × 30 mm in 57 mm × 40 mm，2nd portion。

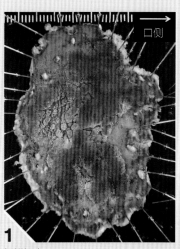

1 新鲜标本。

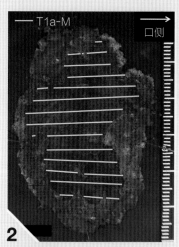

2 组织复原图。

高桥 亚纪子　佐久医疗中心内镜内科
小山 恒男　佐久医疗中心内镜内科

病例 12

3 cm 左右病变 ESD

患者为 50 岁男性，无症状。体检时上消化道内镜检查发现乳头对侧靠肛侧位置有 30 mm 大小的跨越两层皱襞的 0-IIa 型浅表隆起型病变（活检 Group 3）。病变中央有些许凹陷，表面有些许细微构造，并且部分位置内镜下成像不清，被诊断为高异型度腺瘤性息肉，建议切除。用传统的 EMR 无法一次性切除，并且由于该患者的病变为扁平的平坦型病变，因此如用 UEMR 进行切除，皱襞间的凹陷部分极有可能无法隆起。对于有基础疾病的高龄患者或全麻困难的患者，可用 EMR 进行分片切除。该患者无基础疾病，较为年轻，因此推荐使用全身麻醉下 ESD 一次性切除。

治疗及管理要领

◉ 在术前的内镜操作性能检查中发现，内镜操作性能受呼吸运动影响较大，并且由于反常运动，病变肛侧手术视野无法确保，因此可使用双通道双弯曲内镜进入肛侧，并用 DualKnife（奥林巴斯）进行手术。在切开黏膜时，须分别使用左右通道，并尽量从接线方向开始入刀，方可安全进行黏膜切开。

◉ 由于无法通过局部注射的方式获得良好的抬举，因此在形成黏膜皮瓣后，更换为易于进行小幅度旋转操作的 Q260J 内镜（奥林巴斯），同时联合使用 SHORT ST 前端帽（富士），可易于进入黏膜下层。手术刀前端须避开肌层方向，并呈隧道式剥离黏膜下层。如由于呼吸运动影响导致 DualKnife J（奥林巴斯）前端容易脱落，则须使用 HookKnife J（奥林巴斯）进行剥离。

◉ 在对切除后创面进行预防性止血处理后，为了预防迟发性并发症的发生，须用钛夹进行完全缝合。

注意事项

❗ 局部注射无法获得良好的抬举，在进行黏膜切开时须注意避免过多地横向切开，以便最小限度地形成口袋状构造，并尽早进入黏膜下层。如黏膜切开范围过大，则会造成局部注射液泄漏，从而无法完全进入黏膜下层（即所谓的蘑菇状）。

❗ 在进入黏膜下层后，如手术刀触及肌层，则会引起穿孔，因此须注意手术刀的朝向。

❗ 如一味使用止血钳处理绵绵不断的细微出血，则有可能引起穿孔。因此须尽量对黏膜下层的纤维谨慎进行凝固处置，该处置在某些情况下亦可呈现出压迫止血的效果。

❗ 迟发性并发症可导致严重后果，因此须进行预防性缝合。

须依据术前诊断的恶性程度、病变大小、内镜操作性等选择性使用 EMR、UEMR 或 ESD。

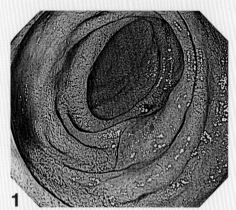

1
降部乳头对侧肛侧跨越了两层皱襞的平坦型病变。

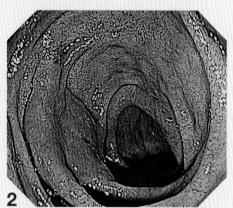

2
由于内镜的反常反应，手术视野更加模糊不清，病变与之前看到的完全不同。

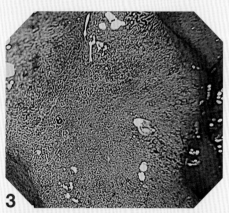

3
NBI 放大观察发现病变中央有凹陷，表面有细微构造，部分位置内镜下成像不清，诊断为高异型度腺瘤性息肉。

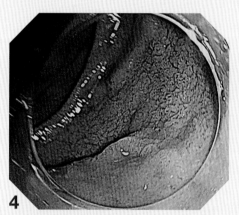

4
在全麻下使用双通道双弯曲内镜达病变肛侧。

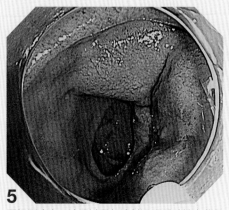

5
平坦型病变无法通过局部注射透明质酸钠来获得良好的抬举。

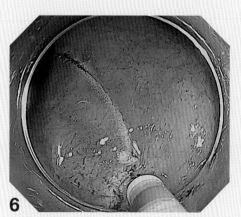

6
从右通道引出设备，可以实现以安全角度（不朝向肌层的角度）进行操作。

转下页 ➡

对于平坦型病变，须使用前端帽迅速进入黏膜下层。

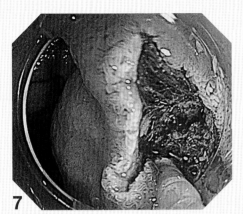

7

在最易于操作内镜的位置形成黏膜皮瓣。

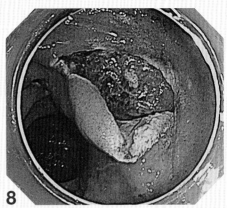

8

黏膜切开无须过大，内镜可进入即可。

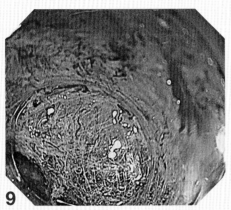

9

更换为更易于小幅度旋转的 Q260J 型号内镜，然后用 SHORT ST 前端帽进行剥离。

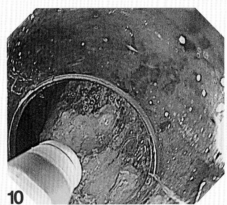

10

由于 Q260J 的钳道位于左侧，因此须注意手术刀前端不要触及肌层。

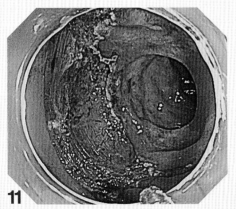

11

最小限度地对切除后的创面进行止血处置。分别用左、右两个钳道进行止血。

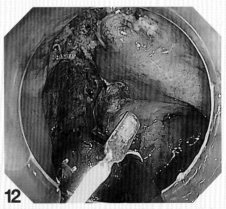

12

用双通道双弯曲钳子法固定创面，并进行缝合。用右侧通道的钳子固定肛侧黏膜。

小贴士　　为了预防迟发性并发症，须进行缝合。

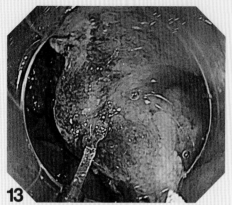

13

将创面牵引至口侧正常黏膜附近，封闭创面。

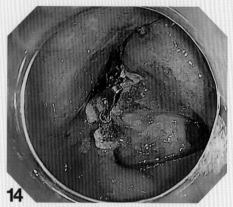

14

用左侧钳道的夹子制作第一个锚定点。

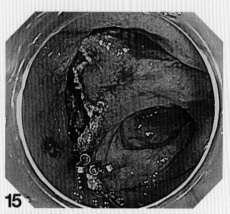

15

迅速追加夹子，然后继续封闭创面。

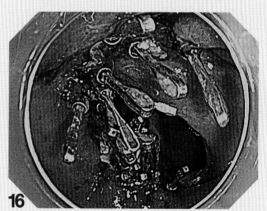

16

用钛夹进行完全缝合。

病理诊断　　诊断结果为高级别管状腺瘤（tubular adenoma，high grad），32 mm × 18 mm，切缘阴性。凹陷部分腺管密度较高，异型度高。

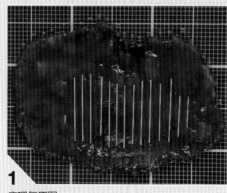

1

病理复原图。

病例 13

水压法治疗超 2/3 周病变

患者为 50 岁男性。无既往治疗史。病变位于十二指肠下角至水平部、内壁至前壁，管腔占位超过 2/3 周，病变大小约 50 mm。为同色调的浅表隆起型病变（0-IIa 型），中间部位有凹陷，凹陷部表面构造较为粗糙。对于该病变，使用 GIF-290T（奥林巴斯）、DualKnife J 1.5 mm（奥林巴斯）、ST 前端帽（富士）进行了全身麻醉下 ESD。

治疗及管理要领

◉ 首先在肛侧内壁进行了切开和剥离。内镜难以到达该位置，并且手术刀前端正对着肌层，但在水压法下可进行精密操作。

◉ 然后，在前壁侧进行了切开和剥离。该位置视野上下倒置，因此剥离时非常谨慎。在形成皮瓣后，从口侧进入黏膜下层，然后进行剥离。剥离了 3/4 以上时，采用水压法可让剥离位置视野更加清晰，可提升剥离效率。

◉ 切除完成后，用线夹缝合法进行了缝合。由于浸润范围较大，因此在创面的左右两侧均使用了钛夹尼龙绳。

注意事项

❶ 由于十二指肠固定在后腹膜上，因此可能会难以将病变保持在 6 点钟方向。对于肛侧内壁和弯曲部位上的病变，须通过拉动手术刀来进行切开，但拉扯可能会导致穿孔。切开前须用注射针进行充分的局部注射，如手术刀和肌层平行移动，在移动时须小心谨慎。

❶ 如从易于剥离的口侧开始剥离，会导致原本内镜就难以到达的肛侧更加难以到达。剥离后的病变会向上卷曲，从而妨碍下一步的剥离。因此，须从肛侧进行切开。

❶ 在缝合黏膜时，如仅仅只固定住黏膜，当创面较大时，会导致创面上夹子脱落，从而导致创面裂开。因此需用钛夹尼龙绳固定住肌层，并吻合黏膜，对于操作性不佳的部位则用可开合的夹子，一边确认固定肌层，一边进行缝合。

[1] Yahagi N: Water pressure method for duodenal endoscopic submucosal dissection. Endoscopy 49: E227–E228, 2017 [PMID: 28759932].
[2] Yahagi N: New endoscopic suturing method: string clip suturing method. Gastrointestinal Endoscopy 84: 1064–1065, 2016 [PMID: 27327846].

对于大型病变，先从内壁侧和肛侧进行切开。

在水压法下目视确认黏膜下层并进行剥离。

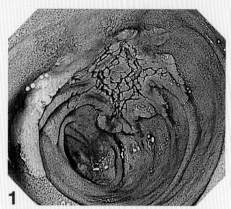

1 位于十二指肠下角（IDA）内壁至前壁的 0-IIa 型病变。

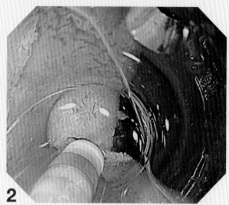

2 从病变肛侧内壁开始进行切开。在牵拉切开之前须进行谨慎且充分的局部注射。

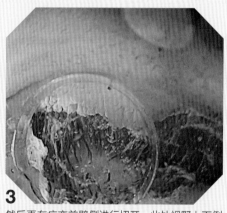

3 然后再在病变前壁侧进行切开。此处视野上下倒置，因此须巧妙运用 ST 前端帽和重力作用进行剥离。

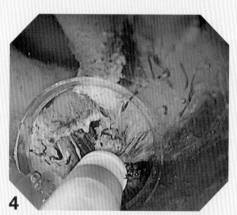

4 进行打磨式剥离。

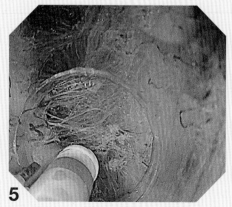

5 形成皮瓣，进入黏膜下层然后进行剥离。

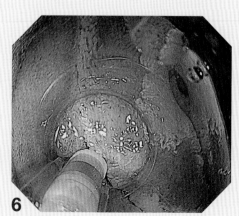

6 然后切开口侧。

转下页 ➡

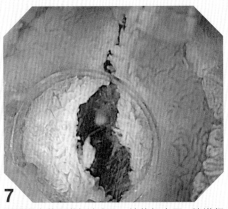

7

用附送水装置进行注水，一边施加水压一边进行剥离，然后进入较为狭窄的空间，可目视确认到黏膜下层。

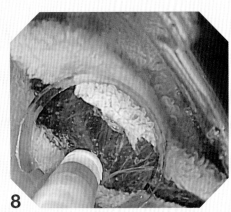

8

然后进行黏膜下层局部注射，可更清晰的确认到黏膜下层。

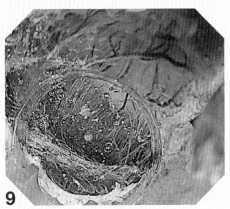

9

然后进一步进行剥离，进入黏膜下层。

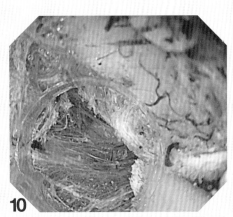

10

用水压法冲开黏膜下层，可较为容易地目视确认到需进行剥离的部位，从而提升剥离效率。

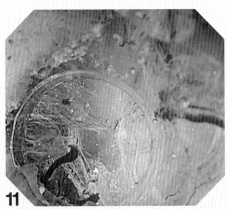

11

水下亦可较为立体地看见出血情况，因此可轻而易举地确认到出血点。

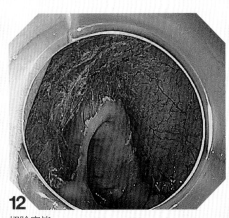

12

切除完毕。

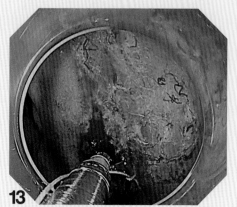

13 为了固定住肛侧的肌层，使用了钛夹尼龙绳。

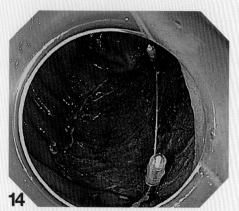

14 在口侧放置了夹子，夹住缝合线。

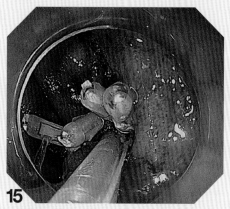

15 牵拉缝合线，拉拢黏膜，并在周围放置夹子。对于操作性不佳的部位，使用了可开合的夹子。

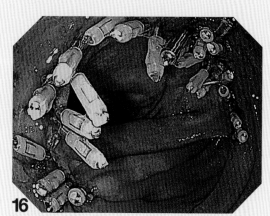

16 对创面进行了完全缝合。

病理诊断　诊断结果为重度异型管状腺瘤（tubular adenoma with severe atypia），0-Ⅱa，68 mm×45 mm，水平、垂直切缘均为阴性。

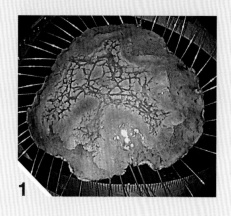

1

水谷 真理　庆应义塾大学医院消化内科
加藤 元彦　庆应义塾大学医院内镜中心
矢作 直久　庆应义塾大学医院肿瘤中心

5 cm 以上的平坦型病变

治疗及管理要领

◉ 对于 5cm 以上的大型病变，其切除和切除后黏膜缺损部位缝合的难度都极高，因此须在术前充分研讨是否可进行缝合。

◉ 为了便于缝合，须在最小限度的水平切缘范围进行切除，尽量不扩大黏膜缺损部位范围。

◉ 如黏膜缺损部位范围扩大，将会导致缝合难度加大，因此须注意将水平切缘范围保持在最小限度。

◉ 本案例中，由于患者曾做过多次活检，预计黏膜下层严重纤维化，因此联合采用了钛夹尼龙绳牵引法进行了剥离。对于大型病变来说，如在剥离初期即已造成穿孔，将会加大后续剥离的难度，因此在剥离时须更为慎重，可采用钛夹尼龙绳牵引法。

◉ 对于大型黏膜缺损部位的缝合，可从已有报告的有效缝合法中选择有效的缝合方式，有时需联合采用多种方法进行缝合。对于内镜下难以进行完全缝合的病例，可用 PGA 敷贴和纤维蛋白胶覆盖法或内镜下经鼻胰胆管插管将胆汁和胰液向外引流等方式进行创面封闭。手术医生应熟悉所有处置手法，并且医院须配备相应的处置环境以及必要的设备等。

注意事项

❶ 对于大型病变，尤其是类似本案例中出现的伴有纤维化的病变，如只使用一种高频切开刀，可能会出现难以切开和剥离的状况。最近，对于此类病变，出现了可进行旋转的剪刀状手术刀，因此可更为安全地进行剥离。

❶ 黏膜缺损部位缝合不全，会导致迟发性出血和穿孔等并发症频发。尤其是本案例，对于十二指肠上角远

[1] Oyama T.: Counter traction makes endoscopic submucosal dissection easier. Clin Endosc 45: 375–378, 2012［PMID: 23251884］.

[2] Tashima T, Jinushi R, Ishii N, et al.: Effectiveness of clip–and–thread traction–assisted duodenal endoscopic submucosal dissection: a propensity score–matched study (with video). Gastrointest Endosc 95: 918–928.e3, 2022［PMID: 34979111］.

[3] Yahagi N, Nishizawa T, Akimoto T, et al.: New endoscopic suturing method: string clip suturing method. Gastrointest Endosc 84: 1064–1065, 2016［PMID: 27327846］.

[4] Tashima T, Ohata K, Sakai E, et al.: Efficacy of an over–the–scope clip for preventing adverse events after duodenal endoscopic submucosal dissection: a prospective interventional study. Endoscopy 50: 487–496, 2018［PMID: 29499578］.

[5] Nunobe S, Ri M, Yamazaki K, et al.: Safety and feasibility of laparoscopic and endoscopic cooperative surgery for duodenal neoplasm: a retrospective multicenter study. Endoscopy 53: 1065–1068, 2021［PMID: 33264810］.

[6] Takimoto K, Matsuura N, Nakano Y, et al.: Efficacy of polyglycolic acid sheeting with fibrin glue for perforations related to gastrointestinal endoscopic procedures: a multicenter retrospective cohort study. Surg Endosc 36: 5084–5093, 2022［PMID: 34816305］.

[7] Fukuhara S, Kato M, Iwasaki E, et al.: Management of perforation related to endoscopic submucosal dissection for superficial duodenal epithelial tumors. Gastrointest Endosc 91: 1129–1137, 2020［PMID: 31563595］.

[8] Tashima T, Nonaka K, Ryozawa S, et al.: Duodenal endoscopic submucosal dissection for a large protruded lesion located just behind the pyloric ring with a scissor–type knife. VideoGIE 4: 447–450, 2019［PMID: 31709326］.

[9] Kato M, Ochiai Y, Fukuhara S, et al.: Clinical impact of closure of the mucosal defect after duodenal endoscopic submucosal dissection. Gastrointest Endosc 89: 87–93, 2019［PMID: 30055156］.

[10] Kurebayashi M, Ohata K, Tashima T, et al.: A specimen collection technique to ensure that the resected specimen is safely retrieved after duodenal ESD. VideoGIE 7: 241–242, 2022［PMID: 35815162］.

侧黏膜缺损，须考虑到胆汁、胰液流出对创面的影响，尽量进行牢固缝合。但对于大型病变，须提前预设无法进行完全缝合的状况，须能够对胆汁、胰液等进行外引流，否则将会导致严重的迟发性并发症。

❶ 大型病变的标本由于其自重原因，在切除后可能会掉入水平部（3rd portion）以下部位（小肠侧）。因此须事前确认病变的重力方向，并在切除后用回收装置（一次性抓钳和取石网篮等）迅速回收。如预判切除后标本可能遗失，作者会在即将剥离完黏膜下层时固定住标本，通过撕掉黏膜下层进行回收，或是将标本留置在钛夹尼龙绳上，以防标本丢失，然后再用回收装置进行回收。

患者为 60 岁的女性。上消化道内镜检查发现十二指肠下角有环 2/3 周、约 60 mm 大小的浅表隆起型病变（0-Ⅱa 型）。最初于 5 年前发现病变，但未进行治疗，仅每半年进行一次内镜检查以及活检，以观察病变状况。此次活检结果疑似高分化型腺癌，因此被介绍转院至本院进行治疗。

小贴士　　　　为了便于切除后缝合，黏膜切开时须确保黏膜缺损部位面积适中。对于预计需放置钛夹尼龙绳或其他牵引装置的位置，在放置夹子时，须确保夹子和病变之间有一定距离，不会触及病变，然后进行黏膜切开。

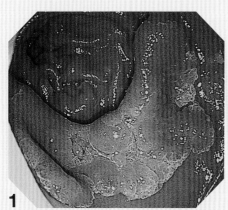

1 十二指肠下角约 60 mm 大小的 0-Ⅱa 型病变。由于是大型病变，因此在全麻下进行了 ESD 术。

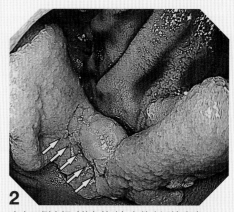

2 病变口侧中间（黄色箭头）有数个活检瘢痕。

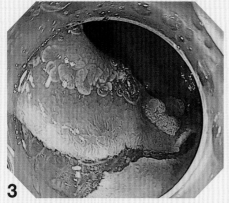

3 由于需要放置钛夹尼龙绳进行牵引，因此特意在病变口侧保留了正常黏膜。

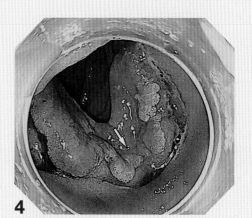

4 在病变口侧中间位置（黄色箭头）进行了局部注射，无法抬举。因此无法进入黏膜下层，无法抬举的位置为纤维化部位。

转下页 ➡

由于是大型病变，因此在 ESD 时须避免出现穿孔。放置钛夹尼龙绳进行牵引是确保剥离安全的方法之一，因此我们进行了尝试。

切除后，迅速回收标本，以防标本落入水平部。尤其是十二指肠上角肛侧（乳头部除外）的黏膜缺损部位面积较大，须设法进行完全缝合。

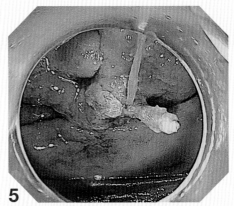

5
在特意保留的口侧正常黏膜上安装了钛夹尼龙绳。

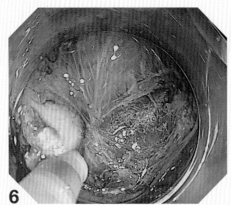

6
牵引后发现无法抬举的部位的黏膜下层已经纤维化。一边目视确认纤维化部位，一边用 DualKnife J 进行缓慢剥离。

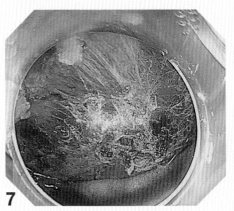

7
钛夹尼龙绳牵引非常有效，因此安全地对纤维化部位进行了剥离，形成了黏膜皮瓣。

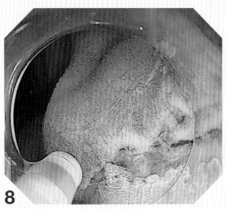

8
形成皮瓣后，进行了环周切开。由于在病变口侧特意切开较大，因此须特意将剩下的黏膜贴近肿瘤进行切开，以确保黏膜缺损部位面积不会过大。

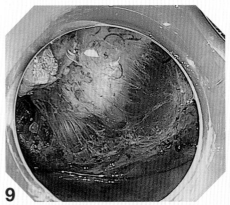

9
环周切开后，采用钛夹尼龙绳进行牵引，安全地进行了黏膜下层剥离。

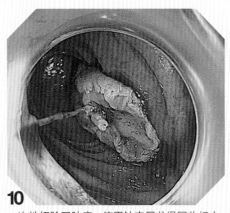

10
一次性切除了肿瘤。使用钛夹尼龙绳回收标本。成功避免了标本遗失至小肠侧。

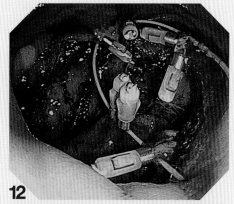

11 约 2/3 环周黏膜缺损部位。通过联合使用留置圈套器的荷包缝合法和全层缝合装置（OTSC），缩小了黏膜缺损部位的面积。

12 更换为双通道内镜。在黏膜缺损部位的中间位置留置圈套器，并用夹子固定于肛侧和口侧边缘的黏膜上。

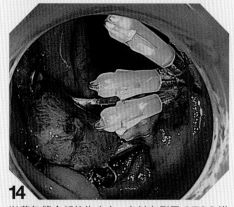

13 收紧圈套器，拉拢中间位置的黏膜，可缩小黏膜缺损部位的面积。

14 以荷包缝合部位为中心，在其左侧用 OTSC 进行牢固缝合，在其右侧用夹子进行了缝合。用 OTSC 进行单侧缝合可确保创面不会轻易裂开，留置圈套器和夹子等亦不易脱落。于 ESD 术后第 3 天出院。

病理诊断

诊断结果为腺癌，tub1，T1a-M，ly0，v0，HM0，VM0，0-IIa，肿瘤直径 55 mm×41 mm。

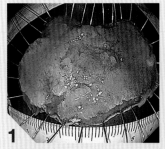

1 标本直径为 58 mm×44 mm。肿瘤直径为 55 mm×41 mm。

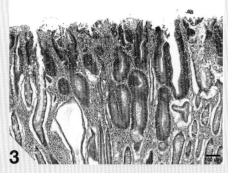

3 诊断结果为腺癌，tub1，T1a-M，ly0，v0，HM0，VM0，0-IIa。

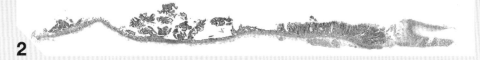

2

田岛 知明 埼玉医科大学国际医疗中心消化内科

病例 15

无法抬举的病变

患者为 60 岁男性。在上消化道内镜检查中发现十二指肠降部有病变，活检诊断为腺瘤性息肉。局部注射后仍无法抬举，因此进行了 ESD。肿瘤直径 12 mm，肉眼类型 0-IIa+IIc 型。

十二指肠解剖部位：降部内侧 乳头肛侧。

● 手术装置：IT Knife nano（奥林巴斯）、HookKnife（奥林巴斯）、Coagrasper（奥林巴斯）。
● 局部注射液：Keismart（奥林巴斯）。
● 高频设备：ESG-100（奥林巴斯）。

治疗及管理要领

◉ 如对十二指肠平坦、凹陷型病变进行活检，会造成黏膜下层纤维化，从而导致病变无法抬举，因此须尽量避免进行活检，并用 NBI 放大内镜（ME-NBI）等进行诊断。本案例中患者 ME-NBI 下可见部分绒毛构造消失，并且有数个直径不一不规则的小血管，诊断为黏膜内癌。

◉ 本案例中病变的重力方向在视野上呈左上→右下方向，因此从病变的右侧开始进行黏膜切开和剥离。

◉ 为了防止穿孔，在剥离时避免暴露肌层，并在进行局部注射后剥离时尽量保留横跨黏膜下层的血管。IT Knife nano 有助于剥离。

◉ 本案例剥离过程中先对纤维化之外的部分进行了剥离，由于重力原因，纤维化部位的手术视野较为清晰。HookKnife 的 Hook cut 模式是最为安全的剥离纤维化部位的方法。

◉ 对于抬举不良的病变，须利用重力来获得良好的手术视野，同时使用 HookKnife。

注意事项

❶ 活检纤维化以外的部位，由于黏膜下层有 Brunner 腺及血管存在，十二指肠上角及肌层弯曲部等可能会出现抬举不良。此时不仅要联合使用 HookKnife，而且须使用 ST 前端帽进入黏膜下层或是采用钛夹尼龙绳进行牵引。

❶ 为了能剥离抬举不良的部位，须确保良好的黏膜下层手术视野。

❶ 如对出血进行过度凝固止血，有可能导致黏膜下层手术视野不佳，从而导致穿孔，因此可视情况进行压迫止血。

❶ 本案例中进行了镇静，最为理想的是在全身麻醉下进行处置，但须依据术前内镜操作性检查和镇静效果进行判断。

[1] Kinoshita S, Nishizawa T, Ochiai Y, et al.: Accuracy of biopsy for the preoperative diagnosis of superficial nonampullary duodenal adenocarcinoma. Gastrointest Endosc 86: 329–332, 2017［PMID: 28003118］.

[2] Kikuchi D, Hoteya S, Iizuka T, et al.: Diagnostic algorithm of magnifying endoscopy with narrow band imaging for superficial non-ampullary duodenal epithelial tumors. Dig Endosc 26 (Suppl 2): 16–22, 2014［PMID: 24750143］.

转下页 ➡

小贴士 对于浅表凹陷型病变，须避免进行活检，且须采用 ME-NBI 等进行术前诊断。

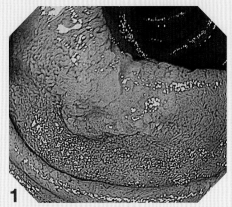

1

浅表凹陷型病变，伴轻度发红。

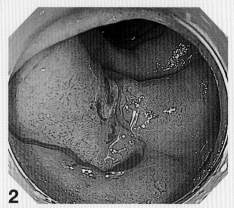

2

局部注射后中间部位抬举不良，难以采用 EMR 进行一次性切除。

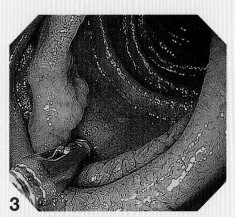

3

该病变为跨越皱襞的病变，须采用 ESD 进行切除。

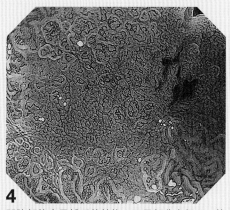

4

凹陷部位未见绒毛状结构，可见部分直径不一的不规则血管，诊断为黏膜内癌。

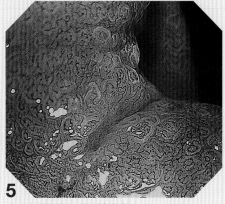

5

病变中间位置可见活检瘢痕。

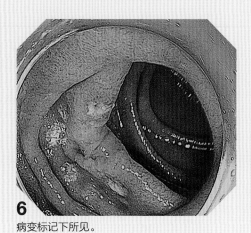

6

病变标记下所见。

结合重力方向进行了处置，并将黏膜下层的血管保留在了肌层侧。用 HookKnife 对纤维化部分进行直视下剥离。

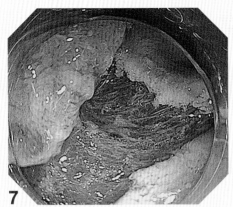

7 从重力低位开始剥离，将横穿黏膜下层的血管保留在了肌层侧。

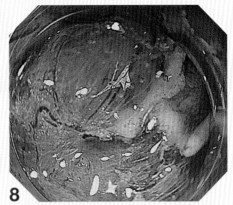

8 手术过程中黏膜下层抬举不良，因此开始从对侧进行剥离。

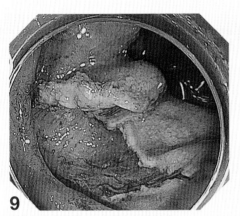

9 重力低位的抬举良好部位的剥离结束。

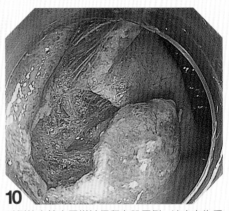

10 对侧的血管也同样被保留在肌层侧。该方向为重力下视野较好的方向。

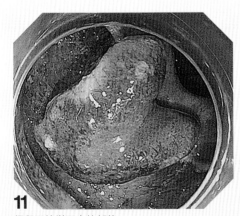

11 保留了抬举不良的部位。

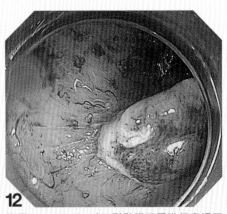

12 使用 HookKnife 对口侧黏膜下层进行直视下剥离。

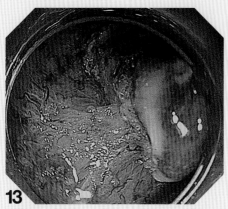

13 由于是在重力下进行剥离，因此可渐渐看到纤维化部分，可用 HookKnife 进行安全剥离。

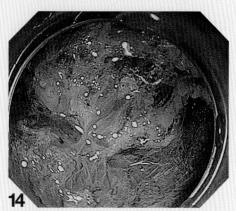

14 最后剥离了纤维化部分，切除完毕。

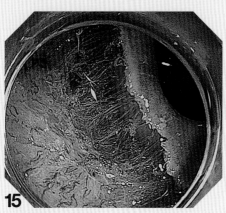

15 切除后的纤维化部分。

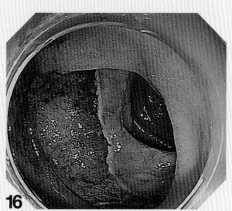

16 切除后的创面。未见明显的肌层露出及穿孔等。

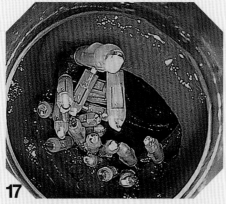

17 为了防止出现迟发性并发症，用夹子对创面进行了完全缝合。

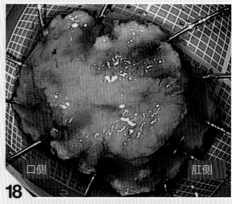

18 切除后的标本。可见中间位置有条形的活检瘢痕。最终诊断为腺癌，tub1，pT1a，ly0，v0，HM0，VM0，0-Ⅱa+Ⅱc，12 mm×7 mm。

山本 赖正　日立造船健康保险组合因岛综合医院

病例 16

Vater 乳头旁病变 ESD

患者为 70 岁男性。十二指肠降部存在病变（0-Is 型），肿瘤直径约 30 mm，转院至本院进行进一步治疗。进行了数次活检，术前活检诊断为腺瘤。肿瘤部位存在于降部内侧区域，靠近 Vater 乳头，为非乳头部肿瘤。用直视镜观察难以掌握病变整体状况，用十二指肠镜（后方斜视镜）则可观察到病变整体。图像增强内镜下异常较少，疑似腺瘤性息肉。用 EMR 难以一次性切除，因此采用了 ESD 进行切除。

治疗及管理要领

◉ 对于十二指肠降部内侧区域（即 Vater 乳头侧）的肿瘤进行 ESD 时，由于肿瘤位置的原因，可能无法完全确认整个肿瘤，亦有可能出现剥离过程中无法接近从而需要使用后方斜视镜的情况。

◉ 由于 Vater 乳头不会受到热凝固的影响，因此多数情况下无须进行 ENPD 留置，但病变部位内侧有胰腺，因此术后发生胰腺炎的风险较其他消化道术后高。

◉ 虽然里侧有胰腺，但如手术刀稍稍远离十二指肠乳头部，由于有极薄的十二指肠肠壁存在，因此极易出现术中穿孔。

◉ 用后方斜视镜可确认到肿瘤整体状况，但治疗过程中会影响固有肌层和 Oddi 括约肌，因此在切开时推荐使用剪刀状钳子或 HookKnife（奥林巴斯）。

◉ 后方斜视镜的治疗须在抬起抬钳器后进行。上移抬钳器，可能会导致止血钳等无法旋转，从而导致器械前端无法伸出，因此在用后方斜视镜进行治疗时需要花费一番心思。

注意事项

❶ 十二指肠第二部分内侧区域病变的治疗，仅采用直视镜难以进行治疗，因此须联合采用后方斜视镜。

❶ 后方斜视镜治疗时，传统的 ESD 难以让手术顺利完成，因此须花费心思。

❶ 尤其是须熟练使用抬钳器和内镜的操作。

❶ 由于术后可能会出现胰腺炎，因此术后可能会要留置 ENPD 或静脉注射胰酶抑制剂。

❶ 十二指肠第二部分内侧区域病变较非乳头部十二指肠 ESD 术后出血率更高。此外，处置后的止血亦须谨慎进行。

———————————————————————————————————————

小贴士 　使用后方斜视镜（JF）进行 ESD 时，可能会需要采用传统的 ERCP 旋转 JF 内镜等特殊措施，因此须熟悉该类特殊设备。

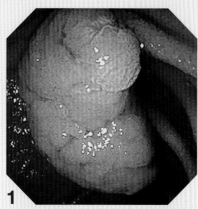

1 对十二指肠第二部分内侧区域的肿瘤（0-Is 型）施行 ESD。由于直视镜下无法确认到病变整体，因此，从一开始便采用了后方斜视镜。由于后方斜视镜的钳道位于 5 点钟方向，屏幕右侧（前壁侧）更容易操作，因此从该部位进行局部注射和切开。

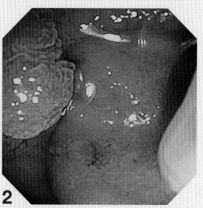

2 如上移抬钳器，则可能会导致局部注射针针头无法推出，旋转式器械（剪刀状钳子及止血钳等）无法旋转、打开，因此在下移抬钳器后，如图 3 所示。

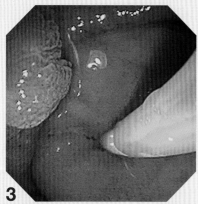

3 推出局部注射针，然后上移抬钳器，进行局部注射。Vater 乳头部在 Oddi 括约肌等的影响下局部注射液无法进入病变。但病变周围组织则抬举良好。

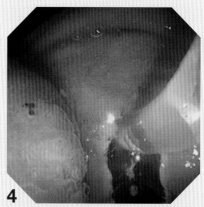

4 使用了 FlushKnife BT 2.0 mm（富士）作为切开器械。如上所述，先下移抬钳器，露出手术刀前端，然后上移抬钳器并切开病变。然后用同样的方式，通过拉动内镜或上移抬钳器等切开了右半部分（十二指肠降部前壁侧）。

转下页 ➡

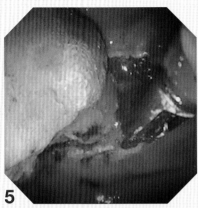

5

在切开刀垂直固有肌层的位置联合使用了剪刀状钳子 [ClutchCutter（富士）]。稍稍牵拉内镜，并在俯视角度下切开，可轻松切开病变肛侧。

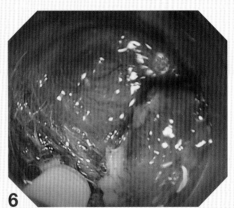

6

此后，切开病变右半部分。在本案例中，可在直视镜下轻轻按压病变，即可将 Vater 乳头从 6 点钟方向转换为 7 点钟方向，因此在直视镜下切开并剥离了该部位的病变。

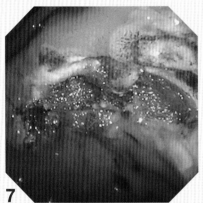

7

一次性切除病变，为了防止术后迟发性出血及穿孔，在创面上覆盖了 PGA 敷贴及纤维蛋白胶。

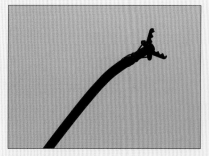

抬钳器会导致器械前端出现明显的弯曲，其结果就是损坏了3把手术刀。如上移手术抬钳器，则会导致器械无法进行旋转、开合，因此须先下移抬钳器，然后再进行旋转，后再次上移抬钳器，并调整角度。综上所述，必须单纯为了调整角度而上下移动抬钳器，并且治疗时间将会被延长。。

乳头部附近有较多的血管。术中可能会出现出血较多的情况，因此我们一边谨慎地进行预凝血，一边进行了切开及剥离。在切除完毕后，如有必要预防胰腺炎，须进行经鼻胰胆管插管。由于术后可能会出现胰腺炎，因此在剥离过程中不能进行过度的热凝固处置。为了预防术后出现迟发性穿孔，在创面上覆盖了PGA敷贴及纤维蛋白胶。

病理诊断

诊断结果为管状腺瘤，切缘阴性。

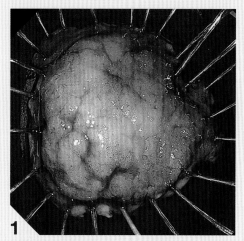

1 切除病变。内镜下进行了一次性切除。

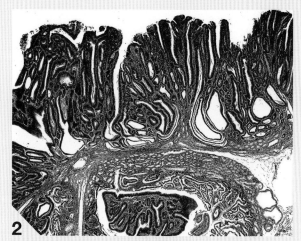

2 病理组织图。腺瘤（肠型），切缘阴性。

龙本 见吾 宇治德洲会医院消化内科

放置胰胆管支架治疗 Vater 乳头旁病变

治疗及管理要领

◉ 对于 Vater 乳头附近的十二指肠 ESD，在进行黏膜切开及剥离时可能会引起胰管、胆管损伤。

◉ 此外，由于热效应的间接影响，可能会引起胰腺炎、胆管炎。

◉ 因此，须进行 ENBD、ENPD 或放置胰胆管支架。

◉ 在进行 ENBD 和 ENPD 时，导管会妨碍十二指肠 ESD 操作且术中可能会自行脱落，因此须术前放置胰胆管支架。

◉ 在放置胰胆支架时可轻而易举地辨认 Vater 乳头，因此可有效预防偶发性的 Vater 乳头损伤。

◉ 在缝合 ESD/EMR 创面底部时，如采用 D-LECS，则用腹腔镜或止血夹进行缝合；如采用 ESD/EMR，则用钛夹进行缝合。

◉ 为了避免胰液、胆汁流至 ESD 创面底部，须在 ESD 术后进行 ENBD 和 ENPD。无法完全缝合时，则用 PGA 敷贴覆盖，或用奥曲肽（善得定）。

注意事项

❶ 如在 ESD 术前进行 ENBD 和 ENPD 插管，有可能在 ESD 操作中会出现脱落。

❶ 如因热效应等损伤了 Vater 乳头，会导致 ESD 术后难以进行 ENBD 和 ENPD 插管，因此须事先放置胰胆管支架。

❶ 由于 Vater 乳头背侧有胰腺存在，因此在 ESD 创面底部进行钛夹缝合时，黏膜难以拉拢，因此考虑采用 D-LECS、PGA 敷贴等钛夹以外的方法。

患者为 30 岁男性。在体检时内镜发现 Vater 乳头口侧有 0-Ⅱa 型病变。和 Vater 乳头的距离仅为 2 mm。低张十二指肠造影在 Vater 乳头前壁侧可见透明成像。

诊断结果为十二指肠腺癌，0-Ⅱa，tub1，T1a-M，30 mm，环肠腔 1/3 周。

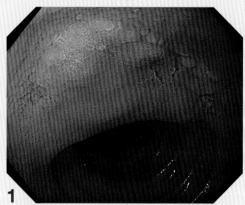

1 十二指肠降部可见呈红色、环肠腔 1/3 周的 0-Ⅱa 型病变。

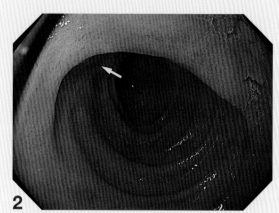

2 继续进镜，可见位于肛侧的 Vater 乳头（黄色箭头）。

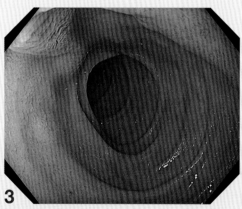

3 Vater 乳头距离病变肛侧仅 2 mm，在 ESD 术中可能会被损伤。

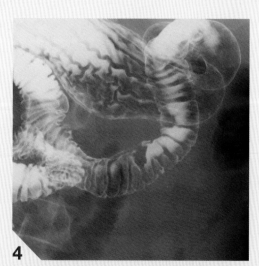

4 低张十二指肠造影下 Vater 乳头前壁侧呈透明状。

转下页 ➡

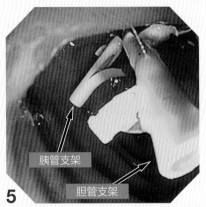

胰管支架

胆管支架

5
在 D-LECS 前一天放置了胰胆管支架。

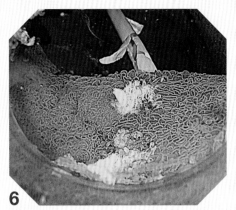

6
ESD 手术当日，在病变边缘附近进行了标记。

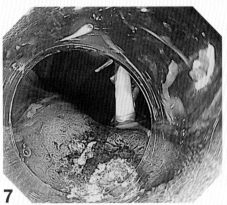

7
为了正确辨认病变边缘，在 NBI 模式下进行了
黏膜切开。

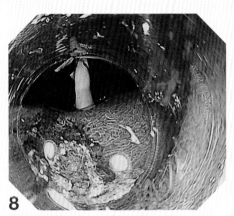

8
从最难操作的 Vater 侧进行切开。

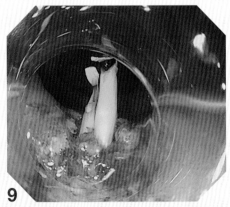

9
在支架的帮助下，可确认到 Vater 乳头的位置。

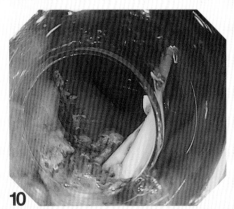

10
在支架附近的切线处进行了黏膜切开，防止了
Vater 乳头损伤。

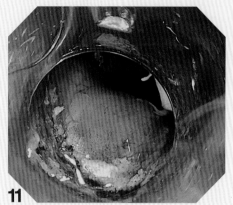

11
进行了黏膜环周切开。

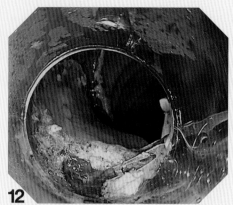

12
在口侧放置了 S-O 夹（瑞翁），之后进行牵引。

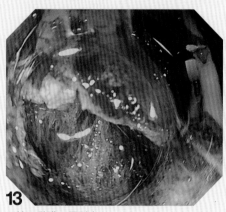

13
开始了黏膜下层剥离。

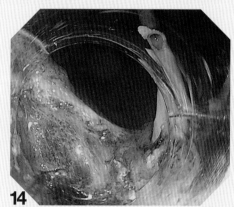

14
首先，谨慎地对 Vater 侧的黏膜下层进行了剥离。剥离过程中未损伤 Oddi 括约肌。

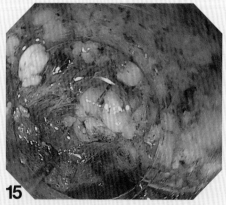

15
黏膜下层可见较多的 Brunner 腺和高度纤维化，因此进行了谨慎剥离。

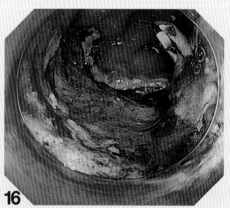

16
ESD 术式下进行了一次性切除，并且无并发症出现。

转下页 ➡

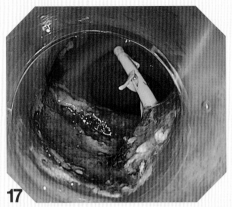

17

腹腔镜下进行了创面闭合，但只能进行部分缝合，未能进行胰侧缝合。

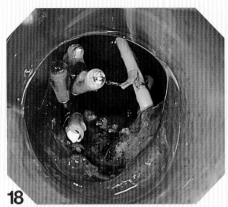

18

尝试在内镜下使用钛夹尼龙绳进行创面封闭，但由于背侧有胰腺存在，因此黏膜无法靠拢，难以用钛夹进行缝合。

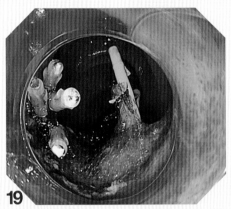

19

最后采用 PGA 敷贴覆盖于创面。由于 PGA 敷贴敷在了支架上，因此没有进行 ENBD 和 ENPD 插管。

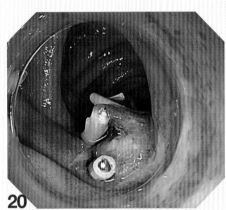

20

在术后第 2 天的 EGD 检查可见创面已用夹子和 PGA 敷贴进行了缝合和保护，未见出血。此外，未见胰胆管支架脱落。

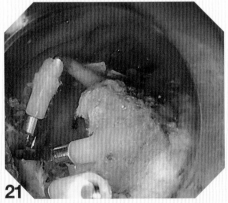

21

术后第 6 天的内镜检查可见创面已用夹子和 PGA 敷贴进行了缝合和保护，未见出血。

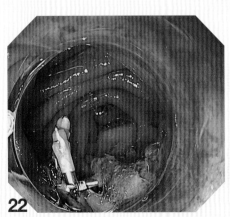

22

用钳子撤掉胰胆管支架，须注意不影响 PGA 敷贴。

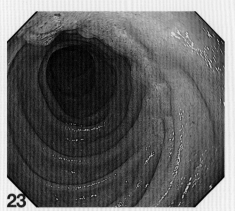

23

术后 1 年，未见狭窄，并且 Vater 乳头完好。

术后经历

D-LECS 后连续 3 天皮下注射奥曲肽（善得定）。于术后第 5 天开始进食，术后第 6 天撤掉胰胆管支架。术后未出现严重并发症。

病理诊断

诊断结果为十二指肠腺癌，0-IIa，tub1，T1a-M，ly0，v0，20 mm × 15 mm。

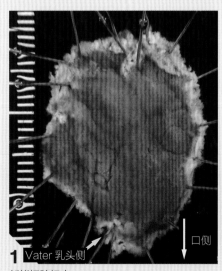

1 Vater 乳头侧

新鲜切除标本
可见边缘明确的浅表隆起型病变。左下角为 Vater 乳头。

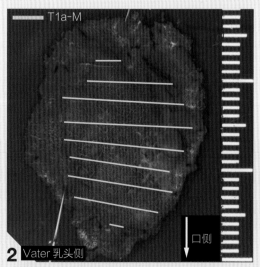

2 Vater 乳头侧

复原图。

高桥 亚纪子　佐久医疗中心内镜内科
小山 恒男　佐久医疗中心内镜内科

CSP 治疗家族性腺瘤性息肉病（FAP）十二指肠病变

治疗及管理要领——切除到哪一步？需要切除至小肠吗？

- 在 FAP 十二指肠病变中，很多患者直至上部空肠中都存在腺瘤。进行双气囊小肠镜（double balloon enteroscopy，DBE）插管，直至无法看见病变，然后退镜过程中对空肠、十二指肠病变进行切除。

- 对于有十二指肠腺瘤性息肉的病例，推荐使用球囊内镜或胶囊内镜进行评估，以确认水平部至升部、上部空肠病变。

- 除了通过使用 DBE 用套管球囊固定肠道来稳定可操作性外，还可以通过使内镜尖端球囊半扩张来稳定视野。

- 如使用超细径圈套器（Profile：内鞘外径 1.8 mm 等）（波士顿科学）和钳口开度较大的内镜［EI-580BT（富士）：钳口开度 3.2 mm 等］，即使 CSP 术后不撤出圈套器，对于 5 mm 以下的小型腺瘤标本，均可进行吸引回收，并且可有效切除多个病变。

- 如难以辨认病变，可使用靛胭脂。

- 用息肉切除术或 EMR 等热烧灼方式比 CSP 术后出血概率高。因此能用 CSP 切除的病变须采用 CSP 进行切除。但 CSP 术式只在黏膜肌层下面进行浅层剥离，如怀疑为癌，须进行准确的病理检验的病变，则需采用 EMR 或 ESD 进行切除。

- 如用 DBE 进行治疗，如检查时间超过 120 min，急性胰腺炎的发生概率会增加，因此须在 120 min 以内结束检查。

注意事项

- 部分患者由于仅用上消化道内镜在可及范围内进行了评估，虽在内镜下切除了病变，但后来又发现较大腺瘤性息肉，因此推荐采用气囊辅助内镜进行评估。

- 如为 FAP，由于每个病变都会逐渐变大，可能会出现相邻的创面愈合之后旁边的病变突然增大的情况（图 1）。考虑到切除大型创面时的风险，从安全角度考虑，建议在病变还未变大时用 CSP 术式切除。

- 角落侧的病变和十二指肠球部到十二指肠上角的病变容易漏诊，被发现的时候通常已是大型病变，因此这一点上须注意。为了观察角落的病变，建议用 4 mm 长的前端帽（D-201-10704）。

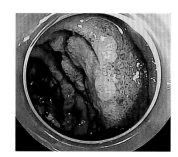

图 1　相邻的创面愈合，旁边的病变突然增大

[1] Sekiya M,Sakamoto H,Yano T,et al.：Double-balloon endoscopy facilitates efficient endoscopic resection of duodenal and jejunal polyps in patients with familial adenomatous polyposis.Endoscopy 53：517-521, 2021［PMID：32464675］.

[2] Iida M,Sakamoto H,Miura Y,et al.：Jejunal endoscopic submucosal dissection is feasible using the pocket-creation method and balloon-assisted endoscopy. Endoscopy 50：931-932, 2018［PMID：29954004］.

患者为 30 岁女性。24 岁时通过腹腔镜下结肠次全切除术摘除了家族性腺瘤性息肉（FAP）。术前上消化道内镜检查发现有多个腺瘤性息肉，之后于内镜下进行切除。乳头部的腺瘤性息肉于 24 岁时通过 ESD 术摘除。此后，每半年至一年通过经口双气囊小肠镜（DBE）对十二指肠至上部空肠的 5 mm 以上的病变施行息肉切除术 /EMR 进行切除。由于每次检查都会发现新的病变，因此在 31 岁时在 CSP 术式主导下对息肉进行了切除。

小贴士　　　　不少发生于十二指肠的 FAP 患者直至其上段空肠都有腺瘤性息肉。插入气囊内镜，直至无法看见病变，然后一边撤镜一边同时治疗空肠、十二指肠病变。

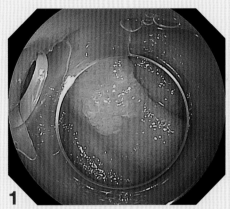

1
跨过 Treiz 韧带，从幽门处插入 45cm，直至无法确认到息肉。然后一边撤镜一边进行观察，在距离幽门 40cm 处口侧发现多个息肉。

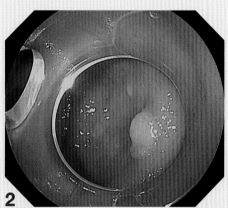

2
即使是小息肉，亦有可能增大，因此一律用 CSP 进行了切除。

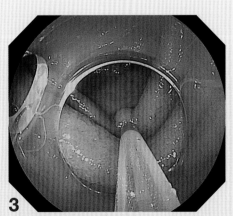

3
用极细径圈套器进行不通电切除。

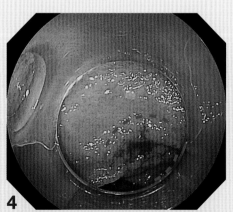

4
如为 5 mm 以下的病变，可不撤掉圈套器，直接用吸引的方式进行标本回收。然后直接处置下一个病变，可在短时间内切除多个病变（蓝色虚线：切除后的部位）。

用息肉切除法或 EMR 等进行热烧灼处理后迟发性出血的风险较 CSP 术式高。对于能用 CSP 术式进行切除的病变须采用 CSP 术式进行切除。

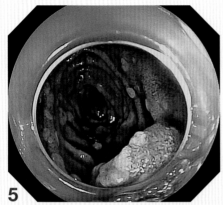

5

如难以辨认病变，可喷洒靛胭脂来确认病变（30 岁时检查所见）。

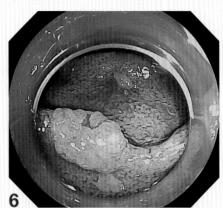

6

喷洒靛胭脂后，病变边缘较为明显（30 岁时检查所见）。

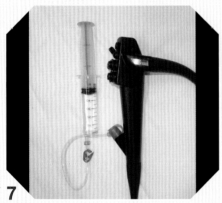

7

为了能在插入器械的情况下进行注水，使用了 BioShield Irrigator（US endoscopy）。如从 BioShield Irrigator（US endoscopy）进行注水，可不用撤除圈套器而直接进行冲洗。

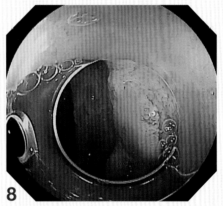

8

32 岁时的检查，发现了 8 mm 大小的 0-IIa 型病变。

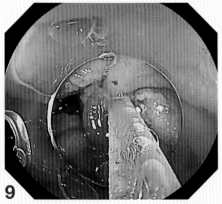

9

尝试采用 CSP 术式进行切除，但病变在不通电情况下无法切除。

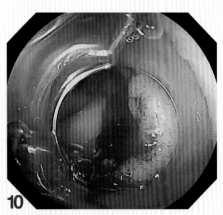

10

于是对病变进行了通电切除。

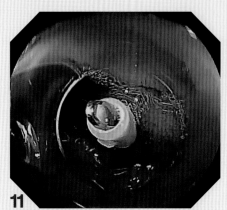

11 用一个钛夹进行了缝合。

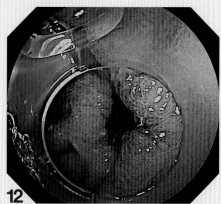

12 2周后，由于有出血，做了 DBE 检查。发现通电切除部位有凝固血块。

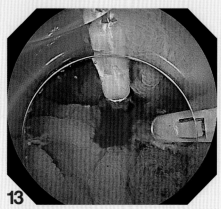

13 放置夹子诱发了渗血。

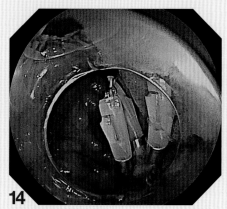

14 用3个钛夹进行了缝合。

病理诊断 诊断结果为低级别管状腺瘤，无法评估切除切缘。

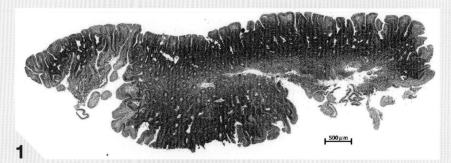

1 可见伴随核肿大和核伪多层化的异型腺管增生。有轻度异型构造。保留了细胞极性，管状腺瘤伴中度异型增生。切缘不明。

坂本 博次 自治医科大学内科学讲座消化内科学部门
山本 博德 自治医科大学内科学讲座消化内科学部门

病例 19

水平部前壁内镜操作性不佳病例

患者为 40 岁男性，无症状。体检时上消化道内镜检查发现在乳头对侧十二指肠水平部中间位置前壁（腹侧）有 5 mm 大小的凹陷型病变（活检结果为高级别腺瘤）。NBI 放大观察发现凹陷部位表面细微构造不明显，血管异型，因此诊断为高异型度腺瘤性息肉或黏膜内癌，宜切除。一般观察时，内镜的操作性不佳且难以到达病变肛侧，因此计划用 EMR 进行切除。但由于局部注射后难以确保肛侧的安全切缘范围须用 ESD 术式确保切缘阴性，因此在全身麻醉下进行了 EMR，并将 ESD 术式作为备选。

治疗及管理要领

◉ 如术前检查怀疑为癌，须进行一次性全切除。尤其是水平部位的病变，内镜难以到达，因此须对手术术式熟练，以确保病变肛侧阴性。

◉ 由于本案例中术前内镜检查无法到达肛侧边缘，因此采用了以双通道内镜（2TM）为主导的方式。同时，备选方案如下：2 号方案为用手压迫腹部 + 肠镜 PCF A260J（奥林巴斯）的压迫法；3 号方案为采用单气囊小肠镜。所幸用双通道内镜的第 2 弯曲可到达病变肛侧。

◉ 对于水平部前壁（腹侧）的病变，可用双通道的右侧钳道从入路方向进行切除。后壁（背侧）病变则宜采用左侧钳道。

◉ EMR 术式下须从肛侧开始局部注射，使病变肛侧边缘向口侧隆起，目视确认到肛侧切缘为阴性后套取息肉，并通电切除。

◉ 为了防止出现迟发性并发症，须在对创面底部进行预防性止血后用钛夹进行完全缝合。

注意事项

❶ 须事先检查内镜的操作性，并确定治疗方案。须事先了解内镜的种类和操作性（前后左右、反常运动）以及与病变的位置关系尤其是是否能到达肛侧和是否能套取息肉等。

❶ 如准备工作不充分，直接进行强行切除，细微出血可能会出现内镜无法触及的情况，从而引起严重后果。

❶ 单纯的 EMR 术式（尤其是肛侧切缘阳性以及分片切除的情况）会导致切缘阳性，在局部复发后难以再次用内镜进行切除。

❶ 术前须考虑周到，如可能需要用到 ESD，则须立即进行全身麻醉。

❶ 迟发性并发症会导致严重后果，因此须进行预防性缝合。

进行术前检查时须掌握病变整体情况。

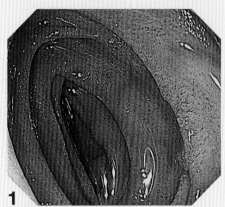

1
水平部大约中间位置的前壁（腹部侧）可见约 5 mm 大小的 0-IIc 型病变。

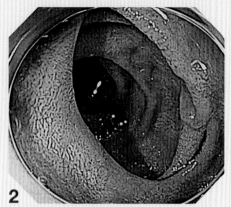

2
难以从切线方向抵达肛侧。

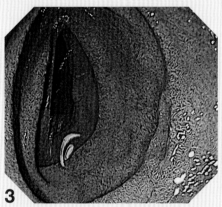

3
NBI 观察。

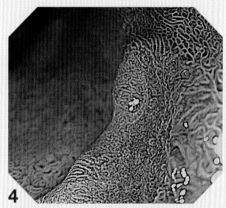

4
NBI 放大观察发现病变中间凹陷部位表面细微构造不明、血管异型，因此诊断为癌。

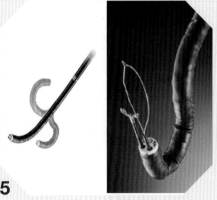

5
用双通道内镜的第 2 弯曲靠近病变，并且须视情况分开使用左右钳道。该方法在内镜操作性不佳时尤为有效。

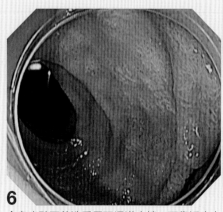

6
全身麻醉下首选采用双通道内镜，可靠近病变肛侧。

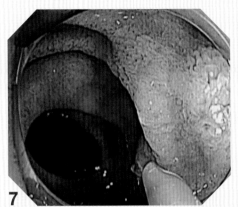

7 一边确认肛侧，一边通过右侧钳道进行局部注射。

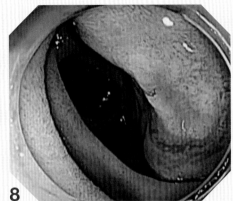

8 抬举病变时，尽量使病变肛侧向口侧靠拢。

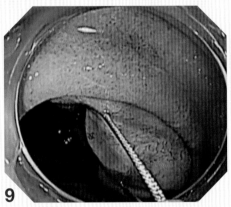

9 使用右侧钳道，一边目视确认肛侧状况，一边调整圈套器的位置。

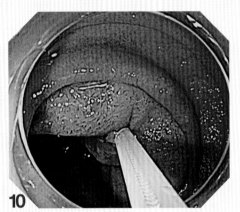

10 一边确认口侧状况，一边进行勒除。

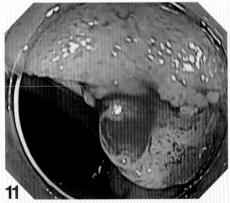

11 为了防止切除标本掉入肛侧，须在切除后立即用前端帽进行吸引回收。

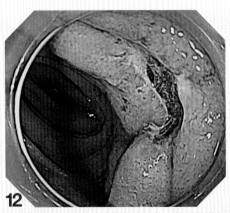

12 息肉切除后，须优先进行标本回收，然后再进行创面确认。

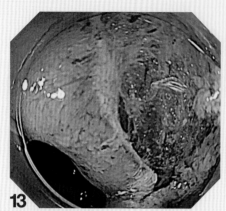

13 确认肛侧切缘阴性。

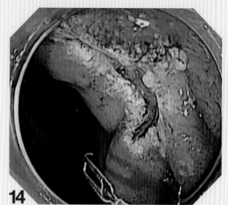

14 使用右侧钳道较为易于放置钛夹。

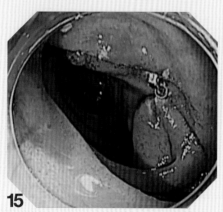

15 第 1 个钛夹。

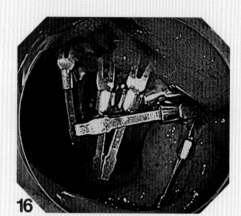

16 使用钛夹进行了完全缝合。

病理诊断　诊断结果为腺癌，0-Ⅱc，5 mm×3 mm，pT1a（M），ly0，v0，pHM0，pVM0，根治性切除。

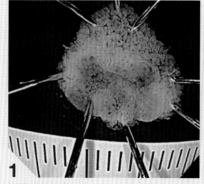

1 切除后的标本。

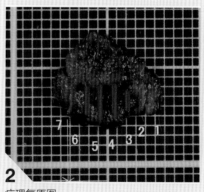

2 病理复原图。

布袋屋 修　虎之门医院消化内科

病例 20

十二指肠下角大病变水下分片黏膜切除术

治疗及管理要领

◉ 在内镜进镜时，如病变被胃、十二指肠挤在一起（即所谓的推送状态）进行观察，其效果类似于正面观察，但此时病变位置在视野的 3 点钟方向，难以顺利勒除。因此将内镜向右旋转，同时挀直胃部和十二指肠（即所谓的回拉状态），使病变位于内镜视野的 6 点钟方向，会让处置变得简单。

◉ 抽吸管腔内的空气，后向管腔内注满生理盐水，并用 Lariat 圈套器（直径 30 mm，圆形）（富士）勒住病变，并在 UEMR 术式下进行切除。

◉ 在水下环境中进行勒除时，不宜大力按压消化道壁，相较于从正面靠拢病变，从侧面靠拢病变更易于进行勒除。

注意事项

❶ 如从侧面靠拢病变，可能会导致无法目视确认到病变肛侧是否被完全套入圈套器内，从而需进行分片切除。坚持进行一次性切除的医生可能会对此不满。但分片切除下 UEMR 的成功率也较高，并且切除后残留概率较低。此外，即使有残留，亦可用 UEMR 进行处理。

❶ 分片切除会降低病理诊断的精确性，但对于浸润性癌发生率较低的十二指肠来说，如能对分片切除的标本进行全部回收，亦可获得易于进行病理诊断的标本。

[1] Yamasaki Y,Uedo N,Takeuchi Y,et al.：Underwater endoscopic mucosal resection for superficial nonampullary duodenal adenomas. Endoscopy 50：154-158, 2018［PMID：28962044］.

[2] Binmoeller KF,Shah JN,Bhat YM,et al.："Underwater" EMR of sporadic laterally spreading nonampullary duodenal adenomas（with video）. Gastrointest Endosc 78：496-502, 2013［PMID：23642790］.

[3] Iwagami H,Takeuchi Y,Yamasaki Y,et al.：Feasibility of underwater endoscopic mucosal resection and management of residues for superficial non-ampullary duodenal epithelial neoplasms. Dig Endosc 32：565-573, 2020［PMID：31550394］.

[4] Yamasaki Y,Takeuchi Y,Uedo N,et al.：Line-assisted complete closure of duodenal mucosal defects after underwater endoscopic mucosal resection. Endoscopy 49：E37-E38, 2017［PMID：28068699］.

[5] Nakahira H, Takeuchi Y, Kanesaka T, et al.：Wide-field underwater EMR followed by line-assisted complete closure for a large duodenal adenoma. VideoGIE 4：469-471, 2019［PMID：31709333］.

患者为40岁的女性。体检时内镜检查发现十二指肠下角外侧有病变，因此被介绍至本院。未曾对十二指肠肿瘤进行过任何治疗，亦无须特别备注之处。本院对其进行了胃镜检查（内镜 PCF-H290TI）（奥林巴斯），发现病变总体呈白色，约有10 mm左右的发红。病变整体大小约25 mm，肉眼类型为浅表隆起型（0-IIa型）病变。

小贴士　将病变置于视野6点钟方向，并从侧面进行靠拢。即使进行分片切除，亦无须慌乱，只需回收所有标本，并在UEMR下进行高质量的分片切除即可。

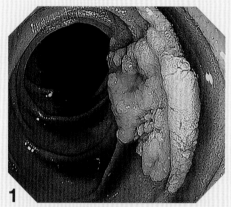

1　靛胭脂染色内镜图像。位于十二指肠下角外侧的约25 mm大小的浅表隆起型（0-IIa型）病变。推送（PUSH）状态下的内镜从正面靠拢病变，将病变置于内镜视野的3点钟方向。

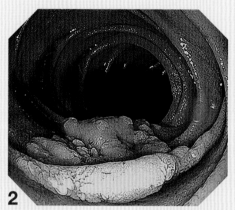

2　将内镜调整为牵拉（PULL）状态，将内镜置于视野的6点钟方向，并从侧面靠拢病变。

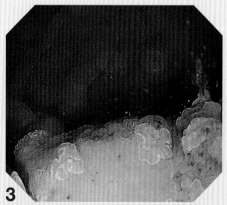

3　抽吸管腔内的空气，并注满生理盐水，然后勒除病变，并立即回收切除后的标本。

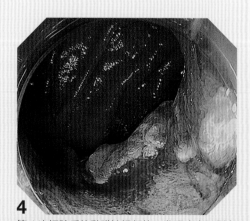

4　第1次切除后的黏膜缺损部位。发现病变肛侧有残留，追加进行了UEMR。切除后进行了标本回收。

转下页 ➡

　　切除后须用钛夹尼龙绳对黏膜缺损部位进行缝合。

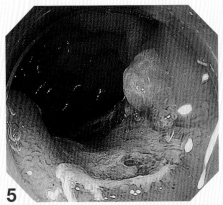

5

发现在黏膜缺损部位边缘有小残留。进行了两次追加切除，回收了切除标本。此类小型残留并不会对术后的病理诊断结果有大的影响。

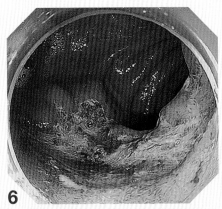

6

切除完毕后的黏膜缺损部位。一共进行了4次切除，回收了所有标本。从送水到切除结束，一共耗时14 min。

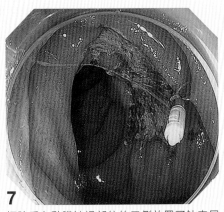

7

切除后在黏膜缺损部位的口侧放置了钛夹尼龙绳。

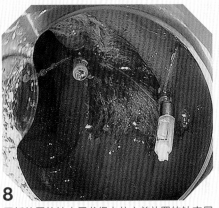

8

用新放置的钛夹尼龙绳卡住之前放置的钛夹尼龙绳，并将其固定在黏膜缺损部位的肛侧。

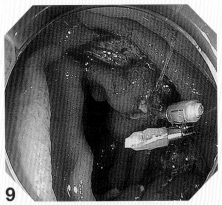

9

拉伸尼龙绳，使两侧的正常黏膜靠拢，然后用钛夹进行缝合。

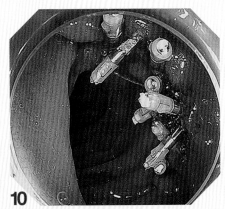

10

追加放置钛夹，对黏膜缺损部位进行了完全缝合。缝合耗时17 min。

病理诊断　诊断结果为高异型度腺瘤伴局灶黏膜内癌。第 1 次切除即已切除了 90% 的病变，因此可使用该标本进行病理诊断。

第 2 次切除的标本为黏膜内病变，因此亦可进行病理诊断。第 3 次和第 4 次切除的标本亦可进行病理诊断，但由于这些标本为病变边缘的小型残留，因此即使无法进行病理诊断，亦不会对最终的病理诊断产生大的影响。

应当依据病变生物学上恶性程度、浸润程度和切除片数、治疗风险及时间等进行综合判断。对于较为易于进行标本回收的十二指肠来说，可考虑采用成功率较高的 UEMR 进行分片切除。

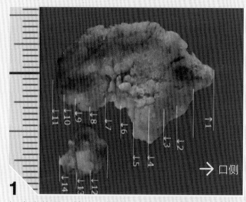

标本大体图。第 1 次切除后的病变占整个标本的绝大部分面积。

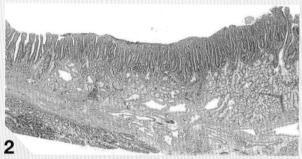

癌细胞较多的 8 号切片病理组织图。为可见高异型度腺瘤伴局灶黏膜内癌。其他切片也是黏膜内病变。

竹内 洋司　群马大学医学部附属医院光学医疗诊疗部

ESD+ 浆膜肌层缝合下 D-LECS 病例

治疗及管理要领

◉ D-LECS 术式需要同时操作内镜和腹腔镜，因此多数情况下会让患者采用仰卧位。因此在术前检查时，不仅需要在传统的左侧位下进行检查，而且需要在仰卧位下确认内镜的操作性。有时会出现左侧位下内镜操作性尚可，但仰卧位下内镜操作性欠佳的情况。

◉ 对于水平段（3rd portion）等十二指肠远端来说，可能会出现内镜下难以确认病变位置的状况。对于此类患者，在病变附近放置钛夹后做低张十二指肠造影或 CT 等，可正确确认到病变位置。

◉ 内镜下全层切除和全层缝合封闭为 D-LECS 的传统基本手法，但全层切除可能会导致肿瘤腹腔种植。因此不进行全层切除，而是联合采用内镜下 ESD 及腹腔镜浆膜肌层封闭术，来降低肿瘤腹腔种植及术后狭窄等风险。

注意事项

❶ 依据 2020 年的诊疗报酬改订，D-LECS 被作为"腹腔镜下十二指肠局部切除术（联合内镜处置）"纳入保险范围。由于该术式需要有丰富内镜治疗经验的内科医生及丰富腹腔镜经验的外科医生，因此现阶段能开展该术式的医疗机构较少。

❶ 十二指肠黏膜内癌（M 癌）发生淋巴结转移的概率极低，可和腺瘤性息肉一样进行局部切除，因此适用于 D-LECS 术式。但十二指肠 SM 癌（SM 癌）则会出现淋巴结转移，一般情况下须进行淋巴结清扫及胰十二指肠切除术（pancreaticoduodenectomy，PD）。因此，SM 癌不适用于 D-LECS 术式，术前诊断时须仔细甄别 M 癌和 SM 癌。

[1] 李基成、布部创也、比企直树：浅表型十二指肠肿瘤新研究：浅表性十二指肠肿瘤低侵入性治疗、D-LECS 现状及今后（解说/特集）。消化道内镜 31：1090–1094, 2019.

[2] 吉水祥一、河内洋、山本赖正、其他：非乳头部十二指肠 SM 癌 12 例。胃肠道 54：1131–1140, 2019.

[3] Sakamoto T, Saiura A, Ono Y, et al.：Optimal lymphadenectomy for duodenal adenocarcinoma：does the number alone matter? Ann Surg Oncol 24：3368–3375, 2017［PMID：28799027］.

[4] Han SL, Cheng J, Zhou HZ, et al.：The surgical treatment and outcome for primary duodenal adenocarcinoma. J Gastrointest Cancer 41：243–247, 2010［PMID：20431961］.

患者为 40 岁女性。无主诉。有左侧乳腺癌手术史。无家族遗传等。在其住址附近的诊疗中心体检时做了胃镜检查，检查发现十二指肠水平部（IDA 附近）有约 35 mm 大小的发红的 0-IIa 型病变。疑似上皮性肿瘤，因此做了活检，结果为高分化管状腺癌。

小贴士

手术基本方案①：D-LECS 术中，多数情况下会要求患者采用仰卧位。因此须在术前检查仰卧位下内镜的操作性。

手术基本方案②：对于十二指肠远端病变，可能会难以正确掌握病变位置。因此须在病变附近放置钛夹，并且进行低张十二指肠造影或 CT 检查，以正确掌握病变位置。

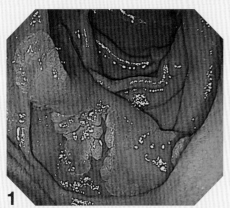

1 水平部位（IDA 附近）的 0-IIa 型病变。病变内可见白色和发红部位混杂。

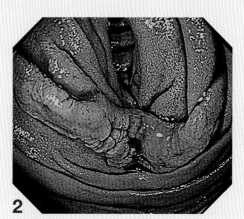

2 靛胭脂染色内镜下病变边界清晰。

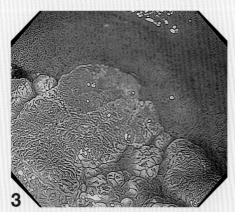

3 NBI 放大观察发现以病变边缘为中心，有白色不透明物质（WOS），因此易于识别病变边缘。活检结果为高分化管状腺癌（tub1），诊断为黏膜内癌。

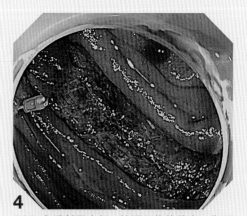

4 ESD 术后创面底部。按照和传统的十二指肠 ESD 一样的步骤进行了一次性切除和回收。

转下页 ➡

小贴士　　术中：不进行全层切除，而是采用 ESD+ 浆膜肌层封闭下 D-LECS，可降低肿瘤腹腔内暴露和术后狭窄的风险。

手术最后：即使在腹腔镜下进行了浆膜肌层缝合，也有可能出现黏膜侧未能进行完全缝合的状况。此时，可在内镜下追加进行钛夹缝合，从而减少迟发性出血或穿孔的概率。

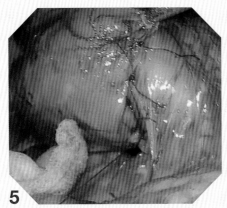

5
腹腔镜下浆膜肌层封闭。

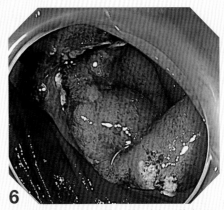

6
采用浆膜肌层封闭术缝合创面底部。缝合后易于通过内镜，未出现狭窄。

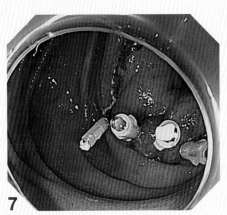

7
黏膜侧也可在内镜下通过钛夹进行封闭。

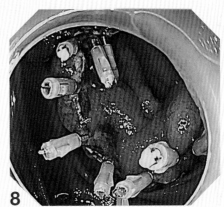

8
用钛夹进行了完全封闭。

病理诊断　　诊断结果为腺癌，tub1，T1a-M，ly0，v0，HM0，VM0，0-Ⅱa，39 mm×20 mm。D-LECS下进行了根治性切除。

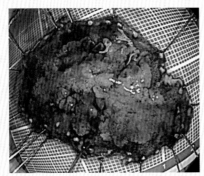

切除后标本靛胭脂染色。

追加病例　　　对患者采用了腹腔镜下浆膜肌层缝合术，但黏膜侧未能进行完全缝合，有迟发性出血。

从上述病例来看，须在内镜下对黏膜侧进行钛夹下完全封闭。

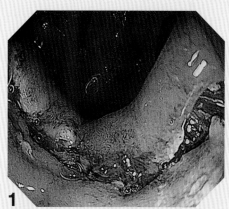

1 黏膜侧缝合不完全，但浆膜侧进行了完全缝合，因此未再对黏膜侧进行缝合。

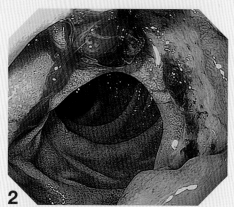

2 术后第 2 天出现了迟发性出血，在内镜下进行了止血，发现缝合部有血块及暴露的血管。

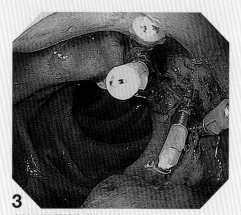

3 内镜下放置钛夹进行止血。

病例 22

使用气囊辅助内镜的 ESD 病例

治疗及管理要领

◉对本院来说，球囊内镜下 ESD 术（balloon assisted ESD，BAESD）和普通内镜下 ESD 术式疗效相同，并且 BAESD 下无穿孔发生。

◉本案例中我们使用了 EC-450B15（富士）（钳道内径 2.8 mm，钳口位于 7 点钟方向），但现在一般使用 EI-580BT（富士）（钳道内径 3.2 mm，钳口位于 5 点钟方向）。后者的钳道内径更大，但具体使用哪种内镜则须综合考虑肿瘤的位置关系以及与钳道的位置关系。

◉富士公司的球囊内镜无附送水功能，因此我们在内镜上安装了 BioShieldIrrigator（US endoscopy），并连接了注水器，以替代附送水（图 1）。

◉该患者病变部位位于普通内镜物理上无法到达的部位（水平部至升部），但用气囊辅助内镜则有 2 种方法可靠拢该病变部位。在球部放置气囊辅助内镜，不仅可靠拢十二指肠深处病变，亦可靠拢在十二指肠上角附近的肿瘤、拉伸内镜时前端会落入胃部的病变（图 2）。

◉一旦确定了气囊辅助内镜的放置位置，即已无须再进行过深插管。我们采用自制的外鞘管支架来固定外鞘管。该方法可节省人力，具体请参照文献［1］（图 3）。

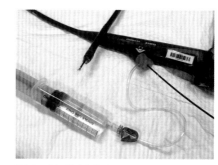

图 1　BioShieldIrrigator

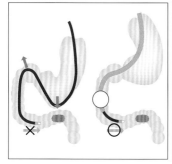

靠拢十二指肠远位侧

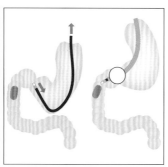

预防内镜前端脱落至胃部

图 2　气囊辅助内镜的两种使用方法

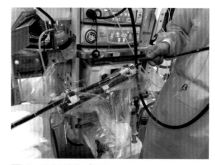

图 3　BAESD 实况

患者为 60 岁男性。内镜检查（体检）时发现十二指肠远端存在 30 mm 大小的平坦隆起型肿瘤。活检诊断为腺瘤。进一步用内镜检查 [EG-L590ZW（奥林巴斯）] 发现肿瘤位于十二指肠水平部至升部位置。未见褶皱及溃疡等，因此初步诊断为仅限于黏膜的肿瘤。术前最终诊断为十二指肠腺癌，大小 30 mm。

注意事项

❶ 该术式不一定需要前端球囊，但当肿瘤位于十二指肠深处时，安装前端球囊，并且用双球囊会减少术中调整内镜位置时的压力。

❶ 在进行术前内镜检查时会需要对内镜的操作性进行确认，但由于外鞘易损耗，因此从成本角度来说无法进行确认。当术前无法确认操作性时，可用气囊辅助内镜直接进行 ESD。如操作性仍欠佳，可换用稍硬的肠镜 [本院一般使用 EC-L580RD（富士）] 等进行手术。使用 BAESD 后操作性仍然不佳时，可考虑使用分片 EMR 术式。

❶ 我们认为，为了更好地对十二指肠所有部位开展 ESD 术式，约有 22% 的患者须采用气囊辅助内镜。

❶ 即使采用了 BAESD，但对于位于十二指肠下角至水平部胰侧至腹侧的病变来说，仍有可能出现内镜难以到达的情况。

小贴士　使用气囊辅助内镜可使内镜操作更为稳定，同时，采用口袋法可使内镜前端更为稳定。对于需要精细操作的十二指肠 ESD 术式来说，最为重要的就是稳定性。

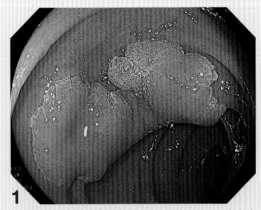

十二指肠水平部至升部的约 2/5 环周的 30 mm 大小的浅表隆起型病变。边缘呈白色，但肿瘤大部分呈发红状。

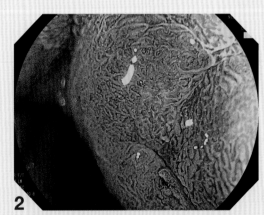

BLI 放大内镜观察（肿瘤右侧放大观察）。部分肿瘤伴有 WOS，并且可见不规则管状构造及微小血管。

转下页 ➡

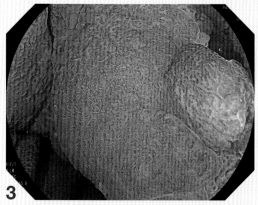

3

同一部位的结晶紫染色成像。可见形态不一的不规则管状 pit。内镜诊断结果为十二指肠癌（腺癌）。

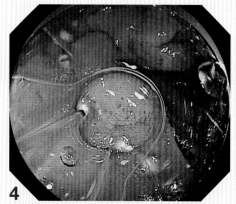

4

标记后。用 ST 前端帽（DH-15GR）（富士）靠拢病变口侧时。十二指肠局部注射后可能仍会出现肿瘤边缘不清晰的情况，因此本院对所有局部注射的肿瘤边缘均进行了标记。

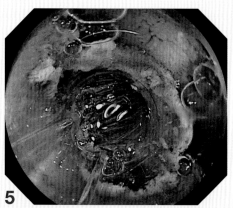

5

局部注射透明质酸钠后。刚开始时，仅需切开黏膜 2cm 左右。对于十二指肠来说，如黏膜切开过大，会造成透明质酸钠外渗，因此在前端帽进入黏膜之前，只需进行最小限度的切开。

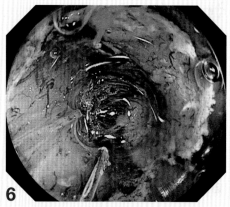

6

用前端帽前端对肌层和黏膜进行牵引和反牵引，从而让黏膜和肌层充分伸展，并在保留黏膜下层组织的前提下确定切线。

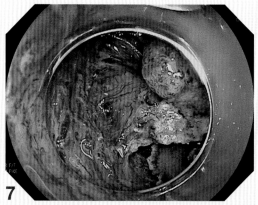

7

开放口袋。依据重力方向来确定从哪一侧开放口袋。如继续开放口袋，会导致剥离掉的病变倒向重力下方，因此宜使用牵引装置。

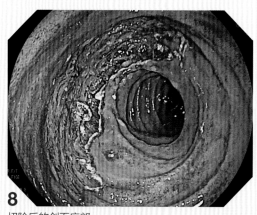

8

切除后的创面底部。

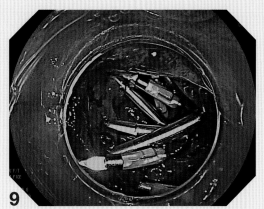

9
使用钛夹进行缝合。

病理诊断　诊断结果为腺癌，tub1，T1a-M，ly0，v0，pHM0，pVM0，0-Ⅱa，33 mm × 27 mm。

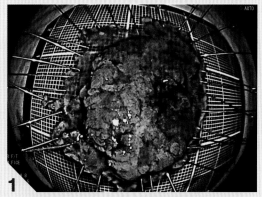

1
切除后的标本。采用了口袋法下球囊内镜 ESD 术式。
切开、剥离时间：192 min。切除直径 42 mm × 38 mm。

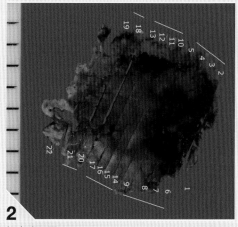

2
标本改刀图。

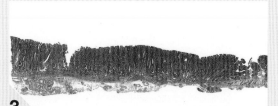

3
切片 13。

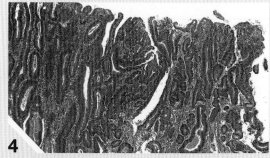

4
切片 13 局部放大图。

---

[1] Hayashi Y,Sunada K,Yamamoto H：Prototype holder adequately supports the overtube in balloon-assisted endoscopic submucosal dissection. Dig Endosc 26：682, 2014［PMID：25041131］.

[2] Miura Y,Shinozaki S,Hayashi Y, et al.：Duodenal endoscopic submucosal dissection is feasible using the pocket-creation method. Endoscopy 49：8-14, 2017［PMID：27875854］.

三浦 义正　自治医科大学内科学讲座消化内科学部门

病例 23

位于水平部、正常情况下难以到达肛侧但通过按压腹部可到达的病例

治疗及管理要领

◉ 病变位于十二指肠肛侧，有时可导致难以用内镜进行观察和治疗。本案例中病变位于十二指肠水平部，通过拉伸内镜可观察到病变口侧。由于无法进一步进镜，内镜不能靠近病变肛侧，因此无法进行观察。

◉ 因此，我们对其腹部进行按压，让内镜易于靠拢病变，然后进行了 ESD。具体来说保持胃部大弯状态，然后再用内镜到达剑突下附近，然后向头侧按压，或是按压右季肋部，消除十二指肠上角的褶皱。该方法须确保有足够的人手，操作方法较为简单，医师以外的人员亦可，只要该人员能熟练操作。此外，该方法无须新设备，按压效果不佳的话，重新进行按压即可，因此该方法是较为有效的方法。

注意事项

❶ 病变部分位于水平部，因此靠近十二指肠肛侧的位置，传统的操作方式下内镜难以到达，须在治疗前的内镜检查时确认内镜能否靠拢病变，尤其是能否到达肛侧。

❶ 内镜难以靠拢病变时，须事先确认按压腹部是否有效。

❶ 本案例患者腹部按压有效，因此进行了 ESD，如腹部按压无效，则须考虑使用肠镜或气囊辅助内镜。如所有手段均无法保证稳定的手术视野，治疗将会难以进行，此时可能会需要考虑外科治疗手段。

[1] Kato M,Ochiai Y,Fukuhara S,et al.：Clinical impact of closure of the mucosal defect after duodenal endoscopic submucosal dissection. Gastrointest Endosc 89：87-93, 2019［PMID：30055156］.

患者为60岁男性。因食欲不佳进行了胃镜检查，发现有病变。无既往治疗史。十二指肠水平部内壁有0-IIa型病变。术中使用了GIF-Q260型内镜（奥林巴斯）、DualKnife J 1.5 mm（奥林巴斯）手术刀和ST前端帽（富士）]。

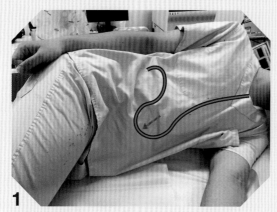

1 胃部大弯被伸直，因此内镜无法到达十二指肠肛侧。

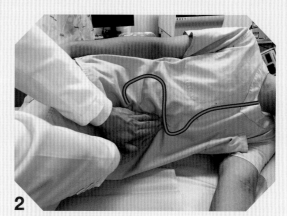

2 一边触碰位于胃部大弯处的内镜，一边向头侧进行按压。

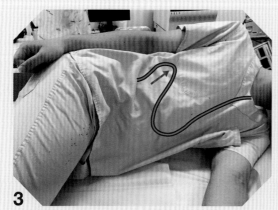

3 十二指肠上角被拉伸，因此内镜无法到达十二指肠肛门侧。

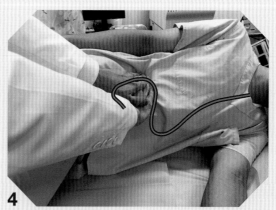

4 向正中至肛侧按压右季肋部，以缓解十二指肠上角处内镜的弯曲。

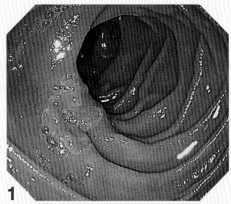

1 位于十二指肠水平部内壁的约 20 mm 大小的 0-IIa 型病变。

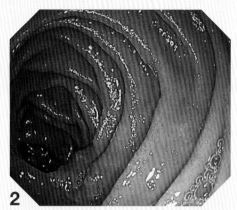

2 由于反常运动，无法维持稳定的手术视野，内镜无法到达病变肛侧。

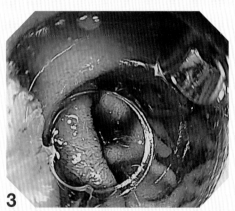

3 助手对其腹部进行按压，内镜得以抵达肛侧，因此从肛侧开始了局部注射和黏膜切开。

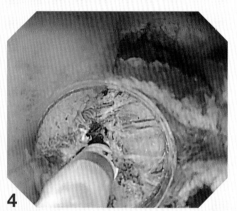

4 继续按压腹部，从口侧形成黏膜皮瓣。

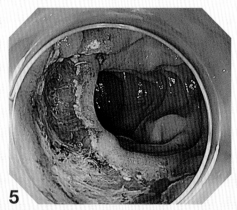

5 进行全周切开后，剥离剩下的黏膜下层，然后一次性切除病变。

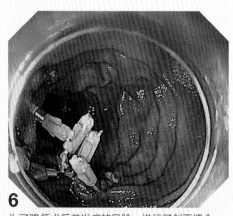

6 为了降低术后并发症的风险，进行了创面缝合。

病理诊断　诊断结果为管状腺瘤伴重度异型增生（tubular adenoma with severe atypia），18 mm×8 mm。水平及垂直切缘阴性。

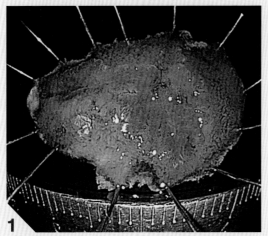

1 切除后的标本。

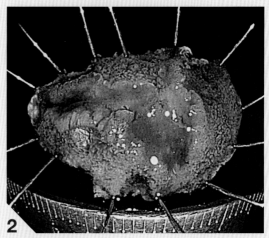

2 标本靛胭脂染色。

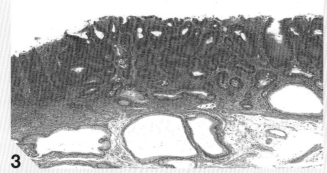

3 HE 染色。

中山 敦史　庆应义塾大学医院肿瘤中心
矢作 直久　庆应义塾大学医院肿瘤中心

病例 24

OTSC 缝合大面积黏膜破损的病例

治疗及管理要领

◉ 如对大型黏膜破损进行 OTSC 缝合，如何将黏膜破损部位两端的正常黏膜牵引至内镜前端的施夹帽内决定着缝合的成败。

◉ 亦可使用双臂钳（Ovesco）［请参照第 3 章中的"全层缝合装置（OTSC）缝合"］作为将黏膜缺损部位两端的黏膜吸引至施夹帽内的方法。但由于其钳子部分无法旋转，因此可能会出现无法抓取想要抓取的部位的情况。因此，笔者提出了联合使用留置圈套器进行荷包缝合等其他缝合方式、缩小黏膜缺损部位面积的方案，以确保能够进行吸引法下 OTSC 缝合［请参照第 3 章中的"全层缝合装置（OTSC）缝合"］。

◉ 如能用 OTSC 对部分黏膜缺损部位进行牢固缝合，创面不易裂开，留置圈套器和钛夹等也不易脱落。

注意事项

❶ 如 OTSC 留置错误，尤其是误夹住露出的肌层时，夹子前端尖利的刀刃会引起巨大穿孔。因此，在缝合较大面积的黏膜缺损部位时，如出现 OTSC 留置错误，发生问题的风险较大。

❶ 对于内镜操作性欠佳的十二指肠来说，可能会出现难以进行荷包缝合的状况。因此，须用钛夹尼龙绳或牵引带等其他缝合方式作为备用。

❶ 如使用多个 OTSC 进行缝合，可能会造成不可逆的十二指肠管腔狭窄。因此，作者在进行 OTSC 缝合时，最多缝合 2/3 周的黏膜缺损部位，最多只使用两个 OTSC。

❶ 在使用多个 OTSC 进行缝合时，如 OTSC 之间位置较近，夹子之间会出现缝隙，因此可能会造成迟发性穿孔。留置两个 OTSC 时，如能在留置之前使用荷包缝合等其他缝合方式来缝合黏膜缺损部位的中间位置，然后再在两端留置 OTSC，OTSC 之间就不会出现缝隙。

病例1　联合使用留置圈套器和1个OTSC进行缝合

患者为70岁的女性。胃镜检查发现十二指肠降部有25 mm大小的浅表隆起型病变。
在之前的活检中被诊断为管状腺瘤伴重度异型增生，因此被转院至本院进行治疗。

| 小贴士 | 在术前的活检中发现黏膜下层高度纤维化，并且在剥离该部位时出现了肌层损伤，因此切除后对黏膜缺损部位联合使用了OTSC和留置圈套器进行缝合。 |

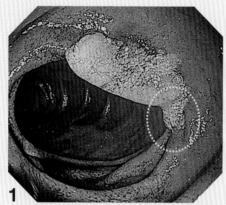

1

十二指肠降部25 mm大小的浅表隆起型病变。病变边缘受术前多次活检的影响，出现了变形，可见肠壁处于拉伸状态（黄色虚线）。预计该部位出现了高度纤维化。

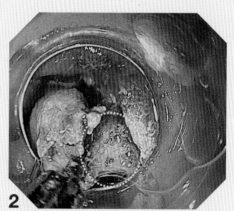

2

用剪刀式手术刀（ClutchCutter）对高度纤维化的部位（黄色虚线）进行了安全剥离。

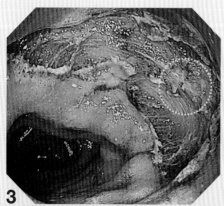

3

ESD术后35 mm大小的创面。纤维化部分在剥离后出现了肌层损伤（黄色虚线）。

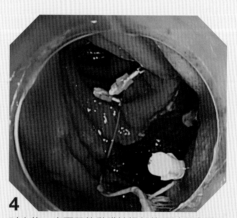

4

对大约一半面积的黏膜缺损部位通过联合采用留置圈套器和放置钛夹的方式进行了荷包缝合。

转下页 ➡

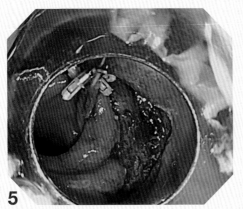

5

黏膜缺损部位面积缩小了约15 mm。

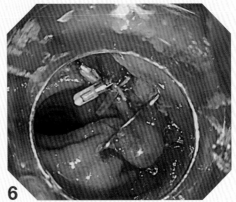

6

对于出现了肌层损伤的黏膜缺损部位，在吸引法下放置了1个OTSC，进行了缝合。

病例2　联合使用留置圈套器荷包缝合和两个OTSC进行缝合

患者为60岁女性。胃镜检查时发现十二指肠下角有半周性浅表隆起型病变。在最近的活检中被诊断为高分化型腺癌，因此被转院到本院进行治疗。

小贴士　　　　通过对黏膜缺损部位的中间位置进行荷包缝合，可轻而易举地在两端放置OTSC。先对黏膜缺损部位的中间位置进行缝合，可使两个OTSC之间不会出现缝隙，从而可进行牢固缝合。

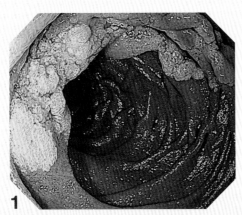

1

十二指肠下角的半周性浅表隆起型病变。

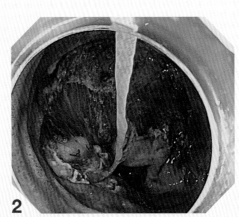

2

采用钛夹尼龙绳牵引法对病变进行了一次性切除。

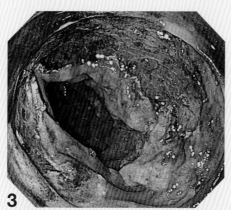

3

2/3 环周、60 mm 大小的黏膜缺损部位，未见肌层损伤及穿孔等。

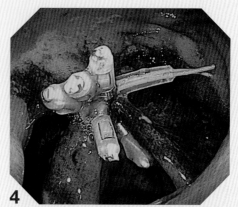

4

采用留置圈套器进行荷包缝合，使黏膜缺损部位中间位置相互靠拢。

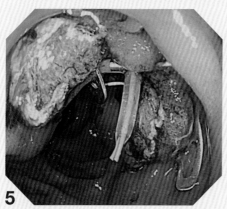

5

在荷包缝合部位的左右两侧各放置 1 个 OTSC 进行完全缝合。

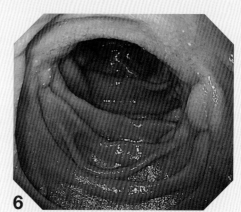

6

治疗后 6 个月内镜检查。创面已经瘢痕化，缝合器械已全部脱落。未见肿瘤残留和复发。

[1] Tashima T,Ohata K,Sakai E,et al.：Efficacy of an over-the-scope clip for preventing adverse events after duodenal endoscopic submucosal dissection：a prospective interventional study. Endoscopy 50：487-496, 2018［PMID：29499578］.

[2] Yahagi N,Nishizawa T,Akimoto T,et al.：New endoscopic suturing method：string clip suturing method. Gastrointest Endosc 84：1064-1065, 2016［PMID：27327846］.

[3] Tashima T,Ishikawa T,Ryozawa S.：Novel traction and mucosal defect closure methods using clip-traction bands for duodenal endoscopic submucosal dissection. Dig Endosc 34：e159-e161, 2022［PMID：36039007］.

[4] Dohi O,Yoshida N,Naito Y,et al.：Efficacy and safety of endoscopic submucosal dissection using a scissors-type knife with prophylactic over-the-scope clip closure for superficial non-ampullary duodenal epithelial tumors. Dig Endosc 32：904-913, 2020［PMID：31883154］.

[5] Tashima T,Jinushi R,Ishii N,et al.：Effectiveness of clip-and-thread traction-assisted duodenal endoscopic submucosal dissection：a propensity score-matched study（with video）. Gastrointest Endosc 95：918-928.e3, 2022［PMID：34979111］.

田岛 知明　埼玉医科大学国际医疗中心消化内科

病例 25

联合术式治疗浸润至 Vater 乳头的病变

患者为 69 岁的女性。上消化道内镜检查发现十二指肠降部后壁到内壁有 35 mm 大小的浅表隆起型病变。活检诊断为高异型度腺瘤性息肉，因此转院至本院进行治疗。

治疗及管理要领

- 为了能够在内镜下简单方便地确认到 Vater 乳头的位置、术后进行 ENBD 及 ENPD，术前放置了胰胆管支架。
- 为了防止严重出血、穿孔等导致紧急手术，在腹腔镜的辅助下进行了内镜治疗。
- 由于内镜无法到达 Vater 乳头周围，因此放弃采用 ESD 术式，改用内镜下乳头切除术套取病变，并进行了切除。
- 缝合时使用了 SureClip（MICRO-TECH）及 OTSC 吻合夹（OTSC）（Ovesco）对黏膜缺损部位进行了牢固缝合，并且缝合时未压迫到乳头。
- 未对 Vater 乳头周围进行缝合，术后进行了 ENBD/ENPD，对胆汁、胰液进行了引流。
- 通过灵活运用多种术式和设备，迅速处理了术中遇到的困难和并发症。

注意事项

- 可能会出现因严重出血、穿孔等导致的无法单独使用内镜进行治疗的情况。因此须事先和胰胆管内镜医生及外科医生进行协商，并进行演练，以便能迅速应对术中、术后出现的突发状况。
- 病变切除后，考虑到乳头压迫可能会导致急性胰腺炎，因此对 Vater 乳头附近的黏膜缺损部位不予完全缝合，而是进行不完全缝合。因此，须预防迟发性并发症的发生，从而采取了引流胆汁、胰液等措施。

[1] Fukuhara S,Kato M,Iwasaki E,et al.：Management of perforation related to endoscopic submucosal dissection for superficial duodenal epithelial tumors. Gastrointest Endosc 91：1129-1137, 2020［PMID：31563595］.
[2] Tashima T,Ohata K,Sakai E,et al.：Efficacy of an over-the-scope clip for preventing adverse events after duodenal endoscopic submucosal dissection：a prospective interventional study. Endoscopy 50：487-496, 2018［PMID：29499578］.

小贴士

由于内镜操作性导致 ESD 难以继续，因此最终在侧视镜下套取并切除了病变。由于黏膜缺损部位的不完全缝合，因此进行了 ENBD/ENPD，对胆汁、胰液等进行了引流，以防止迟发性并发症的发生。

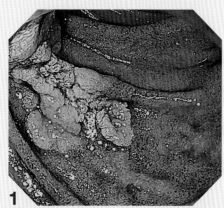

1
由于内镜操作性导致 ESD 难以继续，因此最终在侧视镜下套取并切除了病变。由于黏膜缺损部位的不完全缝合，因此进行了 ENBD/ENPD，对胆汁、胰液等进行了引流，以防止迟发性并发症的发生。

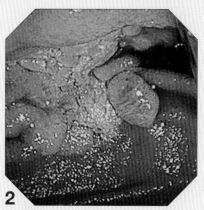

2
侧视镜下观察。病变靠近 Vater 乳头部。

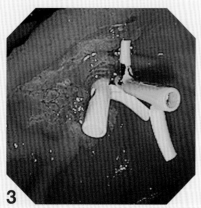

3
治疗前 1 周。确认了 ESD 术中 Vater 乳头的位置，并且为了易于在术后进行 ENBD/ENPD，放置了胰胆管支架。

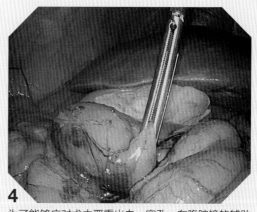

4
为了能够应对术中严重出血、穿孔，在腹腔镜的辅助下进行了治疗，游离降部，并施行 ESD。

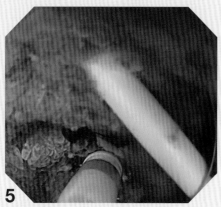

5
由于内镜操作性欠佳，导致其无法靠拢乳头附近，因此在切除快结束时中止了 ESD。

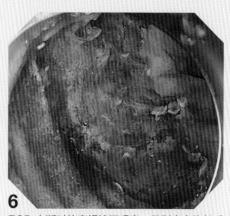

6
ESD 中断时的直视镜下观察。已剥离完降部后壁的所有病变。

转下页 ➡

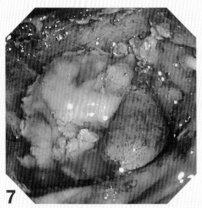

7
ESD 中断时的侧视镜观察。Vater 乳头附近有未剥离的病变。

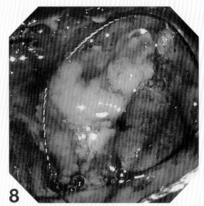

8
侧视镜下套取并切除了病变。

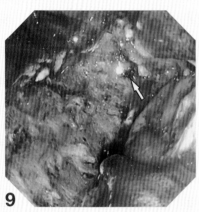

9
病变切除后侧视镜下观察。Vater 乳头附近有小穿孔（黄色箭头）。

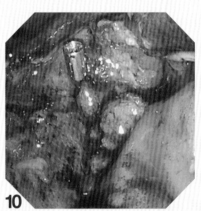

10
用侧视镜下亦有效的钛夹对穿孔部位进行了封闭。

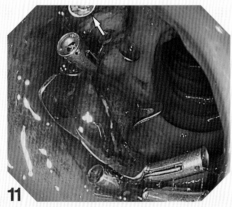

11
用封闭穿孔部位的钛夹卡住 OTSC，避免了对 Vater 乳头部位的压迫。最终放置了两个 OTSC，并用钛夹填补了 OTSC 之间的间隙，从而对黏膜缺损部位进行了牢固缝合。

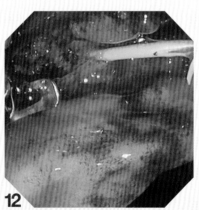

12
缝合后的侧视镜观察。Vater 乳头及其周围未缝合。

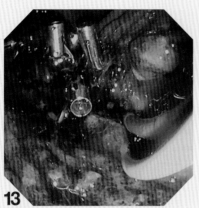

13

为了防止不完全缝合导致的迟发性并发症,通过 ENBD/ENPD 向外引流了胆汁、胰液。

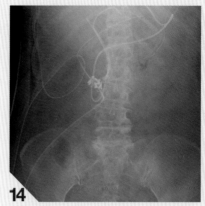

14

ENBD/ENPD 后的腹部 X 光成像。腹腔镜下留置了引流管。术后无迟发性并发症,于 2 周后出院。

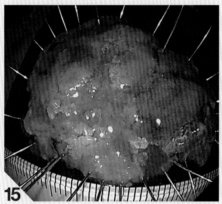

15

切除后的标本。病变直径为 36 mm × 23 mm,诊断结果为肠型高异型度腺瘤,切缘阴性。

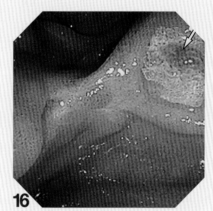

16

治疗 1 年后侧视镜观察。创面已形成瘢痕,Vater 乳头（黄色箭头）及其周边无残留和复发。

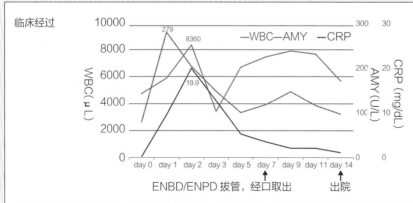

术后给予抗菌药和禁食、输液管理,并进行了密切观察。血液生化检查发现术后第 2 天 CRP 值为 19.9 mg/dL,出现了炎症反应,此后 CRP 值逐渐下降,并且未发现胰腺炎、迟发性穿孔、术后出血等并发症。于术后第 7 天进行 ENBD/ENPD 拔管,经口取出,并于术后第 14 天出院。

病例 26

部分缝合后进行 ENBPD 的病例

治疗及管理要领

◉ 水压法下 ESD 术式可治疗任何大小的病变，但如何预防术后并发症是决定治疗是否成功的一大关键要素。

◉ 一般来说切除不超过 2/3 周左右时，即使未能进行缝合，术后也不太可能出现管腔狭窄。但切除超过 2/3 周时，术后易出现管腔狭窄。尤其是发生了 90% 以上浸润的、沿着长轴方向进行了较长的切除时，术后一定会出现管腔狭窄，因此有必要采用线辅助缝合法等方法进行牢固缝合。

◉ 即使长轴方向上有 7～8cm 的距离，对该术式较为熟练的医生也能采用线辅助缝合法进行缝合，但当缝合困难时，不熟练的医生不应出场。

◉ 此外，如出现类似本案例中的大型病变，由于无法缝合主乳头部分，因此可通过部分缝合来预防管腔狭窄，并且可通过 ENBPD 来预防迟发性出血及迟发性穿孔等。因此，术前不仅应针对切除本身进行研讨，更应针对是否能实施预防术后并发症的处置措施进行详细讨论。

注意事项

❶ 对于无法进行完全缝合的大型病变及含主乳头在内进行了切除（ESDIP）的病变，均可通过 ENBPD 来预防术后早期并发症。但切除范围大，不易完全缝合，无法行有效插管，并可能导致肠腔狭窄，内镜治疗的优势会荡然无存。

❶ 但 ESDIP 术后过度缝合可能会导致无法插管。因此术前应含术后管理在内，对是否能在内镜下进行治疗进行充分讨论。如无法进行内镜下处理，则直接选择进行外科手术较为安全且可进行彻底切除。

患者为 79 岁的女性，6 年前发现升结肠癌，为了筛查肿瘤，做了胃镜检查。检查发现十二指肠降部有累及到主乳头的肿瘤，活检结果为腺瘤。此后进行了密切观察，发现肿瘤逐渐增大，并且活检结果疑似癌，因此被介绍至本院进行内镜治疗。

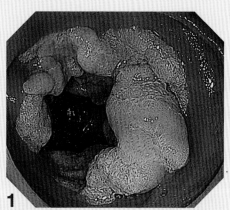

1
十二指肠降部主乳头附近出现了环周约 95% 的 85 mm 大小的 0-IIa 型病变，病变口侧伴有小型憩室。

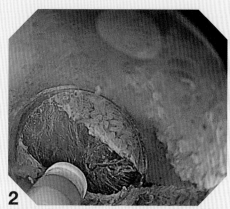

2
安装 ST 前端帽（富士），从肛侧开始切开。然后在两端继续切开，之后剥离背侧壁，进行环周切开。露出口侧隆起部分的肌层后，分离胰胆管。

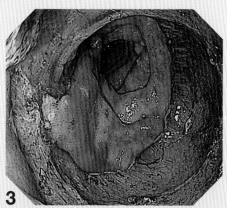

3
未出现明显穿孔，对病变进行了一次性切除。

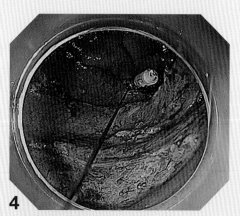

4
用线辅助缝合法逐层缝合了创面。

转下页 ➡

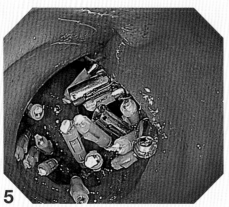

5 除了乳头开口部周围 1/4 周左右，其余创面全部进行了缝合。

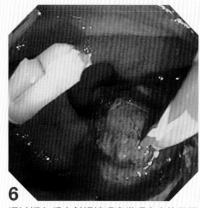

6 通过插入后方斜视镜观察发现有血块及胆汁逆流。插管并留置导丝。

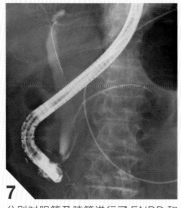

7 分别对胆管及胰管进行了 ENBD 和 ENPD，留置 5Fr 支架。

病理诊断　　诊断结果为高分化管状腺癌，0–IIa，90 mm × 85 mm，tub1，Ly0，V0，pHM0，pVM0

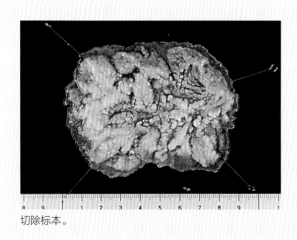

切除标本。

福原　诚一郎　国立医院机构东京医疗中心消化内科
矢作　直久　庆应义塾大学医院肿瘤中心

第 **5** 章

疑难病例

疑难病例

累及隐藏在十二指肠上角后的副乳头的病例

◉患者为 70 岁男性。最近，在上消化道内镜检查下发现十二指肠降部有浅表隆起型病变，被介绍至本院进行进一步治疗。无既往史和特殊生活史。

要点

◉由于副乳头一般位于主乳头的口侧内壁到前壁侧，须想到这一点。但副乳头和主乳头完全不同，亦有可能无法被辨别出来。此种情况下，手术医生最好视为副乳头已被累及。

◉在对累及副乳头的病变进行 ESD 时，须确认是否有胰腺分裂症的情况。对于胰腺分裂的患者来说，在切除了含副乳头在内的病变后，可能会出现胰液无法完全排出从而导致胰腺炎的情况。

◉在 ESD 术式中，如和主乳头一样从黏膜下层开始剥离副乳头，可观察到呈扇形的副乳头，因此在术中较为容易辨认。

注意事项

❗对于可能会累及副乳头的病变，可能会有胰腺分裂症（pancreas divisum，PD）的情况发生，因此须注意。

❗如有 PD，胰液会从副胰腺管流出，切除后会因引流不良而出现胰腺炎，因此须在事前进行 MRCP 等评估。

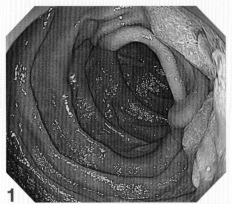

1 直视镜下白光成像。从降部前壁到内侧壁有约30 mm大小的白色浅表隆起型病变。

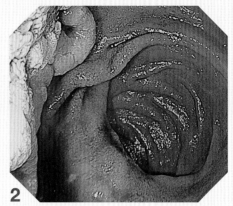

2 病变与内镜呈切线方向，因此在可视范围内进行观察，未见凹陷及隆起性变化等。

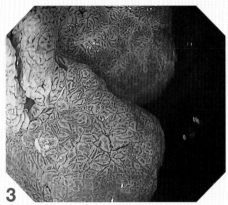

3 NBI放大显示病灶具有较为均匀规则的微腺管和微血管。

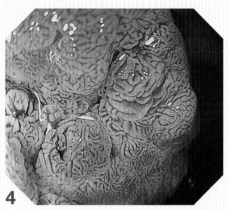

4 病变整体有明显的WOS（白色不透明物质）沉积。

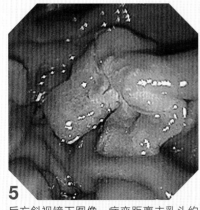

5 后方斜视镜下图像。病变距离主乳头约5 mm，未累及主乳头。但难以辨认副乳头。因此判定为腺瘤性息肉，在内镜下进行了切除（ESD）。

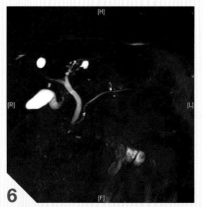

6 术前MRCP像。未见明显的胰腺分裂。

转下页 ➡

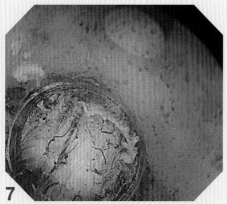

7 从口侧进行剥离黏膜下层过程中，发现有扇形构造，肉眼下确认为乳头附着部位。

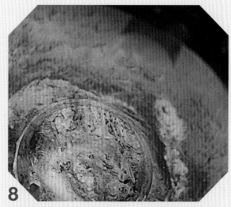

8 谨慎切开图 7 确认到的结构，可离断乳头并目视确认深层的黏膜下层。

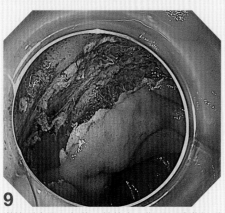

9 谨慎剥离同一部位，并从十二指肠肠壁进行剥离，一次性切除了病变。此后，为了防止胆汁、胰液漏出，进行了经鼻胆管及胰管插管。

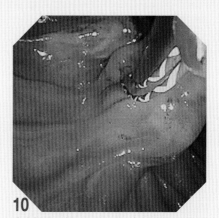

10 病变切除后的 ERCP 像。切除后为了预防胆汁、胰液漏出，进行了 ENBPD。在主乳头稍偏右上位置可见切除后创面的肛侧。

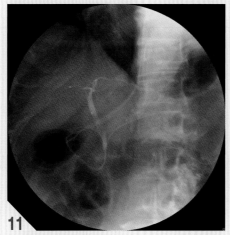

11 ENBPD 后的 X 线片。

| **病理诊断** | 诊断结果为管状腺瘤伴重度异型增生（tubular adenoma with severe dysplasia），切缘阴性。 |

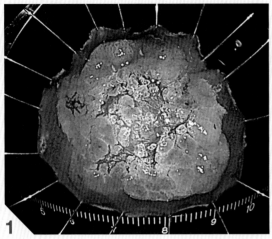

1

切除标本大体图。

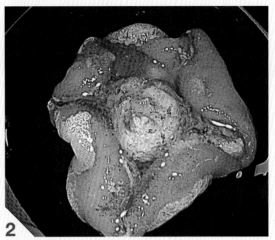

2

切除标本背侧。中间位置可见被切断的乳头。

高取 祐作　庆应义塾大学医院肿瘤中心
矢作 直久　庆应义塾大学医院肿瘤中心

疑难病例

冷息肉切除术处理小病变后重症急性胰腺炎的病例

要点

◉ 不仅是胰腺分裂症的患者副乳头内镜下治疗，正常胰管主乳头内镜下活检亦可造成急性胰腺炎，因此，应将急性胰腺炎作为主乳头、副乳头内镜下活检并发症进行预防。

注意事项

❶ 十二指肠病变的内镜治疗难度较大，并且并发症风险较高，因此冷息肉切除法（CP）是较为简单、安全的方法。有报告指出，对于家族性腺瘤性息肉病中十二指肠多发性腺瘤性息肉，可同时进行多次 CP。

❶ 此外，对于胰腺分裂症的患者进行内镜下副乳头活检或 CFP，可能会导致重症急性胰腺炎，即使是安全性较高的 CP，亦有可能会导致严重的并发症。

❶ 因此，从病变形状及部位等确定已累及副乳头时，应在直视镜之外，还使用侧视镜进行观察，从而进行正确诊断。此外，进行副乳头相关的内镜处理，须事先用 MRCP 确认是否有胰腺分裂症的状况发生。

---

[1] Ishida Y, Okabe Y, Tokuyasu H, et al.：A Case of Acute Pancreatitis Following Endoscopic Biopsy of the Ampulla of Vater. Kurume Medical Journal 60：67-70, 2013.

[2] 石橋　侑，岩井知久，宮田英治，他：十二指腸乳頭生検後に重症急性膵炎を生じた 2 例. Progress of Digestive Endoscopy 92：108-109, 2018.

[3] Ochiai Y, Kato M, Kiguchi Y, et al.：Current Status and Challenges of Endoscopic Treatments for Duodenal Tumors. Digestion 99：21-26, 2019 ［PMID：30554227］.

[4] Maruoka D, Matsumura T, Kasamatsu S, et al.：Cold polypectomy for duodenal adenomas：a prospective clinical trial. Endoscopy 49：776-783, 2017 ［PMID：28493238］.

[5] Hamada K, Takeuchi Y, Ishikawa H, et al.：Safety of cold snare polypectomy for duodenal adenomas in familial adenomatous polyposis：a prospective exploratory study. Endoscopy 50：511-517, 2018［PMID：29351704］.

[6] Jeong WJ：Acute pancreatitis after endoscopic biopsy of the minor duodenal papilla in an individual with pancreas divisum. Endoscopy 48：E238-239, 2016［PMID：27367451］.

[7] Akimoto T, Kato M, Yahagi N：Severe acute pancreatitis following cold polypectomy of the minor duodenal papilla in a case with pancreas divisum. Dig Endosc 32：151, 2020［PMID：31746502］.

◉ 患者为 40 岁男性。无既往史，无酗酒史。由于心窝部疼痛，因此进行检查，在胃镜检查时发现十二指肠降部存在病变。无法进行内镜下活检，被介绍至本科室进行进一步检查。本院内镜检查发现十二指肠降部前侧内壁附近主乳头口侧有 3 mm 大小的隆起型病变，疑似腺瘤性息肉，因此进行了 CFP。

◉ 2 h 后出现腹痛，因此被紧急转送至本院。腹部平坦、稍硬，上腹部有压痛，血液检查白细胞 9900 / μL，CRP 0.01 mg/dL，胰淀粉酶（pancreatic amylase）4275 U/L，CT 造影可见胰腺肿大及肾下极以下有液体潴留，因此诊断为急性胰腺炎。疑似为内镜治疗导致的胰腺炎，因此进行了内镜下胰管插管。

◉ 侧视镜观察下无法对 CFP 术后的副乳头进行插管，因此仅从主乳头向胰管深处插入了导丝。但胰头部位的胰管极为狭窄，无法进行深度插管。因此，放弃了胰管插管，进行大量补液和镇痛，腹痛有所缓解，第二天白细胞和 P-AMY 达到峰值。

◉ MRCP 下无法辨别胰头部位的主胰腺管，副胰腺管通畅，结合内镜检查结果，诊断为胰腺分裂症。

◉ 本案例为胰腺分裂症患者中副乳头 CFP 导致的急性胰腺炎案例，此类型的案例较少。

◉ 本案例中须对副乳头进行检查，因此在内镜下切除十二指肠病变时须十分注意。

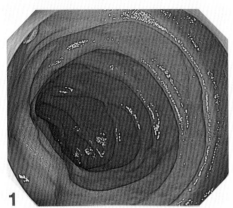

1
普通观察。

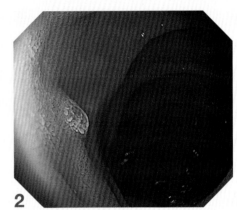

2
十二指肠降部前壁附近主乳头口侧有 3 mm 大小的白色隆起型病变。

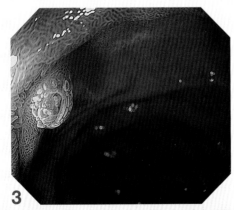

3
NBI 放大观察。可见肿大的胰管构造和白色不透明物质（WOS）。

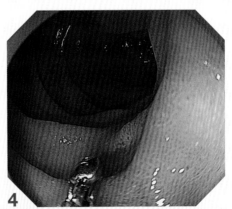

4
疑似为十二指肠腺瘤性息肉，用 Jumbo CFP 钳切除了息肉。

转下页 ➡

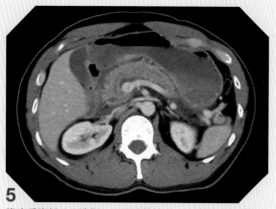

5
腹痛后腹部 CT 造影。可见胰管扩张、胰腺周围脂肪浓度上升。

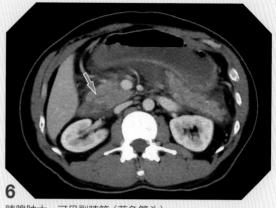

6
胰腺肿大，可见副胰管（蓝色箭头）。

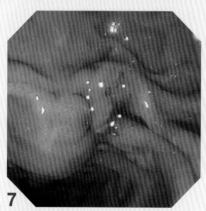

7
侧视镜下观察。CFP 后无法观察副乳头。因此无法从该部位进行插管。

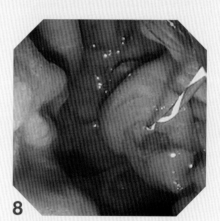

8
在主乳头进行插管，将导丝插入胰管内。

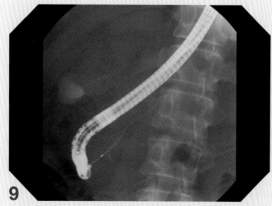

9
ERCP 透视成像。从主乳头向胰管深处插入了导丝，但由于胰头部位的胰管高度狭窄，因此未能向更深处进行插管。

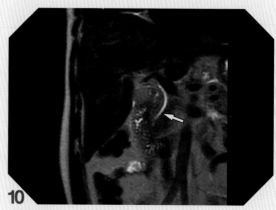

10
MRCP 成像。无法在胰头部位确定主胰管。

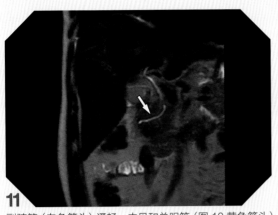

11 副胰管（白色箭头）通畅，未见和总胆管（图 10 黄色箭头）交错，可见胰腺分裂。

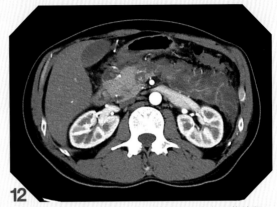

12 术后第 11 天的腹部造影 CT。胰腺周围可见坏死物潴留。

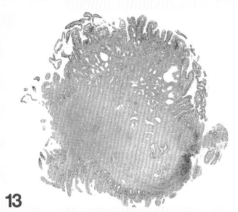

13 切除后病变病理图。未见肿瘤样病变。

保守治疗后腹痛未再复发，于入院第 11 天 CT 造影检查发现胰腺周围有急性坏死物积聚，CRP 达到峰值，但允许进食，并于第 14 天出院。出院后，有预约造影复查，但未前来进行检查，因此判定出院后无腹痛和急性胰腺炎出现。

饱本 哲兵　日本医科大学千叶北总医院消化内科
矢作 直久　庆应义塾大学医院肿瘤中心

OTSC 吻合夹缝合
伴随动脉性出血的医源性十二指肠穿孔的病例

要点

◉ 本着救命优先的原则，在体外循环辅助下进行内镜下止血。如体外循环不稳定，则须立即进行人工呼吸，因此须配备能够进行急救的环境。

止血要领

① 使用较细的前端帽，以固定入路方向的创面、确保手术视野。一般采用 Elastic・Touch（TOP），或 ST 前端帽（富士）等。

② 在止血处理时，由于内镜会产生反常运动，因此须熟知此事，并且须将止血钳和出血动脉保持一定距离，然后进行精准止血。

全层缝合要领

◉ 大型穿孔部位的封闭方式有使用了留置圈套器的荷包缝合法、全层缝合（Ovesco）等。前者需使用双通道内镜，并且在用钛夹进行全层缝合时，由于把持力度较小，因此可能会在缝合初期脱落。因此最好用 OTSC 吻合夹进行牢固缝合。此时须固定创面两端的边缘，并使用能缩短创面的双臂钳（Twin Grasper 钳，TG 钳）（Ovesco）。固定住一侧边缘后，轻轻吸气，同时将内镜缓慢移动至对侧，并固定住对侧边缘，以缩短创面。如空气量过多，会导致被固定住的边缘脱落。

注意事项

● **皱襞上病变切除注意事项**

❗ 如已累及肌层，在展开褶皱时可能会导致大面积穿孔。

● **无法抬举病变时可采用的方式**

❗ EMR-C 术式下，难以设定勒除层。虽然会在勒除后晃动圈套器来确认是否有夹住肌层，但由于十二指肠肠壁薄，仍有可能会出现无法获得正确信息的情况。因此，水下 EMR（UEMR）为最适合切除小型病变的术式。

● **使用双臂钳仍然难以缩小的大创面**

❗ 此时我们将不使用难以旋转的双臂钳，而是改为使用较为简便的全层缝合法。采用留置了圈套器的荷包缝合法缝合创面中间位置，然后呈眼镜状缩短创面。和 EVL 一样通过吸引法可逐个用多个钛夹缝合被缩短的创面。

[1] Kobara H, Mori H, Nishiyama N, et al.：Over-the-scope clip system：A review of 1517 cases over 9 years. J Gastroenterol Hepatol 34：22-30, 2018〔PMID：30069935〕.

[2] 小原英幹、森 宏仁、西山典子、他：出血、穿孔、瘻孔に対する Over-The-Scope Clip 使用のコツ. 日本消化器内視鏡学会雑誌 60：1598-1610, 2018.

[3] Tashima T, Nonaka K, Ryozawa S, et al.：Endoscopic purse-string suturing with multiple over-the-scope clips for closure of a large mucosal defect after duodenal endoscopic submucosal dissection. Dig Liver Dis 50：1368, 2018〔PMID：30031672〕.

● 患者为 50 岁男性。胃镜检查时发现十二指肠降部有约 8 mm 大小的 0-Ⅱc 型病变。

● 曾尝试使用传统的 EMR 进行切除，但难以进行。因此，切换为 capEMR（EMR-C），吸引、套取整个病变后，确认是否夹住肌层，然后进行通电切除。出现了动脉出血及大面积穿孔，从而导致血压降低。

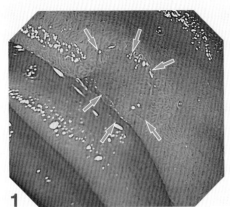

1
降部深处有约 8 mm 大小的发红的、稍有凹陷的 0-Ⅱc 型病变（蓝色箭头）。

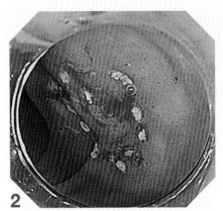

2
进行了局部注射，但抬举不良。

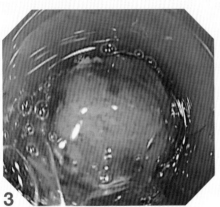

3
选择采用 EMR-C 术式。

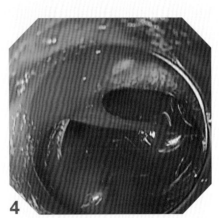

4
切除后有血流涌出，有约 15 mm 大小的穿孔。

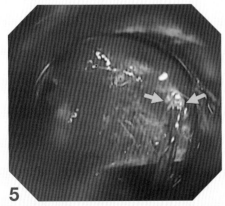

5
稳定手术视野。使用较细的前端帽进行入路方向固定创面是止血成功与否的关键。用较细的前端帽进行创面固定和破裂动脉（绿色箭头）的确认。

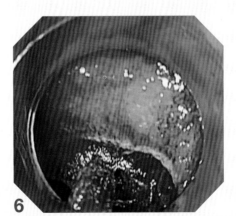

6
推送内镜，会从病变上滑落（反常运动），因此用止血钳牢牢夹住破裂的动脉，进行凝固止血。

转下页 ➡

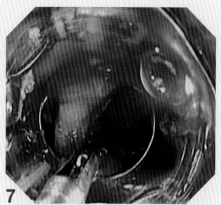

7

采用双臂钳进行全层缝合：吸气以缩短创面。然后夹住一侧边缘。

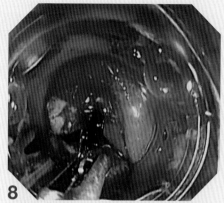

8

一边进行吸气，一边向对侧缓缓移动内镜，然后夹住对侧边缘，缩短创面。

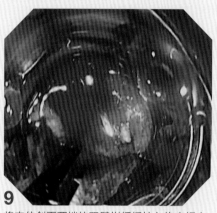

9

将夹住创面两端的双臂钳缓缓拉入施夹帽内，同时进行吸引。

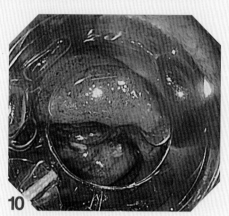

10

释放 OTSC 吻合夹进行全层缝合。

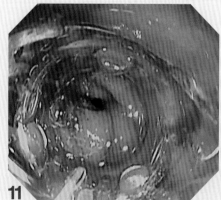

11

在夹子间空隙处发现了小型穿孔，单纯用吸引法释放了第 2 个 OTSC 吻合夹。夹子之间无空隙。

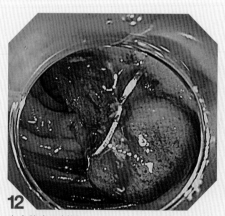

12

完全缝合及封闭。

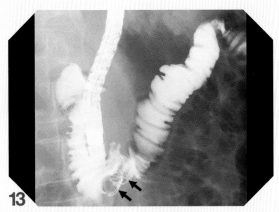

13

OTSC 留置处（黑色箭头）无造影剂泄漏。

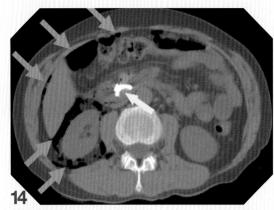

14

腹部 CT（放置 OTSC 吻合夹后）。腹腔内到后腹膜间有游离气体（蓝色箭头），十二指肠降部可见 OTSC 吻合夹（黄色箭头）。保守治疗 14 天后出院。

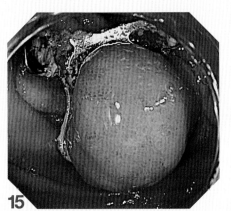

15

9 个月后。仅剩 1 个 OTSC 吻合夹。

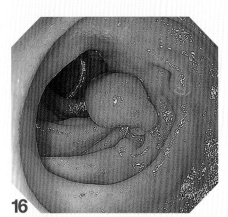

16

21 个月后，所有吻合夹均已自然脱落，黏膜愈合。

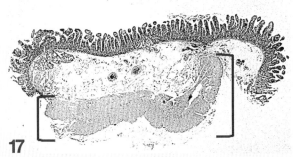

17

病理切片（HE 染色，1.25 倍放大）。该切片为含肌层、浆膜（红色框）在内的全层切片。

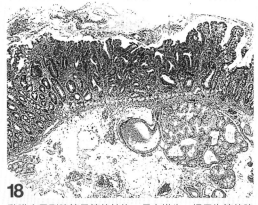

18

黏膜内异型腺管呈管状结构，且有增生。提示为管状腺瘤（黄色框）（HE 染色，4 倍放大）。
诊断结果为管状腺瘤，切缘阴性，一次性根治切除。

小原 英干　香川大学医学部消化内科・神经内科

ENBD 和 ENPD 挽救迟发性穿孔的病例

◉ 患者为 50 岁男性。曾因家族性腺瘤性息肉病进行了大肠全切除和内镜下乳头切除术。
◉ 在胃镜检查时发现十二指肠降部、Vater 乳头远位侧有 22 mm 大小的 0-IIa 型病变，活检确认为腺瘤性息肉。ESD 术式下进行了一次性切除，术中出现了心率降低等现象，难以用钛夹进行完全缝合。术后 48 h 后出现发热，CT 发现迟发性穿孔。

要点

◉ 在对十二指肠降部病变进行 ESD 后，尤其是内侧壁等位置的病变，临床上容易出现穿孔或出血等迟发性并发症。其原因之一就是因为靠近 Vater 乳头，所以容易受到胆汁、胰液的影响。使用钛夹对黏膜缺损部位进行完全缝合是预防该部位并发症最有效的方式。该方式下可避免黏膜缺损部位直接暴露在胆汁或胰液等体液中，但由于病变位置及内镜操作性等原因，会导致难以进行完全缝合，从而可能会出现迟发性并发症。针对此类迟发性并发症，作者们通常会采用内镜下经鼻胆管插管（ENBD）及内镜下经鼻胰管插管（ENPD），引流胆汁和胰液（ENBPD），以促进穿孔部位的创面愈合。

注意事项

❶ 由于十二指肠肠壁极薄且非常脆弱，如直接对穿孔部位进行钛夹止血，极有可能会造成穿孔面积进一步扩大。此外，对于迟发性穿孔，即使在穿孔部位周围追加放置了钛夹，亦有可能出现黏膜无法靠拢的情况。因此，较于追加放置钛夹进行缝合，我们优先采用了 ENBPD 的方式对胆汁、胰液进行引流。此外，由于 ENBPD 需要使用后方斜视镜，难以确认到含迟发性穿孔部位在内的 ESD 术后黏膜缺损部位的状况，因此在进行内镜进镜和操作时，须注意避免扩大穿孔面积或诱发出血等情况。

[1] Yahagi N, Kato M, Ochiai Y, et al.：Outcomes of endoscopic resection for superficial duodenal epithelial neoplasia. Gastrointest Endosc 88：676–682, 2018［PMID：29753040］.

[2] Kato M, Ochiai Y, Fukuhara S, et al.：Clinical impact of the mucosal defect after duodenal endoscopic submucosal dissection. Gastrointest Endosc 89：87–93, 2018［PMID：30055156］.

[3] Fukuhara S, Kato M, Iwasaki E, et al.：Management of perforation related to endoscopic submucosal dissection for superficial duodenal epithelial tumors. Gastrointest Endosc 91：1129–1137, 2020［PMID：31563595］.

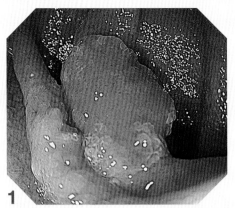

1 十二指肠降部主乳头肛侧可见有轻度粘连的病变。

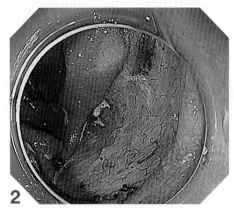

2 ESD 术式下进行了一次性切除。此时并未出现穿孔。

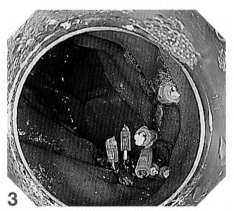

3 该部位可进行缝合。但术中出现了严重的心率过缓，我们认为是麻醉引起，无法用钛夹进行完全缝合。

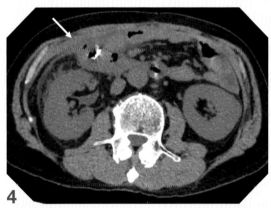

4 ESD 术后 48 h 出现了发热，CT 检查发现有迟发性穿孔（白色箭头指示肠管外泄漏的空气）。

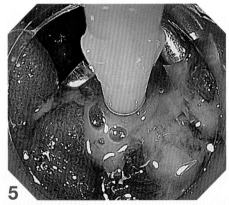

5 急诊进行了内镜检查，夹子之间可见脓液流出，推测出现了穿孔。

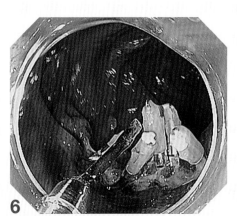

6 在穿孔部位追加放置了钛夹。

转下页 ➡

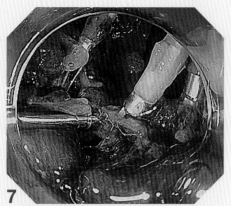

7 但创面周围的黏膜无法靠拢，难以封闭穿孔部位。

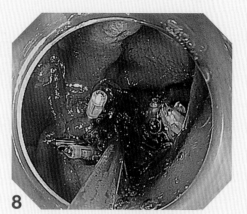

8 用 PGA 敷贴和纤维蛋白胶覆盖穿孔部位。

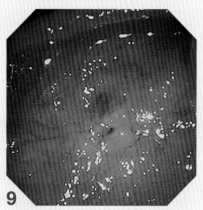

9 在后方斜视镜进镜时，须注意避免触碰到创面底部。内镜下乳头切除术后可轻而易举地辨认出胆管、胰管开口。

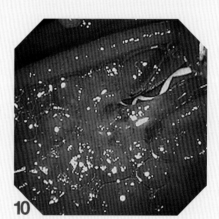

10 使用 MTW 导管（MTW Endoscope）进行胰胆管插管，并留置 0.025VisiGlide2（奥林巴斯）导丝在体内。

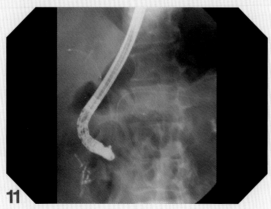

11 在胆管和胰管各留置了 5Fr 的 ENBD 和 ENPD。

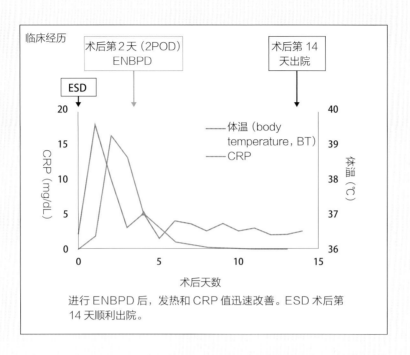

进行 ENBPD 后，发热和 CRP 值迅速改善。ESD 术后第14 天顺利出院。

病理诊断 诊断结果为管状腺瘤伴中 - 重度异型增生（tubular adenoma with moderate to severe atypia），切缘阴性。

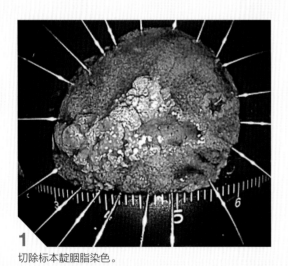

1 切除标本靛胭脂染色。

福原 诚一郎　国立医院机构东京医疗中心消化内科
矢作 直久　庆应义塾大学医院肿瘤中心

EMR-O R0 切除 5 mm SM 癌的病例

要点

◉SNADET 内镜诊断和切除后的病理诊断结果通常不一致。

◉十二指肠术前活检的正确率并不高（68% ~ 71.6%），对于活检诊断为癌的病变，即使病变较小，亦应立即进行 R0 切除，以防止病变残留，并且能获得正确的病理诊断结果。

◉本案例为非典型性肿瘤，因此采用了可确保足够的水平、垂直方向上的切缘范围的 EMR-O 术式。

注意事项

❶在现行的治疗方案中，可采用 CSP、内镜下黏膜切除术（EMR）、水下 EMR（UEMR）等术式切除 5 mm 大小的 SNADET。

❶如单纯因为病变面积较小而选择 CSP、EMR、UEMR 等术式，虽有可能发生穿孔，但如切除深度较浅，可能会导致病变垂直切缘阳性或肿瘤残留等。

❶对于肿瘤性病灶，无论采用何种切除法，均应尽量确保足够的切缘范围。

[1] Tashima T, Nonaka K, Ryozawa S, et al.：EMR with an over-the-scope clip for superficial nonampullary duodenal epithelial tumor with fibrosis. VideoGIE 3：83-84, 2018 ［PMID：29916477］.

[2] Kinoshita S, Nishizawa T, Ochiai Y, et al. ：Accuracy of biopsy for the preoperative diagnosis of superficial nonampullary duodenal adenocarcinoma. Gastrointest Endosc 86：329-332, 2017.

[3] Goda K, Kikuchi D, Yamamoto Y, et al.：Endoscopic diagnosis of superficial non-ampullary duodenal epithelial tumors in Japan：Multicenter case series. Dig Endosc 26（Suppl 2）：23-29, 2014 ［PMID：24750144］.

[4] 十二指腸癌診療ガイドライン作成委員会（編）：十二指腸癌診療ガイドライン 2021 年版. 金原出版，2021.

[5] Kakushima N, Yoshida M, Iwai T, et al.：A simple endoscopic scoring system to differentiate between duodenal adenoma and carcinoma. Endosc Int Open 5：E763-E768, 2017 ［PMID：28791326］.

[6] Kikuchi D, Hoteya S, Iizuka T, et al.：Diagnostic algorithm of magnifying endoscopy with narrow band imaging for superficial non-ampullary duodenal epithelial tumors. Dig Endosc 26 （Suppl 2）：16-22, 2014 ［PMID：24750143］.

[7] 辻　重継，中西宏佳，津山　翔，他：十二指腸腺腫と癌の NBI 拡大内視鏡観察による鑑別診断. 胃と腸 54：1121-1130, 2019.

◉患者为 60 岁男性。发现局部病变：距离主乳头 1 层皱襞的肛侧、十二指肠降部外侧壁。病变肉眼类型：0-Ⅱa 型。肿瘤直径：5 mm。病史：有胃溃疡病史，在后续胃镜检查时发现了病变。活检诊断为高分化管状腺癌 (tub1)，遂被介绍至本院进行治疗。

◉前次内镜检查结果为低异型度腺瘤性息肉，但在之前的医院活检中被诊断为 tub1，两次诊断结果截然不同。

◉预计该病变为非典型性病变，因此在黏膜下层进行了深层切除，因此为了获得正确的病理组织诊断结果，我们针对该患者采用了 OTSC 吻合夹下 EMR 术式（即 EMR-O）（具体请参照 p.91）。

◉最终病理诊断显示，肿瘤大小为 5 mm，具有肠型特征，黏膜内病变表层由和非肿瘤腺管高度相似的上皮构成，并且已发生 SM 浸润。

◉通过切除至黏膜下层深处，获得了正确的病理组织诊断，并且切缘阴性，因此成功地进行了 R0 切除。

◉术后进行密切观察，5 年无复发。

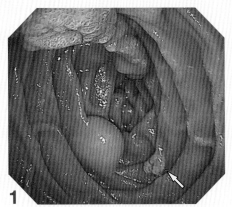

1 术前内镜所见。白色光正常观察。距离主乳头一层皱襞处肛侧的十二指肠降部可见 5 mm 大小、发白的边缘清晰的浅表隆起型病变。

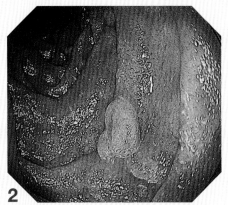

2 表面中心有活检造成的较浅的凹陷，但质地较软，且无牵拉感。可见散布的白色不透明物质 (WOS)。

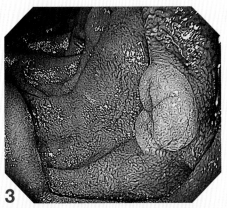

3 靛胭脂染色。边缘清晰，除了活检瘢痕之外，未见表面不规则结构。

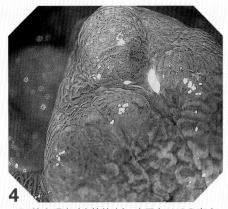

4 NBI 放大观察（中等放大）。由于有 WOS 存在，难以进行详细评估，表面结构较为规则，部分可见弯曲的微血管。

术前内镜检查

迄今为止，并未有明确的标准，一般依据临床报告及经验进行诊断。

①一般诊断

- Kakushima 等报告所述依据正常白光内镜观察所见实施了评分诊断。
  - ➡ 本案例中患者病变为 10mm 以下的白色调无凹陷及分型为 0–Ⅱa 型病变，其严重程度大约为低异型度腺瘤性息肉（C3）级别，并未达到 Vienna 分类中的 Category 4（C4）级别。
- Goda 等研究者的报告指出肿瘤直径在 6mm 以上且发红的病变多为高异型度腺瘤性息肉。
  - ➡ 本案例中患者病变大小为 5mm，呈白色调，因此按照该分类标准亦被诊断为 C3 级别病变。

②NBI 放大观察诊断

- Kikuchi 等报告所述基于腺管结构和微血管形态进行了人工智能诊断。
  - ➡ 该患者腺管结构单一（mono type），毛细血管蜷曲在黏膜下，病变程度未达到 C4 级别。
- Tsuji 等研究者的报告指出放大内视镜的新胃癌诊断体系对于 SNADET 的诊断有效。
  - ➡ 本案例患者病变边缘清晰，并且由于 WOS 的存在，未见上皮下毛细血管，MV 结构缺失，表面微结构（MS pattern）为常规 MS 结构，严重程度约为 C3 级别。

③综合诊断

参照上述临床诊断学，该患者术前内镜诊断结果为低异型度腺瘤性息肉。结合之前的 tub1 诊断结果，最终确诊为十二指肠降部外壁、5 mm、0–Ⅱa、十二指肠癌（黏膜内癌）。

治疗方案　由于内镜检查结果和活检结果差异较大，因此判定为非典型性病变。虽然病变大小仅为 5 mm，但为了确保彻底切除，我们选用了 EMR-O 术式，而非 CSP、EMR、UEMR 等。术中使用了 GIF-Q260J（奥林巴斯）内镜、9t（Oversco）OTSC 吻合夹和 10 mm 直径的 Captivator Ⅱ（波士顿科学）圈套器。

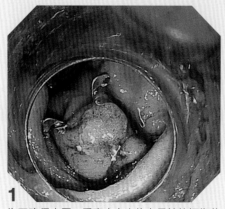

1 为了确保水平、垂直方向上均有足够的切缘范围，在病变下方放置了 OTSC 吻合夹。

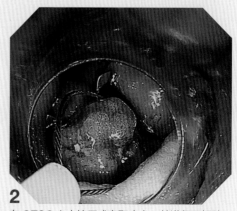

2 在 OTSC 上方按压式套取病变，并进行了切除。

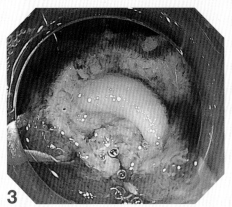

3

EMR-O 后的黏膜缺损部位。通过在黏膜下层深处进行切除，暴露了肌层表面。

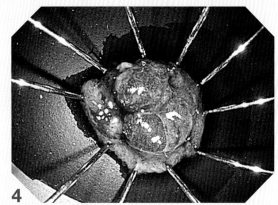

4

一次性切除了病变。标本大小 10 mm×8 mm，病变大小5 mm×5 mm。

病理组织学所见

- 分层、呈纺锤形细胞核的圆柱形上皮细胞呈管状结构增殖，部分发生了黏膜下层浸润。
- 表层由和非肿瘤腺管高度相似的上皮构成，肿瘤增殖区域分布于非肿瘤部位、肿瘤部位的腺体底部。
- 肿瘤细胞 CD10 阳性，MUC2、MUC5AC、MUC6 阴性，呈肠型。
- 背景中不存在 Brunner 腺，浸润的腺管为孤立的腺管，并且没有任何可替代 Brunner 腺的增生迹象，从形态学基础来看，该病变为真正的 SM 浸润，而非 Brunner 腺的替代。
- 免疫组织学上未见过多的 p53 表达，并且 Ki-67 阳性率较低，而且呈肠型，因此判定其增殖能力不强、恶性程度较低。

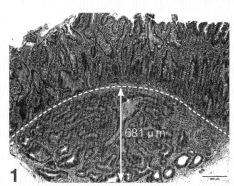

681 μm

1

HE 染色弱放大。黏膜内病变表层由和非肿瘤腺管高度相似的上皮构成。肿瘤细胞从黏膜肌层浸润至黏膜下层 681μm 处。

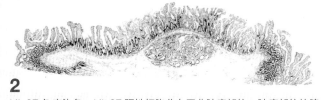

2

Ki-67 免疫染色。Ki-67 阳性细胞分布于非肿瘤部位、肿瘤部位的腺体底部（增殖区域）。

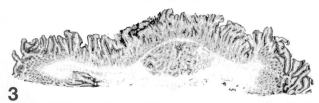

3

CD10 免疫染色。CD10（肠道性状标记物）呈弥漫性阳性，并观察到刷状缘。最终病理诊断结果为高分化管状腺癌，0-IIa，5 mm×5 mm，pT1（SM 681 μm from MM），ly0，v0，HM0，VM0。

田岛 知明　埼玉医科大学国际医疗中心消化内科

PGA 敷贴无法挽救十二指肠 ESD 穿孔的病例

要点

近年来，有多份报告指出在内镜治疗术中及术后，覆盖 PGA 敷贴和纤维蛋白胶对迟发性穿孔的预防及处置颇有疗效。尤其是十二指肠较其他消化器官有较大的差异，因此十二指肠肿瘤的内镜治疗较其他消化道内镜治疗后并发症风险高，并且可能会导致严重后果，因此作者认为在创面底部覆盖 PGA 敷贴是预防迟发性穿孔的行之有效的方法。但覆盖法仍对很多患者无效。在此，我们将介绍使用 PGA 敷贴无法进行创面封闭的案例。

我们先使用 FlushKnife BT 2.0 mm（富士）、HookKnife（奥林巴斯）对患者进行了 ESD 术下剥离。对病变进行了部分切开，并尝试进入黏膜下层，但由于纤维化较为严重，无法进入，因此改用圈套器联合 EMR 的方案。

在更改后的方案下，先进行了环周切开，在局部注射后用圈套器 Sensation（波士顿科学）套取了病变。

用高频电刀 VIO 300D（爱尔博）（FORCED COAG，Effect 3、40W）进行了切除，在中间部位发生了大面积穿孔。

难以用钛夹进行穿孔部位的缝合，因此用 PGA 切片进行了覆盖，由于 PGA 切片较小，亦无法完全覆盖。

用活检钳将 40 mm 大小的 PGA 敷贴运送至十二指肠，覆盖于穿孔部位整体，并用纤维蛋白胶进行粘贴。

术后第 6 天，PGA 敷贴完全脱落，含固有肌层底部在内，创面底部完全脱落，后腹膜腔有绿色坏死物。

[1] 滝本見吾、山口智裕、玉置　大：穿孔対応のコツ. 消化器内視鏡 28：1033-1035, 2016.

[2] Ohara Y, Takimoto K, Toyonaga T, et al.：Enormous postoperative perforation after endoscopic submucosal dissection for duodenal cancer successfully treated with filling and shielding by polyglycolic acid sheets with fibrin glue and computed tomography-guided abscess puncture. Clin J Gastroenterol 10：524-529, 2017［PMID：29094323］.

[3] Takimoto K, Hagiwara A：Filling and shielding for postoperative gastric perforations of endoscopic submucosal dissection using polyglycolic acid sheets and fibrin glue. Endosc Int Open 4：E661-E664, 2016［PMID：27556075］.

[4] Tsujimoto H, Yamanaka K, Miyamoto H, Takimoto K, et al.：A basic study of the effect of the shielding method with polyglycolic acid fabric and fibrin glue after endoscopic submucosal dissection. Endosc Int Open 4：E1298-E1304, 2016［PMID：27995192］.

◉患者为 70 岁女性。在十二指肠降部有早期十二指肠癌（c Type 0-Ⅱa 型、肿瘤直径约 20 mm），被介绍至本院进行进一步治疗。为了进行精确确诊，做了多次活检（4 次）。病变位置位于降部乳头靠肛门后壁侧的十二指肠下角。

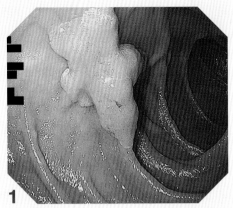

1 十二指肠降部后壁有 20 mm 大小的褪色调浅表隆起型病变（c Type 0-Ⅱa 型）。正常白光观察发现边缘可见部分白色绒毛，并且可见发红部位，顶部少有凹陷，表面凹凸不平。

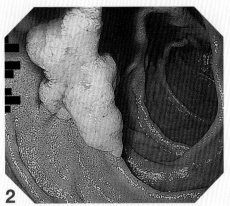

2 靛胭脂染色下顶部凹陷和发红部位更加明显。

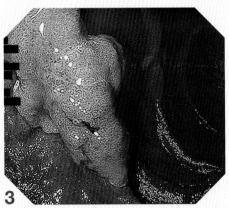

3 在窄带成像内镜（正常 NBI）下顶部凹陷处可见弯曲且扩张的微血管。

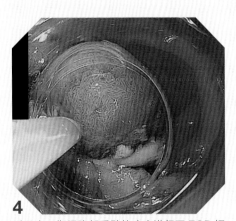

4 对于十二指肠降部后壁的病变进行了 ESD 切开及剥离。但由于严重纤维化，最终采用了圈套器套取息肉联合 EMR 术式进行了切除。
在进行环周切开后，进行了部分深切开，在中间位置用透明质酸钠进行了充分的局部注射，然后用圈套器套取病变。然后，为了防止套取固有肌层，通过松开圈套器、送气等方式前后移动外鞘。助手确认圈套器的套取距离、硬度后，主刀医生用高频电装置（FORCED COAG，Effect 3、40W）切除了病变。

转下页 ➡

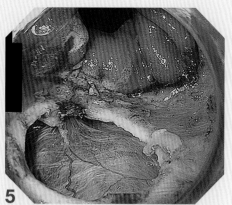

5

在用圈套器切除后，中间位置出现了大面积
穿孔。

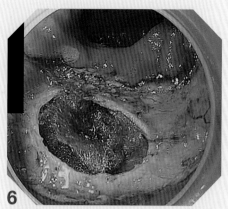

6

难以用钛夹缝合穿孔部位，因此尝试用 PGA
切片进行覆盖，但由于穿孔面积较大，无法完
全覆盖。尝试使用 17 mm 大小的 PGA 敷贴进
行填充，仍无法完全覆盖。

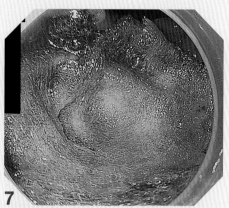

7

最终用内镜代替钳道，将 40 mm 大小的 PGA 敷
贴直接送至十二指肠，覆盖住整个穿孔部位，并
用纤维蛋白胶进行了粘贴。进行覆盖后，穿孔部
位被完全封堵。

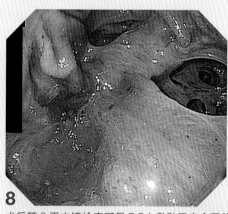

8

术后第 3 天内镜检查可见 PGA 敷贴已完全覆盖穿孔部位，
但有持续高热和 CRP 值无法下降，CT 检查亦怀疑为后腹
膜穿孔。因此术后第 6 天再次进行了内镜检查，PGA 敷贴
完全脱落和溶解。含固有肌层在内，创面底部完全脱落，后
腹膜处有绿色坏死物。因此再次进行了 PGA 敷贴覆盖，但
高热仍然持续且 CRP 值持续上升，后腹膜溃疡持续恶化，
因此于术后第 9 天进行了外科手术（切除部分穿孔部位，覆
盖其他穿孔部位，并用大网膜填充）。术中发现大面积穿孔部
位无 PGA 残留，炎症较为严重，用大量生理盐水冲洗腹腔
内和后腹膜处。手术半年后须再次入院治疗。

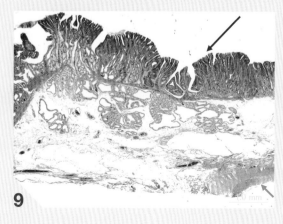

9

病理切片。内镜切除标本病理诊断为管状腺癌，tub1，pT1a
(M)，HM －，VM －（红色箭头）。标本上附有部分固有肌层（蓝
色箭头）。追加进行外科手术，切除了部分十二指肠，术中未发现
肿瘤残留。

案例回顾

内镜下切除病变后出现大面积穿孔，对该部位进行 PGA 敷贴填充，并用纤维蛋白胶进行粘贴。如发生大面积穿孔，则无法用较短的 PGA 敷贴进行覆盖。因此，在出现大面积穿孔时，须撤掉内镜，然后将 40 mm×40 mm 左右的敷贴用活检钳送至穿孔部位。

我们对该患者用 1 张敷贴在短时间内进行了覆盖。在用纤维蛋白胶进行粘贴时须注意方法。如从上方直接涂纤维蛋白胶，会随着消化道蠕动而脱落，因此我们一边按压纤维蛋白胶专用注射器，一边进行注射，让纤维蛋白胶黏附于敷贴内侧及腹壁。

本文中记载了十二指肠 ESD 术式穿孔 PGA 敷贴覆盖法的应用极限及注意事项。由于十二指肠被暴露在胰液、胆汁中，即使不像本案例中出现大面积穿孔，亦有可能会导致严重的后腹膜炎及后腹膜穿孔等。因此，较其他消化道 ESD，对于十二指肠病变须更加密切观察，并选择最佳手术时机。

①术中大面积穿孔

本案例中，病变已被切除，但术中出现了大面积穿孔，并且无法用钛夹进行缝合，因此用 PGA 敷贴进行了覆盖。但因为大面积穿孔、胰液、胆汁等暴露、严重后腹膜炎等导致创面底部再次脱落，炎症更为严重，从而导致须进行外科手术。在作者们过往的手术经历中，未曾经治过用 PGA 敷贴覆盖创面底部后引发迟发性穿孔的病例，并且多数情况下小面积穿孔用敷贴覆盖的方式进行封闭，从而成功避免了手术，某些情况下大面积穿孔也成功地用同样的方式进行了处置。

②控制感染的重要性

虽然穿孔面积较大，但降部内侧区域有胆管等一定程度上的保护性组织，因此只要对穿孔部位进行 PGA 敷贴覆盖，即可防止消化液泄漏至腹腔、后腹膜腔，并且会在 PGA 上长出肉芽，从而封闭穿孔部位。但控制感染对于黏膜再生非常重要，如无法控制感染，极有可能导致 PGA 敷贴覆盖无效。

③判定无法封闭，从而须进行外科手术

由于十二指肠暴露在胆汁、胰液中，并且胆汁、胰液为强力消化酶，因此如在术中出现穿孔，术后穿孔部位面积有可能进一步扩大。如果是较小的穿孔，按照以往经验，可用覆盖法进行控制，但对于类似本案例中穿孔面积较大且炎症较为严重、感染控制不良的患者来说，无法使用 PGA 敷贴进行创面封闭。因此对于类似本案例中的大面积穿孔，须尽早进行外科手术。因此在治疗前期须和外科医生进行沟通，以确保在最佳手术时机进行手术。

龙本 见吾　宇治德洲会医院消化内科

疑难病例

迟发性穿孔病例

治疗及管理要领

◉ 首先，预防迟发性穿孔、出血尤为重要，从本案例之后，我们对所有患者均进行了缝合。术前预计难以用内镜进行缝合时，我们会选择腹腔镜内镜联合手术（LECS）。

◉ 如穿孔面积较小，一般可用止血夹进行创面封闭。可选用 OTSC 吻合夹（Over-The-Scope Clip）（Ovesco）进行封闭。

◉ 如无法使用内镜进行封闭，须立即采用外科方式进行处置。

注意事项

❗ 十二指肠内镜治疗后，如创面被暴露在胆汁、胰液中，可能会导致迟发性穿孔、出血。

❗ 小面积迟发性穿孔可用止血夹进行创面封闭，但可能会因为不当操作导致创面变大，因此在操作时须小心谨慎。此外，还可选用 OTSC 吻合夹进行创面封闭。

❗ 如穿孔面积较大，须采用外科方式进行创面封闭。

❗ 自从本案例之后，为了预防迟发性穿孔，本院对所有患者均进行了创面完全缝合，此后再无迟发性穿孔病例。

❗ 如预计内镜下难以进行 ESD 创面缝合，我们一般采用 D-LECS（十二指肠腹腔镜内镜联合手术）术式。

◉患者为 80 岁女性。在十二指肠降部（2rd portion）主乳头对侧可见发红的不规则凹陷，被诊断为十二指肠腺癌，0-Ⅱc，tub1，T1a-M，10 mm。

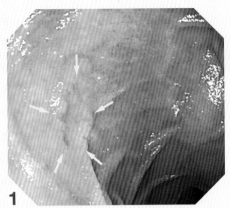

1

十二指肠降部（2rd portion）主乳头对侧可见发红不规则凹陷。

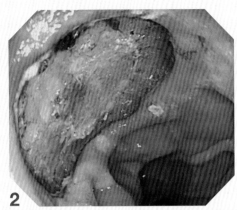

2

用 HookKnife（奥林巴斯）做了环周切开，并联合使用柔和电凝进行了黏膜下剥离。剥离至一定程度后，用圈套器 DRY CUT 模式进行了一次性切除。

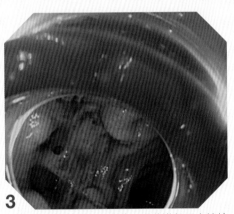

3

ESD 术后第 2 天出现腹痛，因此进行了内镜检查，发现创面底部有两处迟发性穿孔。

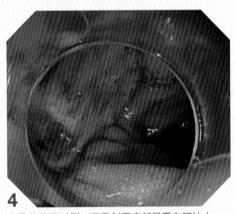

4

主乳头位于对侧，可见创面底部暴露在胆汁中。

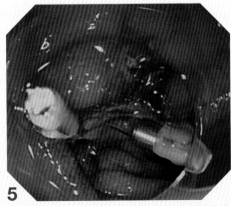

5

尝试了用钛夹进行封闭，但由于固有肌层较为脆弱，因此未能进行完全封闭。

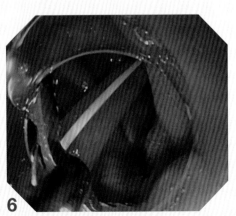

6

在内镜下将留置胃管插入创面肛侧。

转下页 ➡

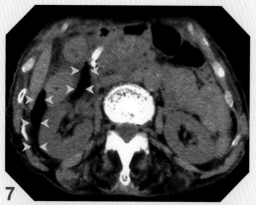

7 ESD 术后第 2 天 CT 检查发现右侧肾旁间隙有游离气体，诊断为腹膜后气肿。进行禁食、给予抗生素和奥曲肽进行治疗。

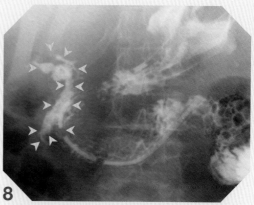

8 ESD 术后第 9 天进行了泛影葡胺造影，发现有肠外漏，但为局部外漏。患者 WBC 和 CRP 均处于正常范围内，因此继续进行保守治疗。

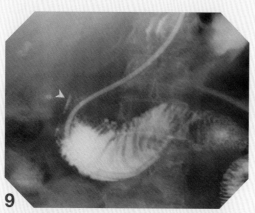

9 ESD 术后第 16 天再次泛影葡胺造影，未见肠外漏。

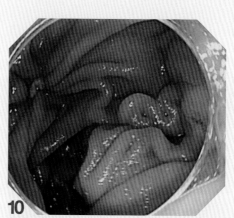

10 ESD 术后第 21 天创面面积缩小，穿孔部位已封闭。

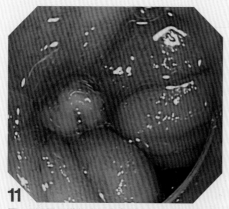

11 图 10 近景。进行十二指肠管拔管，开始经口摄取。ESD 术后第 24 天出院。

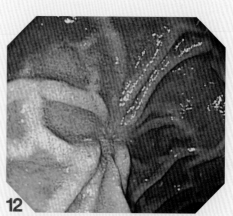

12 ESD 术后 3 个月，可见手术瘢痕。

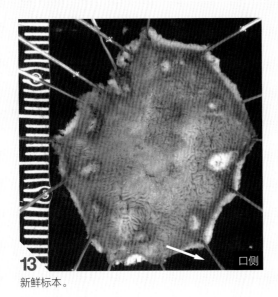

13 新鲜标本。

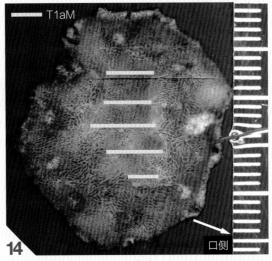

14 十二指肠腺癌，tub1，T1（M），ly0，v0，HM0，VM0，0-Ⅱc，13 mm×6 mm in 25 mm×19 mm，2nd portion。

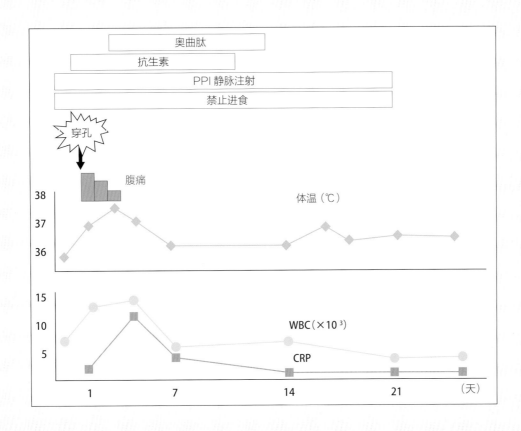

高桥 亚纪子　佐久医疗中心内镜内科
小山 恒男　佐久医疗中心内镜内科

夹闭法仍出现迟发性穿孔的十二指肠 ESD 病例

十二指肠内镜治疗较其他消化道内镜治疗技术难度大，并且由于十二指肠固有肌层极薄，极易被暴露在胆汁、胰液等消化液中。因此，较为容易引起迟发性穿孔或迟发性出血等并发症。

在实施水下 EMR（UEMR）前 1993 年 1 月至 2011 年 12 月本院实施的非乳头部十二指肠上皮性肿瘤 ESD 或 EMR 术 63 例案例中，4 例引起了迟发性穿孔（4/63、6.3%），其中 2 例术中有缝合，但术后仍出现了迟发性穿孔（剩余 2 例做的是分片 EMR，因此没有用钛夹进行缝合）。

出现了迟发性穿孔的 4 例病变均为降部 Vater 乳头肛侧病变，切除后创面容易暴露在胆汁、胰液等消化液中。为了防止出现穿孔，本案例所述 2 例病例均进行了钛夹缝合，但都出现了迟发性穿孔，本文将着重介绍迟发性穿孔的解决对策。

病例 1
● 患者为 40 岁的男性。其十二指肠降部、Vater 乳头偏肛侧可见 8 mm 大小的 0-IIc 型病变，用 FlushKnife1.5 mm（富士）进行了 ESD。
● 为了预防迟发性穿孔，使用 6 个钛夹进行了缝合，但在术后第 2 天，出现了腹痛及发热，并且出现了局部腹膜刺激症状，因此进行 CT 检查，检查发现钛夹下方有游离气体且脂肪密度上升，因此诊断为十二指肠穿孔导致的腹膜炎。
● 进行了鼻胃管插管，并给予抗生素、蛋白水解酶抑制剂及输液保守治疗，患者状况好转，并于术后第 26 天出院。
● ESD 术后标本病理诊断结果为高异型度腺瘤性息肉，6 mm×4 mm，pHM0，pVM0，根治性切除。

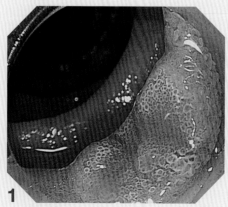

1 十二指肠降部 Vater 乳头肛侧 8 mm 大小的凹陷型病变。

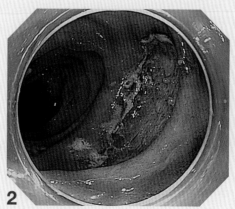

2 ESD 术后创面底部。

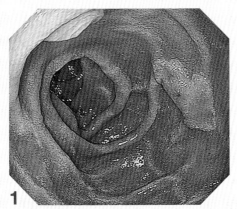

3

创面底部钛夹缝合。

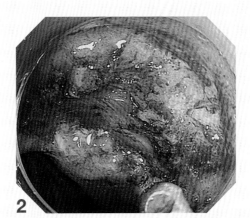

4

出现迟发性穿孔后，进行了 CT 检查，发现钛夹周围有游离气体且周围脂肪密度上升。

病例 2

◉ 患者为 40 岁男性。在 Vater 乳头附近肛侧有 20 mm 大小的 0-IIa 型病变，用 FlushKnife 进行了 ESD。

◉ 为了预防出现迟发性穿孔，联合使用留置圈套器和钛夹进行了缝合，但术后第 2 天出现了发热、低血压等败血症症状，术后第 3 天出现腹部整体压痛、腹膜刺激症状，CT 检查发现前腹壁下方、腹膜后间隙有大量的游离气体，腹腔内脂肪密度上升，可见少量积液。

◉ 鉴于上述症状，该患者被诊断为十二指肠穿孔 + 全身性腹膜炎，因此进行了紧急手术。我们对 10 mm 大小的穿孔进行了缝合，并施胃、空肠吻合术。术后恢复良好，于术后第 27 天出院。ESD 切除标本的病例结果为低异型度腺瘤性息肉，18 mm×16 mm，pHM0，pVM0。

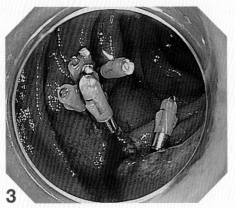

1

十二指肠降部、Vater 乳头肛侧 20 mm 大小的浅表隆起型病变。

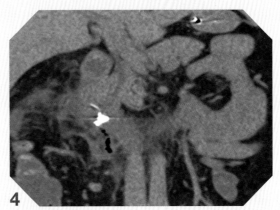

2

ESD 术后创面底部。出现了止血导致的热变性，未见肌层损伤。

转下页 ➡

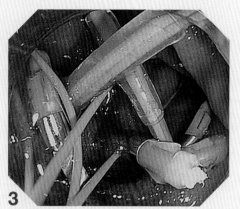

3 使用圈套器缝合创面底部。

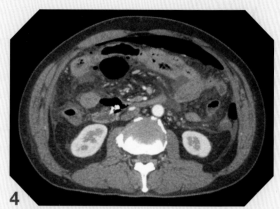

4 出现迟发性穿孔后，进行了 CT 检查，腹腔内、腹膜后间隙可见大量的游离气体且脂肪密度上升。

病例回顾

一般来说，出现迟发性穿孔，是由对创面底部施加高频电，导致出现了热变性且创面底部暴露于消化液中所导致。作者们所述 2 例病例 ESD 术后均未见创面肌层断裂，虽用钛夹进行了预防性缝合，但仍发生了迟发性穿孔。该迟发性穿孔可能是因为未对创面进行完全缝合、ESD 术后创面水肿导致钛夹脱落或是创面暴露在消化液中等原因造成的。

[1] Inoue T, Uedo N, Yamashina T, et al.：Delayed perforation：a hazardous complication of endoscopic resection for non-ampullary duodenal neoplasm. Dig Endosc 26：220-227, 2014〔PMID：23621427〕

松枝 克典　冈山大学医院消化内科
石原 立　大阪国际癌症中心消化内科